Minzcuz Sawcih Okbanj Cienhangh Swhginh Bangfuz Hanghmoeg

民族文字出版专项资金资助项目

BOUX CANGHYW OKMINGZ CUNGHVAZ LWNH BAK CUNGJ BINGH

# 中 华 名 医 谈 百 病

# GIJ BINGH LWGNDING

# 婴幼儿疾病

(Banj Sawcuengh)

（壮文版）

Cangh Ginhcez　张金哲
**Cawjbien** 主编

Veiz Cauh　韦　超
Vangz Gyanghmyauz　王江苗
**Hoiz** 译

U0397107

Gvangjsih Gohyoz Gisuz Cuzbanjse

广西科学技术出版社

**图书在版编目（CIP）数据**

婴幼儿疾病：壮文/张金哲主编；韦超，王江苗译. —南宁：广西
科学技术出版社，2020.10
（中华名医谈百病）
ISBN 978 - 7 - 5551 - 1439 - 0

Ⅰ. ①婴… Ⅱ. ①张… ②韦… ③王… Ⅲ. ①小儿疾病—诊疗
—壮语 Ⅳ. ①R72

中国版本图书馆 CIP 数据核字（2020）第 202167 号

中华名医谈百病

**婴幼儿疾病（壮文版）**
YINGYOU'ER JIBING（ZHUANGWEN BAN）

张金哲　**主编**

韦　超　王江苗　译

| | | | |
|---|---|---|---|
| 责任编辑：方振发 | | 特约编辑：韦运益 | |
| 责任校对：陈剑平 | | 特约校对：莫蓓蓓 | |
| 责任印制：韦文印 | | 封面设计：韦娇林 | |

出　版　人：卢培钊　　　　　　　　　　出版发行：广西科学技术出版社
社　　　址：广西南宁市青秀区东葛路 66 号　　邮政编码：530023
网　　　址：http://www.gxkjs.com
印　　　刷：广西民族印刷包装集团有限公司
地　　　址：广西南宁市高新区高新三路 1 号　　邮政编码：530007
开　　　本：787mm×1092mm　1/16
字　　　数：160 千字　　　　　　　　　　印　　张：12
版　　　次：2020 年 10 月第 1 版
印　　　次：2020 年 10 月第 1 次印刷
书　　　号：ISBN 978 - 7 - 5551 - 1439 - 0
定　　　价：26.00 元

# Vahbaihnaj

Aen duenhmbaek daih'it lwgnyez dwg aen duenhmbaek lwgnding, hix dwg aen duenhmbaek daiq lwgnyez ceiq nanz. Byaij loh mbouj onjmaenh, gangjvah mbouj cingcuj, dungcoz mbouj cinjdeng, mbouj rox nit ndat iek imq, mbouj rox ndojbaex yungyiemj, gijmaz cungj aeu baengh vunzhung baujhoh. Miz coenz vah ndeu heuhguh "ciengx lwgnyez sam doeng song hah", couhdwg gangj aen duenhmbaek daxmeh ceiq sinhoj de. Yihyoz fuengmienh, aen swz lwgnding itbuen dwg ceij youq 2 bi dauqndaw, hoeng daj aen gokdoh ndaw gyaranz hohleix daeuj yawj, 3 bi dauqndaw hix doengzyiengh mbouj ndaej liz vunz. Gij gangjfap "sam doeng song hah" cingq dwg gij gingniemh daxmeh Cungguek lai bi haenx. Vihneix, raeuz dawz gij vwndiz lwgnding daengz 3 bi dauqndaw, cungj gvi'gyoeb daengz ndaw faencek lwgnding bae gangj, yawhbienh hawj saedsaeh cazyawj daezhawj fuengbienh.

Gij neiyungz bonj saw neix baudaengz lwgnding ngamq seng daengz lwg'iq 3 bi dauqndaw gak fuengmienh veiswngh gohyoz cihsiz. Daj guengciengx、yawhfuengz dajcim、gij bingh ciengzseiz raen, daengz mizgven baujgen caeuq ywbingh daengj doenghgij vwndiz daxmeh aiq bungzdaengz caeuq gij cihsiz gaenjaeu haenx cungj gangj daengz. Hoeng gij daezmoeg aen lingjyiz yihliuz veiswngh saedcaih daiq lai, mbouj ndaej yienghyiengh cungj gangj daengz, cijndaej caenhliengh gangj di saedlaeh miz daibyaujsing haenx, gaisau mbangjdi gihbwnj lijlun, sawj bouxdoeg miz diegyawz bae lwnh it rox sam. Gvendaengz guengciengx, baujgen lwgnyez caeuq gij bingh lwgnding ciengz raen daengj gij vwndiz daxmeh ngoenznaengz bungzdaengz haenx, dingzlai dwg gij neigoh vwndiz lwgnyez, hoeng daj gij bienfuk beijlaeh bonj saw neix daeuj yawj lumjnaeuz gangj gij cingzgvang vaigoh noix raen haenx dauqfanj lai di lo. Neix cij dwg gij yienhsiengq biujmienh. Aenvih it fuengmienh, caenhguenj gij beijlwd bingh neigoh lwgnding fat bingh yiennaeuz gig sang, vunzbingh soqliengh gig daih, hoeng gij bingh ciengz raen de mbouj suenq lai. Gij bingh vaigoh lwgnding cujyau dwg sengcingz bienqyiengh, youq ndaw gyoengqvunz saedsaeh dwg cieddoiq siujsoq, hoeng cungjloih gig lai, ndigah gij daezmoeg wnggai gangj haenx swhyienz hix lai, couh lai ciemq le bienfuk. Bienqyiengh caenhguenj gig noix raen, hoeng byawz hix mienx mbouj ndaej aiq bungzdaengz moux cungj bingh, hix cungj maqmuengh youq ndaw bonj saw neix ra saekdi canhgauj. Lingh fuengmienh, daj ndawbiengz fazcanj daeuj yawj, binghcungj lwgnyez hix cingqcaih bienqvaq. Cunghvaz Yinzminz Gunghozgoz laebbaenz cogeiz, gij bingh cujyau lwgnyez guek raeuz dwg gij binghlah gaenjgip, lumjbaenz hwnjdok, mazcimj daengj, ndigah cunghyih siujwzgoh hix heuhguh sahdougoh. Ngoenzneix doengh cungj bingh neix daihdaej cungj ndaej yawhfuengz lo, haujlai yihyen gij ranz binghlah lwgnyez iq yienzlaiz de sukiq roxnaeuz dingzbanh lo, hoeng gij baezfoeg（baudaengz binghlwed）、dengsieng、binghbienqyiengh、binghlawhvuenh daengj doengh gij bingh cungj gaxgonq noix raen haenx, baenz le gij bingh ciengz raen ndaw ranzbingh lwgnyez seizneix. Cungj miz ngoenz ndeu lienz gij bingh feiyenz haenqnaek cungj lahdawz neix hix mbouj lai lo, hoeng riengz dwk doiq lwgnyez gij iugouz "ndei caezcup" de, binghbienqyiengh bietyienz bienqbaenz binghcungj engq lai. Neix daihgaiq dwg gij cungjbyaijyiengq seiqgyaiq fazcanj.

Bouxdoeg cujyau bonj saw neix dwg daxmeh vwnzva cingzdoh cuhcungh doxhwnj, dangyienz daxboh hix wnggai yawj, daxgoeng daxbuz goengda yahdaiq hix wnggai yawj. Bonj saw neix doiq gij vwndiz vunzlai cungj rox haenx engqgya aeu gohyoz daeuj lwnhcingq, youh gaisau mbouj noix vwndiz ciengz raen cix caengz ndaej lijgaij haenx, daegbied dwg gij vwndiz bienqyiengh noix raen haenx. Ndigah, doengh boux guh hong ywbingh mizgven haenx caemh ndaej doeg, lumjbaenz doengh boux guh gij hong canjgoh、wzgoh、wzbauj、dakguenj lwgnyez haenx doeg bonj saw neix, doiq gunghcoz hix miz bangcoh. Daegbied dwg gaenh geij bi neix daeuj canghyw wzgoh rapdawz naek lai, canghyw bouxcoz youq mwnzcinj roxnaeuz ranzbingh cungj gig nanz miz seizgan caeuq gyahcangj lwgnyez ciengzsaeq gangj binghcingz, doiq gij gisuz caeuq gyahcangj damzvah haenx giepnoix hagsib caeuq saedguh, doeg bonj saw neix hix ndaej boujbouj monz goq neix, mboujdan ndaej daezsang gij naengzlig hong gohbuj, hix doiq engq ndei bae ciepdaih gyahcangj、 engq ndei bae guhbaenz gij yinvu yihliuz mizleih.

Vihliux sawj vunzlai yungzheih rox maij doeg, bonj saw neix youq sijfap fuengmienh caenhrengz gouzaeu vah doengsug、 gangj feuz leix laeg, gij neiyungz soj gangj haenx daihbouhfaenh dwg gij saedsaeh geiqloeg bingzseiz doiq gyahcangj gangjvah, gawq gangj gidij biujyienh, hix gangj saedsaeh fuengfap, caemhcaiq cungj aeu gangj vih gijmaz. Moix aen vwndiz caenhrengz gouzaeu bienfuk genjdanh, faenzcieng dinj yungzheih ciuyinx vunz yawjdoeg. Bonj saw neix gawq genj daengh di neiyungz yinxdaeuz de, hix gaisau mbangjdi bienqdoengh seiqgyaiq senhcin, giethab gij saedsaeh diuzgienh guek raeuz, baebuenq gohyoz gyaj caeuq swhsiengj maezsaenq. Bonj saw neix gawq ndaej hawj daxmeh gaijgez vwndiz daezhawj canhgauj, youh dwg bonj saw doengsug hawj bouxyawjdoeg demlai cihsiz、 youqndwi guh'angq, daegbied ndaej hawj mwh canjgyaj yawjdoeg.

Bonj saw neix geiqyienz dwg canghyw mizmingz gangj gak cungj bingh, dangyienz dwg it ngeih boux vunz gaengawq gij gingniemh bonjfaenh, nyaemhcaih genj gak cungj bingh roxnaeuz gij vwndiz caeuq de mizgven haenx gangj gij yawjfap swhgeij. Yienghneix, gij loengcawq ceiq daih de bietyienz dwg cujgvanh yawjmbieng caeuq mbouj hidungj. Neix hix cijndaej louz diegyawz bae caj seizseiz demgya gemjcawz coihgaij. Song aen "caenhrengz gouzaeu" baihgwnz gangj daengz haenx, cienzbouh dwg gij caensim maqmuengh bouxsij, hoeng aenvih naengzlig mbouj gaeuq, gij faenzcieng saedsaeh sij ok haenx liz maqmuengh gig gyae. Lij maqmuengh bouxdoeg miz sim caeuq bouxcaemhhangz daihfueng daezok baebingz ceijcingq, bwh ngoenzlaeng coihdingh roxnaeuz gaijsij seiz engqgya caezcienz.

Bouxbien

# Moegloeg

## Cieng Daih 3　Gij Bingh Ciengz Raen Lwgnding ·········· 65

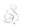

# Cieng Daih 1
# Bingh Lwgnding Ngamq Seng

## Lwgnding Seng Roengzdaeuj Couh Miz Bingh Lwi

Seng lwg dwg gij bonjnaengz swnghvuz, itbuen dwg mbouj wnggai miz bingh, daih dingzlai lwgnyez ngamq seng cungj dwg cingqciengz, hoeng caemh cingqcaen miz di lwgnyez seng roengzdaeuj couh daiq bingh. Neix dangyienz dwg cieddoiq siujsoq, miz aen soqmoeg canhgauj ndeu dwg, moix 1000 boux lwgnding seng roengzdaeuj aiq miz boux lwgnyez ndeu miz di mauzbingh, daih'iek moix 10000 boux lwgnyez miz boux ndeu bienqyiengh haemq yiemzcungh. Miz vunz yawjraen gwnz saw yihyoz gangj daengz gak cungj bienqyiengh, yawjraen ndaw yihyen souyw gij lwgnyez bienqyiengh haenx, yienghneix couh yousim swhgeij daiqndang dwg mbouj dwg cingqciengz. Cungj yousim neix mbouj miz saekdi bizyau, aenvih gij vwndiz mwngz yousim haenx gojnaengzsingq iq lai lo, cingq lumj bingzciengz dingq gangj feihgih doekvaih nei, gyoengqvunz ciuqyiengh naengh feihgih. Neix couhdwg gij daidu cingqdeng doiqdaih loih vwndiz neix. Gangjnaeuz ngoenzneix yihyoz fazcanj, dingzlai mauzbingh bienqyiengh cungj dwg ndaej yw ndei, dingzlai bienqyiengh yw ndei le gvaqlaeng mbouj miz saekdi houyizcwng. Hix miz gij bienqyiengh yied daeuj yied lai ndaej youq mwh lij caengz seng roengzdaeuj couh rox, miz mbouj noix youq mwh daiqndang couh ndaej cazbingh caemh ndaej youq ndaw rongzva ywbingh, hix bietyienz sawj gij bienqyiengh yied daeuj yied lai ndaej yawhfuengz. Gyonj daeuj gangj, lwgnding seng roengzdaeuj couh aiq miz mauzbingh, hoeng gij gojnaengz-singq de gig iq, couhcinj miz mauzbingh le hix dingzlai cungj miz banhfap gaijcingq yw ndei.

## Lwgnding Ngamq Seng Roengzdaeuj Miz Gij Mauzbingh Lawz

Aen gocwngz lwgnding doekseng haenx dwg aen yindung gocwngz gig haenq ndeu. Mienhdoiq daxmeh dungxin giengzhaenq sousuk, lwgnding lij aeu ginggvaq geij baez cienqndang cij ndaej okdaeuj, seizgan gig nanz, mienx mbouj ndaej miz mbangj sonjsieng, yihyoz fuengmienh heuhguh canjsieng. Lumjbaenz, gwnz gyaeuj aen lwedfoeg hung ndeu, sinzgingh genfwngz mazmwnh mbouj ndaej yindung, gagoek ndokraek, engqlij miz di sienghaih baihndaw cungj aiq fatseng, caemhcaiq miz di dwg gij cingzgvang gig youqgaenj gig gaenjgip dem. Hoeng gij mauzbingh ceiq lai raen de lij dwg cungj bienqyiengh seng okdaeuj couh miz haenx. Daj gij gig iq maihoengz reindaem daengz gij bienqyiengh yienhda lai gaiq noix gaiq haenx, engqlij lwglienzndang song boux lwgnyez lienz youq itheij; daj gij nohmaj iq mboepgumz iq doiq ndangcangq gwndaenj mbouj miz saekdi yingjyangj, daengz bak vengq yingjyangj gwndaenj gyaeundei, engqlij mbouj miz conghhaex yingjyangj daengz sengmingh; daj dandan dwg baihrog bienqyiengh daengz baihndaw cujciz bienqyiengh engqlij seng daeuj couh miz baezdoeg, cungj aiq aeu yiengh hingzsik sengcingz bienqyiengh haenx okyienh. Ndigah naeuz loih mauzbingh neix cungjloih gig lai, soqliengh hix siengdoiq ceiq hung, caeklaiq gij bingh yiemzcungh de dwg gig noix raen. Hix miz loih ndeu biujmienh yawj gig lumj bienqyiengh, saedsaeh dwg seng roengzdaeuj le gij yienhsiengq camhseiz haenx, yihyoz fuengmienh heuhguh lwgndawdungx bienqyiengh, mbouj yungh yw cungj ndaej gag ndei. Sengcingz lahdawz roxnaeuz sengcingz baenz baezfoeg ndumjyouq, daj baihrog ciengzseiz yawj mbouj ok, gig nanz youq mwh doekseng fatyienh. Danghnaeuz seng roengzdaeuj le sikhaek dingq sim bwt lumh aendungx, guh *B* Cauh cix dingzlai ndaej youq geizcaeux fatyienh, miz mbangj engqlij youq mwh caengz seng guh *B* Cauh roxnaeuz *CT* couh gaenq fatyienh.

Yihyen wnggai caenhliengh cienzmienh genjcaz lwgnding, caenhliengh caeuxdi fatyienh gij mauzbingh youqgaenj, caeux fatyienh caeux ywbingh. Seng le aen singhgiz ndeu cij fatyienh lwgnding mbouj miz conghhaex, mbouj ndaej naeuz doiq lwgnding genjcaz gaeuq sijsaeq ba? Genjcaz lwgnding ngamq seng cingqcaen hix deng diuzgen hanhhaed, lumjbaenz seizgan mbouj ndaej ngaiznyed, dohraeuj mbouj yungzheih baujciz, youh aeu cawqleix diuzsaejndw、mbaetheiq、heuaeuj, lij yaek guenj daxmeh、bauei、ok lwed daengj cix gaenjcieng nyaengqnyat. Seng lwg mwhhaenx aiq miz laeuhcaz, neix couh yaekaeu seizseiz lai baez fukcaz, mwh daxmeh guengcij, mwh vuenh vajnyouh, cungj aeu seizseiz louzsim gij yienghsiengq caeuq hozdung gak bouhfaenh lwgnding. Guengcij gaxgonq lumhlumh aendungx ciengz fatyienh miz gaiqndongj, mwh guengcij rueg ok, mwh vuenh vajnyouh uet mbouj seuq caekhaex cungj aiq dwg miz di mauzbingh, aeu gibseiz naeuz canghyw nyi. Haujlai cingzgvang dwg baengh daxmeh sien fatyienh.

## Gijmaz Dwg Canjsieng, Miz Gij Cungjloih Lawz

Canjsieng couhdwg lwgnding dengsieng youq mwh seng roengdaeuj haenx. Itbuen daj baihrog yawj ndaej raen de heuhguh siengrog, lumj naenggyaeuj lwgnding foeg lwed seiz, gwnz gyaeuj aenfoeg hung ndeu; gij yawj mbouj raen de heuhguh siengndaw, lumj ndaw gyaeuj ok lwed, daj baihrog yawj mbouj ok, lwgnding seiz mbouj seiz daejnauh、heuaeuj、maezngunh, engqlij daibae. Itbuen ciuq giz dengsieng de faenloih.

Gij canjsieng aen'gyaeuj ciengz raen miz: ① Naeng gyaeuj foeg lwed biujyienh baenz gwnz gyaeuj miz aen foeg ndeu, itbuen daih'iek ciemq gwnz gyaeuj 1/4, mbouj yingjyangj gwn cij ninz, hoeng daih'iek aeu 3 ndwen lai cijndaej gag siubae, mbouj yungh yw. ② Ndaw gyaeuj ok lwed, baihrog mbouj miz bienqvaq, lwgnding ninz mbouj onj, ciengzseiz swenj、rueg cij、heuaeuj, daxmeh sijsaeq ndaej fatyienh aennawz baihnaj bongz ndongj, gen ga hozdung mbouj cingqciengz. Itbuen ok lwed mbouj lai seiz mbouj miz binghyiengh, hix ndaej swhyienz dingz lwed supsou. Hoeng gij yiemzcungh de ndaej fatseng heuaeuj maezngunh, diemheiq mbouj gveihcwz, ndaej cauxbaenz daibae roxnaeuz baenz bingh ukngawh hukngawz doenghgij bingh gvaqlaeng haenx.

Gij canjsieng gwnz hoz ciengz raen miz: ①Mbiengj hoz ndeu miz lwed foeg, dingzlai dwg bakaek foeglwed. Bakaek vahsug heuhguh gwnz hoz song diuz nyinz hung. Youq mwh senglwg mbiengj hoz diuz nyinz hung deng rag sieng ok lwed, couh youq mbiengj hoz ndeu okyienh gaiqndongj ndeu, daih'iek hung lumj huzdauz benj. Aen'gyaeuj lwgnding nyengq coh mbiengj ndeu, mbouj miz indot yienhda, geij ndwen seizgan lai gag supsou, hix aiq gvaqlaeng baenz gij bienqyiengh hoz mbit (hoz nyengq). Hoeng dingzlai hoz mbit dwg sengcingz bienqyiengh, canjsieng le hoz mbit cij dwg gig siujsoq. ②Ndokgvaengzgiengz raek, dwg senglwg seiz gwnz mbaq deng caenx cix sawj mbiengj ndokgvaengzgiengz ndeu raek. Itbuen lij miz muegndok doxlienz, ndigah bienqyiengh mbouj yienhda roxnaeuz dandan sieng baihlaj mbiengj hoz loq foeg di, lwgnding mbouj doengh diuzgen mbiengj dengsieng, bouxwnq doengh de cix yinxhwnj de daejsebseb, naenx ndokgvaengzgiengz mbiengj dengsieng (lajhoz gizfoeg) cix yinxhwnj daejnga'nga. Engq lai raen dwg aen singhgiz ndeu le fatyienh ndokgvaengzgiengz mbiengj dengsieng miz gaiqndongj ndeu, mbouj in mbouj humz. Ciuq $X$ gvanghben cix raen ndok raek gaenq ndei, gvaqlaeng hix mbouj miz bingh.

Gij canjsieng gen ga ciengz raen miz: ①Ndokgoekgen raek, couhdwg ndok gen raek. Diuz gen raek de mbouj ndaej doengh, sijsaeq cazyawj raen diuz gen cungqgyang foeggawh, fwngz lumh hwnjbae ndaej roxnyinh miz gij sing yiengj ndok raek cocat, lwgnding indot daejnga'nga. Itbuen aeu gep benj ndongj cug ndaet dinghmaenh, song aen singhgiz dauqndaw couh ndei, ciengz miz gij yienhsiengq doiqhab mbouj cingq, hoeng gvaq bi ndeu le swhyienz maj soh. ②Ndokgoekga raek, dwg gij ndok goekga raek. Diuz ga raek mbouj ndaej cienjdoengh, sijsaeq cazyawj raen cungqgyang goekga foeggawh, lumh de hozdung caemhcaiq yinxhwnj indot haenqrem. Itbuen yungh benjgab daeuj dinghmaenh roxnaeuz dawz song diuz ga diuq hwnjdaeuj, gvaq song aen singhgiz le couh ndei, miz gij yienhsiengq doiqhab mbouj cingq, daih'iek bi ndeu le maj soh. ③Diuzgen mazmwnh, dwg gwnz hoz deng rag sonjsieng le gizgoek sinzgingh, yinxhwnj duenh gengwnz dengsieng mbouj ndaej doengh. Daj baihrog yawj mbouj ok foeggawh bienqyiengh, hix mbouj yinxhwnj indot, cij dwg diuzgen dengsieng cuengq youq henz aek, mehfwngz coh baihndaw baihlaeng baenqcienq mbouj doengh. Danghnaeuz bouxwnq cienj de gvaqdaeuj, gawq mbouj miz rengzgaz hix mbouj miz indot. Sieng mbaeu ndaej vanzcienz gag ndei, 6 ndwen dauqndaw hoizfuk cingqciengz. Sieng naek cix mbouj ndaej cienzbouh hoizfuk, doeklaeng miz di bienqyiengh caeuq mazmwnh cix aeu guh soujsuz ywbingh.

Fatseng canjsieng dwg aenvih roen senglwg sousuk、lwgnding diegyouq caeuq gij cauhcoz bang coiseng dox cozyung cingqngamj, mizseiz mbouj itdingh dwg nanz seng, hix mbouj itdingh gig yunghrengz. Gyonj daeuj gangj, senglwg dwg gienh saeh gaenjgip youh yungyiemj ndeu, cungdenj youq baujhoh mehlwg sengmingh ancienz. Mwh wngqgip, boihseiz fatseng canjsieng hix wnggai ngeixnaemj naek mbaeu, gibseiz fatyienh cix daih dingzlai ndaej cienzbouh yw ndei.

Linghvaih, itbuen fag gimz bang coiseng daengj cigsoh sonjsieng daih dingzlai dwg naengnoh deng sieng, mbouj yungh yw, gvaq ndaej geij ngoenz dauqndaw gag ndei.

## Naenggyaeuj Lwgnding Lwed Foeg Baenzlawz Guh

Naenggyaeuj lwgnding lwed foeg caeuq itbuen aen'gyaeuj lwgnyez hung roxnaeuz vunzlaux deng bungq baenz aenfoeg mbouj doengz, giz ok lwed haemq laeg, dwg depgaenh muegndok ok lwed. Naenggyaeuj lwgnding gig soeng, lwed gig vaiq dingj gij naeng aen'gyaeuj hwnjdaeuj, dingj ndaej gig sang, hoeng mbouj mauhgvaq aen fanveiz gaiq ndokgyaeuj ndeu (gyaeuj goemq youz 8 gaiq ndok habbaenz). Haidaeuz okyienh lwed foeg seiz haemq iq, ngoenz daihngeih gig vaiq gyahung, itbuen 3 ngoenz le bienq ndongj, dingzcij gyahung. Gvaqlaeng loq unq caemhcaiq seiqhenz miz di bienq ndongj miz lwgfwngz ndeu gvangq, veizciz aen foeg dinghyouq ndeu, mbouj in, gwn cij ninz guhcaemz cungj cingqciengz, daih'iek aeu yungh sam seiq ndwen gag rox siusaet. Siusaet gaxgonq geij ndwen ca mbouj geijlai mbouj miz saekdi bienqvaq, baujciz gij hung yienzlaiz, moux ngoenz sawqmwh bienq iq, daih'iek youq aen singhgiz dauqndaw cienzbouh siusaet. Siujsoq louz aen gietndongj mbouj mingzyienj ndeu, daih'iek it ngeih bi ndawde siusaet. Naenggyaeuj lwgnding lwed foeg mbouj yungh yw, mboujlwnh dwg geizcaeux roxnaeuz geizlaeng cungj mbouj yungh yw. Mboujlwnh camxbyoengq cou lwed、apbik、oep gyoet、oep ndat、gangq dienh、oep yw cungj dwg laiyawz, loengh mbouj ndei dauqfanj yinxhwnj lahdawz, fatseng yungyiemj. Lwed foeg mbouj ndaej supsou seiz cou okbae lij caiq maj okdaeuj. Lwgnding ndok soeng, gya at duksieng miz yungyiemj, ceiqnoix yingjyangj daengz gij ukgyaeuj seiz lwgnding fatmaj, ndigah, ciengeiz gaej simgip bae siengj banhfap siucawz aenfoeg.

Miz cungj cingzgvang ndeu caeuq naenggyaeuj lwed foeg gig doxlumj, heuhguh canjliuz. Neix dwg senglwg seiz aen'gyaeuj lwgndawdungx youq dieg rongzva seizgan nanz lai cix yinxhwnj foegfouz. Yienghceij hung iq caeuq naenggyaeuj lwed foeg gig doxlumj, dan dwg maj youq gwnz dingj gyaeuj mbouj hanh youq gij fanveiz moux gaiq ndok, yungh daeng ciuq rongh haemq daeuq rongh, lai dwg seng le aen singhgiz gvaqlaeng gig vaiq siudoiq, mbouj louz riz.

Gij yaekaeu daegbied louzsim de dwg, naenggyaeuj lwed foeg mizseiz gyoeb miz ndaw gyaeuj ok lwed, boux lwgnding miz gij binghyiengh indot mingzyienj, haenqrengz swenj、rueg、heuaeuj、diemheiq mbouj yinz、 baihnaj aen'gyaeuj foeggawh, cungj dwg gij yienhsiengq yungyiemj, gig mingzyienj mbouj dandan dwg naenggyaeuj lwed foeg, bietdingh gibseiz bae ywbingh, ceng'aeu seizgan caeux ywbingh, mienxndaej fatseng yungyiemj caeuq gvaqlaeng louz bingh.

## Lwgnding Doekseng Deng Sieng Ndok Raek Baenzlawz Guh

Doekseng deng sieng ndok raek itbuen mbouj yungh lumj bouxlaux ndok raek yienghhaenx dawz giz ndok raek haenx ciep ndei, cij aeu baij soh roxnaeuz rag soh, loq dinghmaenh baujciz gaej doengh dem, saek it ngeih aen singhgiz couh ndaej ndei, gvaq 3 aen singhgiz le ndaej seizbienh buendoengh swiq ndang, couh suenq ndei lo. Hoeng aeu fwngz lumh giz ndok raek de aiq miz aenfoeg ndongj gig hung, $X$ gvangh ingj benq aiq raen song gyaeuj ndok loekvih gig gyae. Doiq gijneix mbouj yungh yousim, gij hozdung fueng'yiengq ligliengh lwgnding cienzbouh cingqciengz, gvaq song bi le caiq ciuq $X$ gvangh ca mbouj geijlai caz mbouj ok gaenq ndok raek gvaq. Hoeng ndaw yienhsaed lij miz cungj cingzgvang neix fatseng: Vunz ndaw ranz saeklaeuq raen gij $X$ benq lwgnding miz loekvih, gwnz baugau hix sij cingcuj loekvih yiemzcungh, dangyienz gig mbouj cuengqsim, couh ra daengz boux canghyw guzgoh ndeu, danghnaeuz cingqngamj de doiq lwg'iq ndok raek mbouj ciennieb, mbouj rox gij daegdiemj lwgnding, ciuq aen

yenzcwz itbuen vunzlaux ndok raek bae yw ceiqnoix raen miz loekvih hix
wnggai niujcingq, ndigah ngeixnaemj couhcinj gij ndok raek lwgnding
daengzcog ndaej gag rox swhyienz maj soh, hix mboujyawx seizneix couh
baij soh engq ndei. Dingq hwnjdaeuj lumjnaeuz gig miz dauhleix, vihneix
daxmeh hix nyaenx mbouj ndaej cingj boux canghyw neix dawz gij ndok maj
ndei de caiq euj raek, dauqcungz ciep soh. Doeklaeng daxmeh yawj le X
benq gig habhoz, couh naeuz gaxgonq yw ndaej baenzlawz mbouj ndei,
seizneix yw ndaej baenzlawz ndei, miz ingj benq ndaej guh cingq, lienz boux
canghyw haenx hix nyinhnaeuz swhgeij guh le gienh saehndei hung ndeu.
Gizsaed, neix dwg gij loekloeng gig daih. Lwgnding ndok raek caeuq
vunzlaux mbouj doengz, byawz cungj rox ndok lwg'iq moix ngoenz cungj
sengmaj, hoeng gij ndok vunzlaux mbouj caiq maj lo. Linghvaih, gij gezgou
ndok lwg'iq hix miz daegdiemj, muegndok lwg'iq na hoeng diuzndok saeq,
mwh ndok raek cij dwg miz mbangj mueg sikleg, lij miz mbangj doxlienz,
yienghneix ndok raek song gyaeuj bietdingh aeu baenz gak loekvih,
baenzneix ndok raek cix mbouj ndaej caiq doiq cingq dem. Danghnaeuz
cengqgengz rag ok song gyaeuj ndok caiq doiqcingq bietyienz sawj muegndok
doxnem lw haenx loengh dek bae. Yienzlaiz ndok raek miz muegndok
hanhhaed, doiq gij sinzgingh sailwed ndangnoh seiqhenz sonjsieng haemq iq,
rag goenq le caiq dauqcungz doiqhab mienx mbouj ndaej sonjsieng engq lai.
Ndok raek doxhab gij ceiq nanz de dwg baenqcienq loekvih, miz muegndok
lw ndaej fuengzre baenqcienq, ndigah, beng goenq caiq doiqhab dwg mbouj
habsuenq. Gangjnaeuz lwgnding ndok raek bienq ndei dwg riengz muegndok
maj ok ndok moq, cijaeu muegndok rag soh, couhsuenq song gyaeuj ndok
mbouj cingq, ndok moq ngamq maj hix soh, ndigah lwgnding ndok raek le
yienznaeuz gwnz X gvangh benq raen camca doxlienz, gvaq it ngeih bi le X
gvangh benq caeuq gij ndok mbiengj wnq caengz deng raek ityiengh, gij
gyaeuj ndok yienzlaiz camca doedok haenx cungj gaenq supsou. Ndigah,
doengh boux canghyw doiq lwg'iq miz gingniemh haenx mbouj cawjcieng
yungh rengzak dox doiqhab, cij dwg rag soh dinghmaenh couh ndaej lo.
Aenvih cungj nyinhrox neix mbouj gaeuq bujgiz, gyahcangj faekcam engqlij
canghyw guzgoh vunzlaux baebingz, hawj lwgnding cauhbaenz sienghaih gig
daih.

## Vihmaz Lwgnding Ngamq Seng Okyienh Vuengzbiu

Lwgnding ngamq seng 2~3 ngoenz haenx ciengz okyienh naengnoh fat henj, youq lai rongh, lij ndaej raen fouq lwgda (ngveihda hau) fat henj, miz seiz lij aiq okyienh gij yienhsiengq nyouh henj dem, cungj cingzgvang neix yihyoz fuengmienh heuhguh vuengzbiu.

Cauhbaenz vuengzbiu miz haujlai yienzaen, gij ceiq ciengz raen de dwg sengleixsingq vuengzbiu. Cungj vuengzbiu neix dwg aenvih lwgndawdungx miz gij hungzsibauh soqliengh lai cix cauhbaenz, dwg cungj sengleix yienhsiengq cingqciengz ndeu. Cungj vuengzbiu neix doengciengz youq doekseng gvaqlaeng 2~3 ngoenz okyienh, 3~4 ngoenz seiz yienzsaek haemq laeg, 6~7 ngoenz seiz yienzsaek cugciemh bienq feuz, 10~14 ngoenz daihdaej doiq liux. Danghnaeuz vuengzbiu okyienh daiq caeux、fazcanj gig vaiq、saekhenj gig laeg roxnaeuz vuengzbiu lienzdaemh mbouj doiqbae, cungj gvihaeuj binghleixsingq vuengzbiu. Sengleixsingq vuengzbiu mbouj yingjyangj lwgnyez hungmaj, hoeng binghleixsingq vuengzbiu danghnaeuz mbouj ndaej gibseiz ywbingh, couh yaek yingjyangj aen'uk fatmaj caeuq gij goengnaengz aen'uk bouxlwgnding ngamq seng, boux baenz binghleixsingq haenqnaek de ndaej cauhbaenz baenz ciuhvunz ukgyaeuj、ndangdaej ndangcanz.

## Gijmaz Yienzaen Ndaej Yinxhwnj Binghleixsingq Vuengzbiu

Gij hezhingz mehlwg mbouj hab dwg lwgnding ngamq seng geizcaeux baenz bingh vuenzbiu naek aen yienzaen ceiq ciengz raen ndeu. Youq guek raeuz, binghleixsingq vuengzbiu lai raen youq mehlwg hezhingz $ABO$ caeuq $RH$ mbouj hab dwg, lumjbaenz daxmeh dwg gij lwed $O$ hingz, lwgndawdungx dwg gij lwed $A$ roxnaeuz $B$ hingz, gij gang $A$ roxnaeuz gang $B$ gangdij ndaw ndang daxmeh haeuj daengz lwed sinzvanz lwgndawdungx bae, caeuq gij hungzsibauh lwgndawdungx comzgiet, sawj gij hungzsibauh lwgndawdungx deng daihliengh buqvaih. Okseng le, gij hezhungz danbwz hungzsibauh hamz miz de deng buqvaih haenx faengaij mizok daihliengh danjhungzsu, cauhbaenz vuengzbiu.

Danjhungzsu aeu ginggvaq aendaep lawhvuenh cijndaej baiz ok, aenvih gij goengnaengz aendaep lwgnding mbouj cingzsug, ndigah sojmiz gij yinhsu cauxbaenz hungzsibauh deng buqvaih lai gvaqbouh roxnaeuz gij yinhsu sonjhaih gij goengnaengz aendaep cungj yaek gya naek baenz vuengzbiu, roxnaeuz gyaraez gij seizgan vuengzbiu, lumjbaenz lwgnding ngamq seng mbaetheiq、giepnoix heiqyangj、doekseng deng sieng、ok lwed、aen'gyaeuj lwed foeg daengj, yaek cauxbaenz hungzsibauh buqvaih lai gvaqbouh; hoeng lahdawz, lumjbaenz lwgnding ngamq seng baenz feiyenz、naengnoh nong foeg、saejndw fatyienz、oksiq、mueguk fatyienz daengj, sigin youq mwh buqvaih hungzsibauh, doengzseiz hix buqvaih gij sibauh aendaep, baenz doenghgij bingh neix doengzseiz ndaej okyienh gij yienhsiengq vuengzbiu、vuengzbiu siudoiq doilaeng, roxnaeuz gij vuengzbiu yienzlaiz gaenq gemjmbaeu、siudoiq haenx youh caiq okyienh.

Danjhungzsu aeu ginggvaq saimbei baiz ok, danghnaeuz saimbei hidungj sengcingz bienqyiengh, hix aiq okyienh vuengzbiu, cungj vuengzbiu neix heuhguh vuengzbiu gazlaengz, lwgnding baenzbingh cawz gij biujyienh vuengzbiu caixvaih, lij miz haex fat hau、aendaep hung、yingzyangj mbouj ndei daengj doengh cungj binghyiengh gizyawz dem. Mbangj di bienqyiengh rog saimbei roxnaeuz sengcingz baenz baezfoeg, daj mbiengj rog apbik saimbei hidungj, hix yaek sawj lwgnding ngamq seng roxnaeuz lwgnding iq okyienh gij binghyiengh vuengzbiu gazlaengz.

## Lwgnding Doekseng Gvaqlaeng Mbouj Nanz Vihmaz Okyienh Ndangnaek Doekdaemq

Lwgnding doekseng gvaqlaeng geij ngoenz, ndangnaek ciengzciengz yaek beij mwh doekseng mbaeu, yinxhwnj gyahcangj gaenjcieng caeuq mbouj onj. Gizsaed mbouj yungh yousim, neix dwg cungj yienhsiengq cingqciengz ndeu, yihyoz fuengmienh heuhguh "sengleixsingq ndangnaek doekdaemq".

Gij yienzaen ndangnaek lwgnding doekdaemq dwg aenvih lwgnding doekseng gvaqlaeng $1\sim3$ ngoenz dauqndaw, baiz ok haex ndaw dungx, raemxnyouh, haiz ok raemxyiengz caeuq raemxniu haemq lai, naengnoh caeuq aenbwt hix saetbae haemq lai raemx, yinxhwnj ndangnaek beij mwh doekseng gemjmbaeu $3\% \sim 9\%$. Gaenriengz gij soqliengh lwgnding gwn haeuj de gyalai, daih'iek 5 ngoenz baedauq couh cugciemh ndaej hoizfuk daengz gij ndangnaek doekseng seiz. Cungj ndangnaek camhseiz doekdaemq neix youq moix boux lwgnding cungj ndaej okyienh, cix mbouj dwg baenzbingh.

Youq baihlaj cungj cingzgvang neix, wnggai daezgonq gueng cij, gunghawj gij cij cukgaeuq haenx, ndaej gemjmbaeu engqlij gimqraeg cungj yienhsiengq neix okyienh. Hoeng danghnaeuz ndangnaek daemq gvaq mwh ngamq seng 10% doxhwnj roxnaeuz 2 aen singhgiz gvaqlaeng vanzlij caengz hoizfuk daengz ndangnaek ngamq seng seiz, cix wngdang naemj daengz mbangj di binghleixsingq yienzaen, lumjbaenz deng lahdawz yinxhwnj oksiq, saejsiuvaq bienqyiengh caeuq binghsimdaeuz seng daeuj couh baenz daengj daengj.

## Vihmaz Miz Mbangj Lwgnding Ngamq Seng Okyienh "Dawzsaeg" "Bwzdai" Caeuq Aencij Bienq Hung

Miz mbangj dahlwgnding, aenvih deng gij swzgizsu ndaw ndang daxmeh daiq daeuj haenx yingjyangj, baihgwnz naengnoh conghced caeuq muegndaw rongzva demgya, hoeng swzgizsu yingjyangj gig vaiq couh gatduenh lo, youq doekseng geij ngoenz gvaqlaeng, gij naeng baihgwnz caeuq muegndaw demmaj haenx couh luet doek. Ndigah, ndaw conghced dahlwgnding ngamq seng aiq miz saekhau caeuq saekdi raemx lae okdaeuj, lumj bwzdai ityiengh. Siujsoq dahlwgnding youq doekseng gvaqlaeng aen singhgiz daih'it satbyai lij aiq miz lwed iemqok, neix heuhguh "dawzsaeg gyaj", mbouj yungh yw, gvaq geij ngoenz le couh gag siusaet bae.

Miz mbangj lwgnding, mboujlwnh dwg lwgsai roxnaeuz lwgmbwk, aiq raen aencij lumj yenzcuih bienq hung, miz mbangj aiq lij iemqok raemxcij dem, hoeng neix mbouj dwg baenzbingh. Neix dwg aenvih mehmbwk mizndang, mwh yaek seng lwg gij swzgizsu, gizsu daiqndang、 swnghyujsu caeuq coicanjsu ndaw ndang haemq lai, caemhcaiq geij cungj gizsu neix cungj coicaenh raemxcij fatmaj caeuq raemxcij iemqok. Lwgndawdungx ciepsou doenghgij gizsu gwnz ndang daxmeh, couh yaek okyienh gij yienhsiengq aencij bienq hung caeuq iemqok raemxcij lo. Okseng gvaqlaeng, lwgnding mbouj ndaej caiq daj ndaw ndang daxmeh ciepsou doenghgij gizsu neix, gij gizsu yienzlaiz soj ciepsou haenx hix cugciemh faengaij, ndigah, ginggvaq 1~2 aen singhgiz, gij yienhsiengq aencij bienq hung caeuq iemqok raemxcij hix couh swhyienz siusaet. Siujsoq lwgnding ndaej gyaraez dabdaengz 3 nyied nanz le cij siusaet. Danghnaeuz mbangj giz okyienh foegnding, bungq cix in, aeu naemj daengz dwg mbouj dwg miz yujsen fatyienz, wnggai sikhaek bae yihyen yawj bingh. Danghnaeuz bungzdaengz aencij lwgnding ngamq seng bienq hung, ciengeiz gaej aeu fwngz bae caenx, yienghneix yungzheih yinxhwnj lahdawz cix cauxbaenz yujsen fatyienz.

## "Heujmax" Caeuq "Maxlangxgangz" Lwgnding Dwg Gijmaz Saeh

Miz mbangj lwgnding ngamq seng youq diuzsienq cungqgyang hwkgwnz song henz roxnaeuz giz nohheuj aiq raen miz saekdi diemj iq saek henjhau sanq youq haenx, de dwg youz sibauh naenggwnz doi baenz roxnaeuz raemxniu duk dwk cauxbaenz, yihyoz fuengmienh heuhguh "naednaenggwnz", vunzbiengz bingzciengz heuhguh "heujmax". "Heujmax" doiq gwn cij caeuq hwnj heuj mbouj miz gazngaih, gig noix miz lwgnding roxnyinh mbouj cwxcaih cix haeb bakcij, itbuen mbouj yungh daegbied bae yw, daihgaiq 2~ 3 aen singhgiz gvaqlaeng couh gag siusaet.

Song mbiengj gemjbaeu ndaw conghbak lwgnding ngamq seng, miz caengz lauzdemh na (lauzdemh gemjbaeu) youq youzlauz guhbaenz, neix couhdwg "maxlangxgangz" gyoengqvunz ciengzseiz gangj haenx. Cungj lauzdemh neix miz leih lwgnding ndoet raemxcij, doiq ndangdaej mbouj miz saekdi yingjyangj, caemhcaiq ndaej gaenriengz lwgnding hungmaj cix gag siusaet.

Youq mbangj di deihfueng, daegbied dwg gij lajmbanj veiswngh diuzgen haemq yaez haenx, gyoengqvunz giepnoix yihyoz cihsiz bingzciengz, mbangj vunz cawjcieng yungh baengzco caemj naedgyu yungh rengz nu yaek siengj cat bae "heujmax", roxnaeuz yungh hongdawz mbouj seuq de bae gvej "maxlangxgangz". Neix mboujdanh mbouj miz saekdi bizyau, engq dwglau dwg yaek cauxbaenz lwgnding ngamq seng oklwed lahdawz, vih bingyenzgin ciemqhaeuj dajcauh diuzgen, yinxhwnj conghbak fatyienz、 nohheuj fatyienz roxnaeuz binghlwedbaih daengj, hougoj gig yiemzcungh.

## Lwgnding Roenx Cij Caeuq Rueg Cij Miz Maz Mbouj Doengz

Miz haujlai lwgnding ngamq seng cingqciengz youq daxmeh gueng cij hawj gyoengqde liux le, yaek daj henz bak lae ok saekdi raemxcij, daegbied dwg youq mwh buendoengh gyoengqde、bienqvuenh ndangvih. Mizseiz ngoenz ndeu yaek fatseng geij baez, hoeng moix baez liengh raemxcij mbouj lai, lwgnding mbouj miz saeknaj indot, majhung fatmaj mbouj deng yingjyangj, ndangnaek ciuq bingzciengz demmaj, caemhcaiq riengz dwk seizgan demgya cungj yienhsiengq neix menhmenh gemjnoix, daihgaiq youq 6 ndwen seiz swhyienz siusaet, neix couhdwg "roenx cij". Neix dwg cungj sengleix yienhsiengq cingqciengz ndeu, cujyau caeuq gij buqcek sengleix yinhsu lwgnding daegbied gag miz haenx miz gvanhaeh.

Aendungx cang lwgnding ngamq seng haenx haemq iq, youh cawqyouq aen diegvih bingzyouq, aen daejdungx bingzsoh, yienh'ok "yiengh gaeuvaiz", lumj aen "buenz" feuzfed ndeu; doengzseiz gij goengnaengz diuzcez sinzgingh aendungx fatmaj mbouj gaeuq cingzsug, gij bwnhmwnz giz bakhaeuj ndaw dungx haemq soengrungq hoeng gij youhmwnz gozyozgih giz okdaeuj haemq gaenjcieng, gozyozgih caeuq gij noh dungx yindung haemq nyieg hix mbouj gaeuq habdangq, cauxbaenz le gij yienhsiengq "giz bakhaeuj soeng、giz okdaeuj gaenj", raemxcij yungzheih dauqlae, daegbied dwg youq mwh bienqvuenh ndangvih. Roenx cij caeuq bouhfaenh sengleix rueg cij haemq mbaeu couhdwg baenzneix fatseng.

Danghnaeuz gij yienghceij gueng cij mbouj cinjdeng、gueng ndaej imq lai、gueng cij seiz daejnauh、ndoet bingzcij hoengq、aencongh bakcij gau hung lai、ndoet cij daiq gaenj daiq haenq、gueng cij le ninz daengjai roxnaeuz fandoengh lwgnding daiq lai daiq caeux, cungj yungzheih cauxbaenz lwgnding roenx cij roxnaeuz rueg cij, doengh gijneix cungj dwg gij sengleix yienhsiengq camhseiz, gyahcangj mbouj yungh yousim lai, cijaeu louzsim gij yienghceij gueng cij, habliengh gueng cij, diuzcingj doenghgij hongdawz soj yungh haenx, doengzseiz haeujsim gueng cij sat le umj lwgnding boemz youq gwnzmbaq daxmeh, yaeng'yaeng bongx baihlaeng lwgnding, hawj lwgnding dawz gij hoengheiq gyan roengz ndaw dungx haenx haiz ok, yienzhaeuh nyengq coh baihgvaz ninz cuengq roengzdaeuj, roenx cij caeuq mbangj di rueg cij couh ndaej gemjnoix engqlij ndaej baexmienx dem.

Rueg cij dwg ceij cungj naengnoh aendungx sousuk gig haenq ndeu, dawz gij doxgaiq ndaw dungx caenx ok aendungx ginggvaq saihoz baiz ok rog ndang daeuj. Rueg cij miz lai cungj yienzaen yinxhwnj, yaekaeu faensik cingzgvang, ra gij yienzaen aiq cauxbaenz haenx. Lumj doengh gij rueg cij gwnzneix gangj haenx caeuq gij daegdiemj saisiuvaq buqcek sengleix lwgnding miz gvanhaeh, binghyiengh mbaeu, mbouj yingjyangj fatmaj, gvihaeuj sengleixsingq rueg cij. Lij miz loih rueg cij ndeu dwg youz binghleix yinhsu yinxhwnj, ciengeiz mbouj ndaej caeuq roenx cij dem sengleixsingq rueg cij doxgyaux, mienxndaej ngaiznguh gij seizgei yawjbingh ywbingh.

Gij yienzaen binghyiengh rueg cij baudaengz: ①Saisiuvaq mbouj cingqciengz, lumjbaenz saihoz fungsaek、aendungx niujcienq、youhmwnz biz na gaeb、dungxsaej fungsaek、gaebgeb、baenqcienq mbouj ndei、sengcingz saejlaux hungloet、conghhaex caetconq fungsaek daengj. ②Lahdawz, lumjbaenz binghlwedbaih、mueggyaeuj fatyienz、uk fatyienz、dungxsaej fatyienz daengj. ③Ndaw gyaeuj miz binghbienq, lumjbaenz bingh'uk noix lwed noix heiqyangj、ndaw gyaeuj ok lwed、bingh vuengzbiu、uk cwk raemx、bingh gyaeuj gaeb、bingh bagmou daengj. ④Gij bingh lawhvuenh, lumjbaenz aenmak sangsen swnghcizgi yienghcunghab、bingh bwnjbingjdungzniucwng、bingh lwedgauh'anh、binghlweddihgyaz、binghlwed buenqyujdangz、binghgwzdingh daengj.

Yienghhaenx, dangguh gyahcangj wnggai louzsim gijmaz ne? Danghnaeuz miz gij cingzgvang lajneix wnggai ngeix daengz dwg baenzbingh cauxbaenz: Lumjbaenz rueg raemxcij deih, rueg ok liengh lai, gij doxgaiq rueg ok dwg dip cij roxnaeuz hamz raemxmbei heuloeg、raemxhaex、raemxlwed daengj, miz "heiqhaex"; rueg cij yienh'ok yiengh byoqset buenx miz sing daej swenjsae; seng roengzdaeuj couh rueg, mbouj miz haex ndawdungx baiz ok, ciengz buenx miz dungx raeng; seng roengzdaeuj 2~3 aen singhgiz hainduj, yienh'ok gij binghyiengh、lienzdaemh rueg cij; lwgnding ngamq seng majhung fatmaj okyienh gazngaiz, engqlij miz saetraemx、lwedhaw daengj.

Youq yihyen yawjbingh seiz, gyahcangj wnggai yiengq canghyw

daezhawj mizgven cingzgvang, bang canghyw liujgaij binghcingz, fuengbienh yawjbingh ywbingh, ndigah bingzseiz wnggai haeujsim gij seizgan fatbingh、 gij fuengsik rueg cij（byoqset、lienzdaemh）、gij doxgaiq rueg（miz mbouj miz raemxmbei、raemxhaex、raemxlwed）、gij cingzgvang baiz ok haex ndawdungx 、gij gvanhaeh rueg ok caeuq gyoebfat gizyawz binghyiengh （daejnauh、hozhawq、nyouh liengh gaijbienq、ndangraeuj daengj），guh daengz bouxyawjbingh caeuq canghyw dox boiqhab, gibseiz mizyauq bae gaemdawz gij seizgei ywbingh.

## Baenzlawz Hohleix Saejndw Lwgnding Ngamq Seng

Diuzsaejndw dwg diuzsai lienzhaeh daxmeh caeuq lwgndawdungx, lwedmeh doenggvaq meg saejndw gunghawj gij doenghyiengh yingzyangj lwgndawdungx soj aeuyungh haenx, youh doenggvaq sailwed hung saejndw dawz gij doxgaiq lawhvuenh ndaw ndang lwgndawdungx soengq daengz ndaw ndang daxmeh baiz okdaeuj. Diuzsaejndw dangguh diuz doengloh doxvuenh doenghyiengh miz gij cozyung mbouj bingzciengz de, saeklaeuq lwgnding seng okdaeuj goenq diuzsaejndw le, diuzsaejndw couh guhsat le gij sawjmingh de.

Saejndw dwg giz dieg lwgnding yungzheih deng lahdawz, danghnaeuz gyaeuj saejndw lw roengz de siudoeg mbouj yiemz, conghsaejndw mbouj seuq, couh yaek cauxbaenz gij hougoj siengj mbouj daengz. Gij saejndw deng lahdawz codaeuz miz raemx iemq okdaeuj, mbouj gibseiz cawqleix couh yaek fazcanj baenz nong iemqok, cauxbaenz henz saejndw ok nong foeggawh roxnaeuz fatyienz lumj rongzrwi, gij engq youqgaenj de aiq yinxhwnj lwgnding bosanghfungh、binghlwedbaih daengj.

Ciepcuk lwgnding ngamq seng gaxgonq, bietdingh aeu swiq fwngz seuq, buh mbaeq roxnaeuz vajnyouh gaej goemq youq gwnz saejndw, fatyienh vajnyouh dumz le wngdang gibseiz lawhvuenh, gaej aeu baengz uq ngad saejndw. Diuzsaejndw lwgnding ngamq seng caengz luet caeuq ngamq luet seiz, bietdingh aeu baujciz saejndw hawqsauj seuqset, fatyienh miz doxgaiq iemqok aeu gibseiz cawqleix, moix ngoenz aeu ciujcingh daeuj siudoeg saejndw caeuq henz saejndw 1~2 baez, caemhcaiq aeu baengzsa siudoeg oep. Daihgaiq youq lwgnding doekseng gvaqlaeng 6~8 ngoenz diuzsaejndw luet doek, mbangj giz aiq miz di raemx lumj raemxhaeux iemq okdaeuj, mbouj miz gijmaz heiq haeu, baezlaeng youq giz goek de yaek miz caengz naenggyaep ndeu. Ndaej yungh faiqciem siudoeg caemj ciujcingh 75% roxnaeuz denjciuj daengj catcat, cat seiz wnggai daj cungsim yiengq seiqhenz bae siudoeg, mienxndaej gij sigin seiqhenz naengnoh ciemq haeuj saejndw bae.

Danghnaeuz fatyienh lwgnding gaenq okyienh fatndat、gwn cij gemjnoix、saejndw hoengzfoeg、doxgaiq nong iemqok haemq lai, couh aeu caenhliengh vaiqdi bae yihyen yw, mienxndaej ngaiznguh seizgei. Boux lwgnding ndangcangq coengmingz ndeu, hohleix diuzsaejndw de dwg gij hong gig youqgaenj ndeu.

## Saejndw Lwgnding Ok Lwed

Diuzsaejndw yienzbonj dwg diuz sailwed lwgnding caeuq ndang daxmeh doxlienz, senglwg le bietdingh aeu gietcug daet goenq, mboujnex dangyienz yaek ok lwed. Gietcug gvaqlaeng itbuen 3 ngoenz dauqndaw couh ndei, 7 ngoenz duet naenggyaep cix baenz biuj, couh bienqbaenz saejndw. Danghnaeuz mbouj ndaej ciuqseiz ndei, gvaq 3 ngoenz le giz gietcug gaenq dekleg, couh aiq ok lwed; roxnaeuz dwg gietcug le deng lahdawz, 7 ngoenz mbouj ndei ok nong hix aiq ok lwed. Vihneix, cawz gij saejndw mwh ciepseng caengz cug maenh cix daezgonq luetdoek cix ok lwed caixvaih, itbuen ok lwed dingzlai dwg lahdawz ok lwed. Itbuen ok lwed liengh mbouj lai, ndaej aeu giuzfaiq naenx roengz saejndw, yungh fwngz lai naenx yaep ndeu, daihgaiq cibgeij faen cung ndaej dingz lwed, gaej doengh gij giuzfaiq yienzlaiz, linghvaih caiq gya aen giuzfaiq ndeu, mbaw baengzsa ndeu, aeu gauniu nem ndei, caiq aeu baengzsa cug aen dungx, gvaq 3 ngoenz caiq hai vuenh yw, roxnaeuz bae yihyen vuenh yw genjcaz. Danghnaeuz aeu giuzfaiq naenx mbouj ndaej ok lwed roxnaeuz cug ndei le, gig vaiq lwed youh caiq iemq okdaeuj, yienghhaenx couh aeu bae yihyen cawqleix. Aenvih lwed lwgnding mizhanh, 20~30 hauzswngh lwed (daihgaiq dangq cenj laeuj iq ndeu) doiq lwgnding couh aiq miz yingjyangj, caiq laebdaeb ok lwed couh aiq daima roxnaeuz lwedhaw. Danghnaeuz lwgnding fatndat, mbouj gwn cij, ninz mbouj onj, couh engq wnggai bae yihyen, hoeng gietdingh soengq bae

yihyen hix sien aeu giuzfaiq saekdimz ok lwed，bietdingh aeu guh seiz yungh
fwngz itcig naenx maenh.

## Lwgnding Iq Saejndw Fatyienz

Lwgnding iq daet saejndw mbouj ngeizvaeg dwg giz bak haeuj deng
lahdawz，aiq fatseng saejndw fatyienz. Saejndw fatyienz miz 3 cungj
loihhingz：

Saejndw lwgnding ngamq seng fatyienz haemq yiemzcungh，cujyau
biujyienh baenz aendungx seiqhenz saejndw hoengzfoeg fat rongh，
doengzseiz dungx bongz、fatndat、mbouj gwn cij，hoeng saejndw bonjndang
mbouj itdingh miz nong. Cungj saejndw fatyienz neix hix heuhguh
bangxdungx rongzrwi fatyienz. Boux baenz cungj bingh neix wnggai gaenjgip
soengq bae yihyen guh dingj sigin ywbingh.

Lwgnding saejndw fatyienz ok nong dwg diuzsaejndw luetok le baksieng
saejndw mbouj hawq，ngoenzngoenz miz nong，mbouj lai，hoeng hix iemq
dumz diuzsaejndw caeuq buh. Seiqhenz saejndw aen gvaengxlaengx iq miz
2~3 lizmij fathoengz naeuh，boux lwgnding itbuen mbouj fatndat mbouj
yingjyangj gwn cij，swiq saejndw seiz daejnauh. Moix ngoenz ciengz yungh
raemxbungzsonh roxnaeuz raemxsong'yangj cung swiq le aeu baengzsa
raemxbungzsonh goemq ndei baujhoh couh ndaej，daihgaiq aen singhgiz ndeu
baedauq couh ndei lo.

Menhsingq saejndw fatyienz ndaej daj lwgnding diuzsaejndw doek le itcig
laebdaeb miz，ngoenznaengz saejndw miz doxgaiq iemqok gig noix，henz
saejndw loq fathoengz naeuh，mbiq congh saejndw seiz aiq raen ndaw congh
saejndw miz aennoh hoengz lumj naedduh iq nei，heuhguh saejndwfoeg，
ciengz aeu raed bae roxnaeuz gvejcawz，doeklaeng caiq swiq seuq oep yw，
cungj bingh neix yw ndei gig menh，mbouj gibseiz cawqleix aiq ngaiznyed
buenq bi roxnaeuz bi ndeu mbouj ndei，moix ngoenz iemq uq baengzsa，
liengh gig noix，hix mbouj miz gij binghyiengh wnq，doeklaeng lij ndaej gag
ndei.

## Lwgnding Caekhaex Hoengz Baenzlawz Guh

Gij naengnoh lwgnding unqnem、oiqup，nemmueg nyieg，gij goeng-naengz fuengzhen yaez，lumjbaenz bungq gij denz、buhvaq、baengzsa daengj caengz ndaej nyinhcaen siudoeg，roxnaeuz gij fwngz vunzlaux caengz swiq seuq couh hohleix lwgnding，gig yungzheih deng sigin lahdawz.

Caekhaex hoengz，yihyoz fuengmienh heuhguh "vajnyouhcimj"，dwg aenvih vajnyouh mbaeq gikcoi cix yinxhwnj naengnoh hwnj cimj，dwg gij binghnaengnoh lwgnding ngamq seng caeuq lwg' iq youq bi ndeu gaxgonq ciengzseiz raen haenx. Lai fatseng youq gizdieg vajnyouh duk、vajnyouh cumx ciepcuk seizgan nanz haenx，mbangj giz naengnoh hwnj cimj iq hoengz roxnaeuz fathoengz、foeggawh，boux baenz haenqnaek haenx naengnoh lot roxnaeuz naengnoh naeuh. Aenvih naengnoh lwgnding oiq mbang，indot daiq haenq，moix baez daengz seiz ok haex nyouh roxnaeuz vuenh baengzsa caeuq deng at seiz lwgnding daejnauh mbouj dingz，yingjyangj ninz caeuq gwnndoet.

Baenzlawz fuengzre lwgnding ngamq seng caekhaex hoengz okyienh ne? Soujsien aeu gaenx vuenh vajnyouh，2～3 diemj cung vuenh baez ndeu、roxnaeuz cijaeu ok haex nyouh couh vuenh bae，gaej aeu gij vajnyouh cimq raemx nanz haenx goemq nanz lai，vajnyouh mbaeq le sikhaek vuenh，caemhcaiq yungh genj caeuq raemxgoenj log swiq，cuengq youq giz doengrumz dak hawq，ceiqndei youq laj ndit dak ndit，baenzlawz cungj mbouj ndaej aeu vajnyouh deng nyouh cimq mbaeq haenx mbouj ginggvaq cung swiq，cigsoh dak hawq le sawjyungh.

Moix baez ok haex nyouh le，wnggai aeu raemxraeuj swiq seuq caekhaex caeuq giz veiyinh lwg'iq，caiq aeu baengz unq yaeng'yaeng mad hawq，yungh raemxyw baujhoh naengnoh，cungj raemxyw baujhoh neix ciengzseiz dwg gij doxgaiq youzlauz，lumjbaenz youzlwgraz、youzmakgyamj、youzdaepbya，caeuq gij gau hohleix caekhaex hamz miz yangjvasinh、fanzswlinz daengj. Leihyungh gij yienzleix gekliz，haeujsim cat yw hohleix caekhaex seiz mbouj ndaej cat daiq mbang，aeu cat caengz nanwtnwt ndeu cij ndaej mizyauq bae gekliz gij doxgaiq gikcoi haenx. Gaej aeu gij mba'ndangsangj daeuj dingjlawh yw hohleix caekhaex. Boux lwgnding gaenq baenz caekhaex hoengz ndaej yungh youzsonh gauunq youq mbangj giz cat，hawj gij doxgaiq haex nyouh sonhgenj mbouj ndaej cigciep gikcoi naengnoh，baujciz mbangj giz hawqsauj，ceiqndei gaej duk dem，mbouj yungh raemxgenj swiq giz in。Linghvaih，daih dingzlai gyahcangj lij sibgvenq aeu suliu roxnaeuz baengz gau duk youq rog vajnyouh，yienghneix doiq sanqfat ndatcumx mbouj leih，cauxbaenz doiq naengnoh gikcoi gig mbouj ndei，hix bienqbaenz gij saeh'iq raeuz ngoenznaengz aeu haeujsim haenx。

## Baenzlawz Cawqleix Lwgnding Fatndat

Gij goengnaengz diuzcez ndangraeuj lwgnding lij caengz cingzsug，youq bauj raeuj gvaqbouh、baenz binghlah lumjbaenz binghlwedbaih，roxnaeuz dwg youq mwh seizhah hwngq gueng raemx mbouj gaeuq seiz，cungj ndaej yinxhwnj fatndat。

Cawqleix lwgnding ngamq seng fatndat wngdang louzsim，itdingh aeu yiemzgimq gwn ahswhbizlinz daengj ywdoiqndat，aenvih doenghgij ywdoiqndat neix ndaej yinxhwnj lwgnding heuaeuj、lwedhaw、haexlwed、rueg lwed、saejndw ok lwed caeuq ndaw gyaeuj ok lwed daengj yienhsiengq，danghnaeuz ciengjgouq mbouj gibseiz ndaej yinxhwnj dai bae。

Lwgnding ngamq seng fatndat dauqdaej wnggai baenzlawz cawqleix，gij fuengfap ceiq genjdanh yungzheih couhdwg vuzlij gyangqdaemq ndangraeuj。Ndangraeuj youq 38℃ doxroengz seiz，ndaej mbouj yungh cawqleix。Ndangraeuj youq 38～39℃ seiz，ndaej hai fan mbuk lwgnding，doenggvaq naengnoh sanq ndat gyangqdaemq ndangraeuj，roxnaeuz ninz youq gwnz daeh raemx gyoet gyangqdaemq ndangraeuj。Doiq ndangraeuj lwgnding ngamq seng youq 39℃ doxhwnj ndaej yungh raemxraeuj mad caemx，raemxraeuj 33～36℃ couh habngamj，giz aeu cat dwg najbyak、gwnz hoz、gen ga、lajeiq。Mbouj genyi yungh ciujcingh vih lwgnding ngamq seng mad caemx。Ndangraeuj daiq sang wngdang youq canghyw cijdauj baihlaj siujsim sawjyungh yw doiqndat yizsenh'anhgihfwnh，moix baez gwn 5～10 mg/kg roxnaeuz guenq saej 5～10 mg/kg moix 4 siujseiz baez ndeu。Saeklaeuq ndangraeuj hainduj doekdaemq couh wnggai cawzbae gij banhfap gyangqdaemq ndangraeuj，mienxndaej gwn yw gvaqbouh。Doiq gij fatndat mwh seizhah hwngq aenvih gueng raemx mbouj gaeuq yinxhwnj haenx， cawz gij cawqleix gwnzneix caixvaih, lij wnggai moix gek 2 diemj cung gueng 5 hauzswngh daengz 10 hauzswngh raemxgoenj roxnaeuz raemxdangz, 24 diemj cung ndawde couh ndaej doiqndat lo. Doiq gij lwgnding iq ngamq seng haenx fatndat, cawz vuzlij gyangqdaemq ndangraeuj caixvaih, lij aeu ra ok gij yienzaen fatndat, ciuq binghyiengh bae ywbingh.

## Lwgnding Saihsen Fatyienz Ok Nong

Saihsen dwg iemqok myaiz, youq ndaw gemj baihnaj song henz rwz, yiengq ndaw bak baihlaeng nohheuj hai bak lae myaiz. Saeklaeuq miz sigin haeuj ndaw saihsen bae, mbiengj gemj henz rwz couh hoengzfoeg, ndaej ciemqfamh daengz baihnaj rwz, laj rwz caeuq baihlaeng rwz, buenq fajnaj hoengzfoeg, mizseiz cungqgyang bienq unq miz nong, neix couhdwg lwgnding saihsen fatyienz ok nong. Gij saisenh foeg fatyienz boux nyezrauh dwg binghlah, mbouj ok nong, song mbiengj cungj foeg (mizseiz gonqlaeng foeggawh); hoeng cungj bingh saihsen fatyienz ok nong neix mbouj cienzlah, hix mbouj dwg gij bingh linzbahsen (linzbahgez) fatyienz. Lwgnding ngamq seng lij mbouj fatseng linzbahgez fatyienz, ceiq iq hix aeu 2~4 ndwen cij miz hangzlaj linzbahgez fatyienz. Hoengzfoeg cujyau youq baihlaj hangz. Yienznaeuz lwgnding baenz saihsen fatyienz mbouj lumj linzbahgez fatyienz yienghhaenx haenqnaek, mbouj yinxhwnj fatyienz lumj rongzrwi aen gvaengxlaengx hung foeggawh, hoeng dauqdaej dwg lwgnding ngamq seng lahdawz, cungj miz gij yungyiemj caeuq gojnaengz aenvih rengzdingjbingh daemq cix fatseng binghhlwedbaih. Itbuen lwgnding ngamq seng baenz saihsen fatyienz ok nong gwn gangswnghsu (lumjbaenz hungzmeizsu, cinghmeizsu daengj) lai ndaej youq aen singhgiz ndeu ndawde bingh ndei, mbouj ok nong, mbouj yungh guh soujsuz, hoeng lij dwg wnggai ra canghyw yawj. Saihsen fatyienz mbouj miz laj naeng vaihnaeuh, lumj rongzrwi fatyienz yienghhaenx youqgaenj, hoeng beij yujsen fatyienz yungyiemj.

## Lwgnding Yujsen Fatyienz

Lwgnding ngamq seng deng gij neifwnhmi daxmeh yingjyangj, mboujguenj lwgsai lwgmbwk cungj miz gij cingzgvang song aen cij doed hwnjdaeuj, gvaengzcij hix amq. Miz vunz ciuq banhfap gaeuq couh caenxcaenx, nyinhnaeuz caenx le baezlaeng couh ndaej siu roengzbae, gizsaed mbouj caenx hix itdingh youq ndaw it ngeih aen singhgiz cienzbouh siu bingz. Gij boihseiz de dwg, danghnaeuz fajfwngz caenx de mbouj seuqcingh, dauqfanj yaek dawz gij doxgaiq uq ndaw fwngz caenx haeujbae, yinxhwnj yujsen fatyienz, hoengzfoeg doed hwnjdaeuj, baihrog fat rongh bienq unq, baenz le aen baez nong ndeu. Neix couhdwg lwgnding yujsen fatyienz, hix heuhguh baezcij. Lwgnding ngamq seng gij rengzdingj binghlah gig daemq, lahdawz ok nong gig yungyiemj, ndaej yinxfat binghlwedbaih. Caeklaiq lwgnding miz gij rengzdingjbingh daj ndang meh daiq daeuj haenx cix noix raen binghlwedbaih, hoeng dauqdaej dwg gig yungyiemj. Dajcim gwn yw itbuen ndaej yw ndei, nong hix ndaej supsou. Danghnaeuz bongz lai raeng lai couh aeu heh bae cuengq nong, gvaqlaeng vuenh yw youh mazfanz youh indot. Gij bingh neix itbuen yawhlaeng gig ndei, yungyiemj mbouj hung. Danghnaeuz lwgnding mbouj fatndat, gwn cij ndei, ninz ndaej onj, ndaej daej hix ndaej byaengq da guhcaemz, ndaej mbouj yungh bae yihyen. Lwgnding ngamq seng bae yihyen caemh miz itdingh yungyiemj.

## Lwgnding Lajnaeng Vaihnaeuh —— Baihlaeng Hoengzfoeg

Lwgnding lajnaeng vaihnaeuh dwg lwgnding cungj lahdawz gig yungyiemj ndeu, youq Cungguek moq laebbaenz cogeiz gij beijlwd fat bingh caeuq gij beijlwd dai bae cungj gig sang. Seizneix gij suijbingz ywbingh daezsang, cungj bingh neix gaenq gig noix raen, hoeng vanzlij dwg gij bingh gig yungyiemj, itdingh aeu nyinhrox di.

Lwgnding doekseng gvaqlaeng sam haj ngoenz, saekseiz fatyienh baihlaeng hoengz baenz benq, dieggyaiq yawj mbouj cingcuj, lwgnyez fatndat, cingsaenz mbouj ndei, geij diemj cung le caiq vuenh vajnyouh, cix raen hoengzfoeg gig vaiq gya'gvangq, gig vaiq couh hoengz doh byongh duenhlaj baihlaeng caeuq song gen. Gij cungsim hoengzfoeg saekamq cix miz biufouz, caiq mbouj yw couh engqgya gya'gvangq cauxbaenz lwgnding dai bae. Cungj bingh neix dwg deng cungj sigin buzdauzgiuzgin saekhenjgim dingjyw cienzlah, lai daj yihyen banhlah, ndigah dingj yw. Aen yenzcwz yw bingh dwg geizcaeux heh congh iq lai giz cuengq nong. Aenvih gij rengzdingjbingh lwgnding iq daemq lai, laengz mbouj ndaej raemxnong sanq bae, ndigah lai giz heh congh hawj raemxnong youq giz gyawj lae okbae. Heh naengnoh baiz nong doengzseiz yungh gangswnghsu, habdangq soengq lwed roxnaeuz lwedgiengh, demgya saekdi doiq sigin miz gangdij. Cijaeu caeux yw, cungj ndaej youq fatseng binghlwedbaih gaxgonq yw ndei.

Aenvih seizneix gij caetliengh gangswnghsu mboujduenh daezsang, miz di lwgnding baenzbingh geizlaeng hix ndaej gouq lix, yienghneix couh okyienh lajnaeng vaihnaeuh menhsingq, caenhguenj lwgnding gaenq gouq lix, hoeng gij cingzgvang baihlaeng lajndang muegnyinz dauqcawq vaihdai、 baksieng mbouj ndei roxnaeuz fanfoek okyienh baez nong, aiq geij ndwen mbouj ndei, doeklaeng ciengz aeu cienzbouh gvejcawz muegnyinz vaihdai haenx, baksieng cijndaej hab ndei.

Cungj bingh neix gaxgonq dingzlai dwg raen youq lwgnding ngamq seng, mboengqneix hix fatyienh miz gij lwgnyez it ngeih bi haenx caemh baenz cungj bingh neix, miz vunz heuh de guh muegnyinz fatyienz vaihdai. Daj binghleix fazcanj fuengmienh daeuj yawj, daihdaej dwg doengz cungj bingh ndeu, neix aiq dwg gij sigin gangswnghsu riengz seizdaih mboujduenh bienqcungj cauxbaenz.

Gij bingh neix gig yiemzcungh, mwh fat bingh wnggai caeux bae yihyen ywbingh. Hoeng miz mbangj youq mwh gaenjgip gvaqlaeng louz miz baksieng menhsingq, cijndei maranz hohleix, caj hab ndei. Gij hong gihbwnj hohleix couhdwg moix ngoenz seuqcingh swiq seuq, yungh gij baengz goenj (siudoeg) gvaq haenx daeuj swiq, seizseiz vuenh swiq, dingzlai ndaej gag ndei. Mbangj bouxbingh fanfoek foeg nong caiq byoengq haenx, caj gij rengzdingjbingh lwgnding gyagiengz lij mbouj ndei couh soengq bae yihyen. Ginggvaq cungj bingh naek neix le, lwgnding gaenq doiq cungj bingh neix miz gij rengzdingjbingh gig ak, ndigah couhcinj baihlaeng lai giz fanfoek ok nong, lwgnding gawq mbouj fatndat, hix mbouj yingjyangj gwn cij, sengmaj fatmaj mbouj miz yingjyangj, lai caj di seizgan caiq gvejcawz gij muegnyinz vaihdai haenx engqgya ancienz, gangjnaeuz gij binghlaeh geij ndwen mbouj in hoeng yaek aeu gvejcawz haenx cij dwg gig siujsoq.

## Lwgnding Ngamq Seng Baenz Binghlwedbaih Dwg Vih Gijmaz

Lwgnding ngamq seng baenz binghlwedbaih dwg ceij seizgeiz lwgnding binghyienzgin ciemqhaeuj lwed lae baedauq, caemhcaiq youq ndawde sengmaj sanjmaj caeuq miz ok doxgaiq mizdoeg cix cauxbaenz daengx ndang fatyienz fanjwngq yienghcunghab.

Baenzneix sigin dwg baenzlawz haeuj ndaw ndang lwgnding bae ne? Itbuen miz 3 diuz roenloh: ①Doekseng gaxgonq: Ndaw rongzva lahdawz, daegbied dwg daxmeh baenz muegndaw rongzva fatyienz、muegyiengz caeux byoengq (mauhgvaq 12 diemj cung), raemxyiengz deng uqlah daengj, gij sigin ndaw ndang daxmeh couhdwg doenggvaq lwed、raemxyiengz lahdawz lwgndawdungx. ②Doekseng seiz: Seizgan doekseng gyaraez, roen senglwg gaenq miz sigin lahdawz, gij hongdawz canjgoh siudoeg mbouj yiemz daengj, hawj sigin daj baihrog haeujdaeuj. ③Doekseng gvaqlaeng: Gij sigin ndaw vanzging doenggvaq naengnoh、saejndw、saidiemheiq、saisiuvaq daengj dieg, daegbied dwg daj congh saejndw haeuj ndaw ndang lwgnding ngamq seng bae. Gij rengzdingjbingh lwgnding ngamq seng daemq, gij goengnaengz fuengz bingh yaez, couh lienz gij sigin doegsingq nyieg haenx cungj yinxhwnj binghlwedbaih.

Lwgnding ngamq seng ciengz giepnoix binghyiengh denjhingz, daengx ndang biujyienh baenz noix gwn (roxnaeuz ndoet gwn mbouj miz rengz), noix daej (roxnaeuz sing daej daemq nyieg), noix doengh (roxnaeuz daengx ndang hawnyieg), fanjwngq doekdaemq (roxnaeuz cingsaenz naiqnuek), ndangraeuj mbouj swnghwnj (roxnaeuz riengz dohraeuj baihrog hwnjroengz), ndangnaek mbouj demhwnj, roxnaeuz buenx rueg、oksiq、dungx raeng、daep mamx foeggawh、vuengzbiu gyanaek, boux baenz haenqnaek haenx saeknaj hausak bienq mong, naengnoh bienq raiz. Mbangj giz binghcauq deng lahdawz ceiq ciengz raen haenx lumj naengnoh baenz baeznong、saejndw fatyienz、gezmozyenz、ndokngviz fatyienz daengj.

Gij binghyiengh lwgnding ngamq seng baenz haenx, dingzlai cungj mbouj miz gij daegbied mbouj doengz, doengh cungj binghyiengh gwnzneix gangj haenx hix mbouj dwg doengzseiz miz, ndigah doiq gaenjcij miz 1～2 aen binghyiengh gwnzneix gangj haenx, hix couh wnggai yinxhwnj cukgaeuq yawjnaek, caeuxdi bae yw, mienxndaej rengzdingjbingh lwgnding daemq, binghcingz fazcanj daiq vaiq le, cix yinxhwnj gyoeb fat baenz mueg'uk fatyienz ok nong、binghfoegndongj、daima lahdawz, ndaw sailwed lwedgiet gyuemluemz daengj doengh cungj cingzgvang yungyiemj neix.

Youq ndawbiengz miz di sibgvenq mbouj ndei ndeu seiqdaih doxcienz, doiq lwgnding ngamq seng cauxbaenz sienghaih youqgaenj, baudaengz youq ranz ciepseng、daet saejndw siudoeg mbouj yiemz, aeu cim camx "heujmax" "maxlangxgangz", caenx baeznong, doekseng le mbouj caemxndang, gij denz buhvaq mbouj seuq daengj. Doenghgij neix cungj vih sigin sanjmaj caeuq ciemqhaeuj ndangdaej yinxhwnj gij binghlwedbaih daezhawj le gij seizgei ndei, doiq gij deihfueng veiswngh diuzgienh yaez haenx wnggai yinxhwnj cukgaeuq yawjnaek.

Saeklaeuq lwgnding ngamq seng baenz binghlwedbaih duenqbingh mingzbeg, mwh ywbingh couh ndaej doenggvaq gig gaenxmaenx bae ywbingh fatyienz caeuq daemxcengj ywbingh, mizyauq bae gaemhanh binghcingz fazcanj caemhcaiq mizyauq bae yawhfuengz binghgyoebfat okyienh. Dawzndei gij seizgei ywbingh, gibseiz fatyienh cingzgvang daegbied dwg aen hothoh cungsim gyahcangj mbouj ndaej yawjlawq.

## Lwgnding Ngamq Seng Bwnda Coh Ndaw Raemxda Rih

Lwgnding ngamq seng le miz mbangj byaengq da haemq nguh, gvaq 3 ngoenz le vanzlij dwg saekseiz byaengq da, caemhcaiq byaengq da couh daej, mbouj daej hix raemxda rih mbouj dingz. Sijsaeq yawj, cungj miz saek diuz song diuz bwnda fan haeujbae, cikgik ngveihda lae raemxda, ndigah lwgnding cungj maij laep da youq. Cungj cingzgvang neix ciengzseiz raen boux lwgnding haemq biz, itbuen cingzgvang aen singhgiz ndeu le couh ndaej swhyienz hoizfuk cingqciengz hai da, gvaq ndwen ndeu le caiq mbouj okyienh cungj yienhsiengq bwnda coh ndaw dem lo. Gij yienzaen cungj bingh neix mbouj cingcuj, miz vunz naeuz buengzda lwgnding ngamq seng soengrungq yungzheih foeg, yinxhwnj buengzda van doxroengz sawj bwnda coh ndaw, bungq deng ngveihda muegda, ndigah lwgda hai mbouj ndaej caemhcaiq raemxda rih. Lwgnding foegfouz siubae le, buengzda hix cugciemh siu foeg, yienghneix swhyienz bienq ndei. Gij yinvu daxmeh cij dwg ciengzseiz hawj lwgnding swiq naj swiq da, mbouj hawj miz haexda deng lahdawz, caj de gag ndei. Danghnaeuz siengj bangcoh lwgnding caeuxdi baetduet indot, ndaej moix daengz lwgnding ninz, saeqsim mbiq buengzda, fan coh baihgwnz, sawj moix diuz bwnda cungj fan okdaeuj, caiq hawj lwgda laep ndei ninz, yienghneix ndaej daezgonq hawj bwnda hoizfuk aen diegvih fan coh rog, hoeng bietdingh aeu yiemzgek louzsim veiswngh, mienxndaej lwgda deng lahdawz. Lwgda dwg gij gi'gvanh unqnem, ciengeiz louzsim, gaej luenh doengh, engq gaej seizbienh yungh gij ywda mbouj rox dwg gijmaz yw haenx.

## Lwgnding Ngamq Seng Baenz Gezmozyenz —— Da'nding

Lwgnding ngamqseng ngoenz daihngeih、ngoenz daihsam couh dahoengz, raemxda rih, haexda daegbied lai, gizsaed dwg laj buengzda ok nong, couhdwg gezmoz lwgda fatyienz. Cungj bingh neix aenbiengz gaeuq seiz lai dwg limzbinghsingq gezmozyenz, hix heuh limzbinghsingq da'nding, dwg daxmeh miz limzbingh, lwgnding doekseng seiz deng lahdawz cauxbaenz. Cungguek moq laebbaenz gvaqlaeng, Cungguek lauxgawj cawzraeg, limzbingh、moizdoeg daengj riengz de siumied, geijcib bi daeuj gaenq mbouj raen lwgnding dahoengz. Hoeng gaenh geij bi daeuj, youq mbangj giz deihfueng youh hainduj okyienh moizdoeg、limzbingh, lwgnding gezmozyenz hix bietyienz yaek daeuh ndaep dauq ndongq. Aenbiengz gaeuq lwgnding gezmozyenz dwg lwgnding dafangz aen yienzaen cujyau ndeu, hougoj gig yiemzcungh, ngoenzneix cungj bingh neix youh hainduj fatmaj, vunzraeuz mbouj ndaej mbouj fuengz. Cawzliux ciuqyiengh youq ngamq seng seiz ndik raemxyw caixvaih, daxmeh hix aeu louzsim baujhoh lwgda lwgnding, moix ngoenz aeu yungh raemxsaw swiq seuq, louzsim lwgnding dwg mbouj dwg ciengz lae raemxda、mbouj byaengq da、haexda lai. Danghnaeuz raen da nding cix wnggai ganjgip yungh yw. Geizcaeux ywbingh, gig yungzheih yw ndei, mbouj louz gij bingh gvaqlaeng, nguh it ngeih ngoenz ciengzseiz yingjyangj lwgda, engqdaengz cienzbouh mengz dem, ceiqnoix hix dwg dabiuj mbouj ndei yawj. Gizyawz dahoengz mbouj miz limzbinghsingq dahoengz haenqnaek, hoeng hix mbouj ndaej yawjmbaeu.

## Sengcingz Da Hwnj Mueg —— Ngveihda Hau

Lwgnding ngamq seng byaengq da couh raen ngveihda dwg diemj hau，neix couhdwg da hwnj mueg seng daeuj couh baenz，dwg gij cinghdij ndaw lwgda mbouj ronghcingx，daj ngveihda yawj bae baenz song diemj hau. Neix gizsaed dwg sengcingz dafangz. Fatseng yienzaen mbouj doxdoengz，miz mbangj dwg aen vwndiz sengcingz fatmaj caeuq yizconz，hix miz mbangj dwg daxmeh baenz binghlawhvuenh lumj binghnyouhdangz、moizdoeg、ciujcing dengdoeg daengj doiq lwgndawdungx hungmaj miz yingjyangj cix cauxbaenz. Neix dwg cungj bingh boux seng daeuj couh dafangz ceiq ciengz raen ndeu.

Sengcingz da hwnj mueg ndaej vuenh cinghdij guh soujsuz ywbingh. Guh soujsuz nienzgeij yied daeuj yied caeux，dangyienz dwg caeux guh caeux bienq cingqciengz，doiq lwgnding goengnaengz fatmaj yied mizleih. Gij nienzgeij guh soujsuz mbouj miz cieddoiq biucinj，ndaej caeuq canghyw siengliengz，diuzgienh cingzsug le couh ndaej guh soujsuz. Hoeng，lij wngdang louzsim daengz mizseiz youq baihlaeng da hwnj mueg doengzseiz lij miz gizyawz binghda，lumjbaenz sinzgingh lwgda fatmaj mbouj caez daengj，yw le da hwnj mueg lij yawj mbouj raen roxnaeuz yawj mbouj cingcuj. Cungj bingh neix bietdingh aeu youz aen yihyen conhgoh daeuj yw.

## Lwgnding Sailinx Gaenj —— Linx Dinj

Diuzlinx lwgnding iet okdaeuj wnggai dwg byaisoem，danghnaeuz iet mbouj okdaeuj，roxnaeuz iet ok mbouj lai mbouj raen gyaeujbingz，cungqgyang miz faencap，miz congh gumz iq ndeu，couhdwg sailinx gaenj. Hai bak genjcaz，ndaej raen baihlaj byailinx miz diuzsai ndeu caeuq diuzsienq cungqgyang nohheuj hangzlaj doxlienz，rag dawz byailinx，mbouj ndaej iet ok，gij ceiq youqgaenj de engqlij gij byailinx caeuq nohheuj lienz youq itheij，gaenbonj faen mbouj ok diuzsai，byailinx engq mbouj ndaej iet ok，cijndaej dawz mienhlinx iet ok rog bak bae. Cungj cingzgvang neix doiq gij binghyiengh lwgnding mbaeu de aiq mbouj miz yingjyangj，gij binghyiengh naek de couh yingjyangj ndoet bakcij，daengzcog aiq yingjyangj gangjvah，linxdinj，roxnaeuz "haeblinx"，mbouj ndaej fat ok gij yaem linxheuj， gangjvah couh mbouj cingcuj lo. Danghnaeuz mwh lwgnding fatyienh gij yienhsiengq diuz sailinx gaenj, mboujguenj naek mbaeu, cijaeu byailinx mbouj soem cix yienh'ok gyaeujbingz faencap wnggai ra canghyw genjcaz, mwh miz bizyau wnggai guh gij soujsuz cuengqsoeng sailinx. Aenvih lwgnding hwnj heuj gaxgonq soujsuz gig genjdanh, gangjvah gaxgonq caeux di yw ndei, baujcwng mbouj yingjyangj hag gangjvah. Cij mbouj gvaq faen cung ndeu soenggej diuzsailinx, mbouj yungh caj daengz mwh yingjyangj gangjvah cij guh soujsuz, daengz seizhaenx caiq niujcingq gij mauzbingh fatyaem ciengzseiz gig gunnanz. Hoeng gij vwndiz diuz sailinx bouxbingh haenqnaek haenx, soujsuz haemq fukcab, ciengzseiz aeu youq yihyen guh soujsuz. Hoeng cungj bienqyiengh yiemzcungh neix, engq mbouj ndaej ngaiznyed, haengjdingh yingjyangj fatyaem, engq aeu caeux di ywbingh.

## Lwgnding Gyaen Conghhoz Yiengj —— Hozndokunq Bienq Unq

Lwgnding ninz seiz dwg caemrwg, mbouj miz sing. Miz mbangj lwgnding ninz le gyaen, mizseiz gig yiengj, hix mizseiz lumj singsauq nei, neix ciengzseiz dwg sengcingz hozndokunq bienq unq. Conghhoz caeuq hozgyongx itdingh aeu ndongj, cij ndaej baujciz conghhoz onjdingh, diemheiq cij soengswt. Danghnaeuz hozndokunq unq lai, couh youq mwh supheiq gij rengzat (rengzsup) ndaw bwt couh dawz conghhoz sup mboep bae, heiq couh mbouj ndei haeujbae, yunghrengz baez sup couh fat'ok singsauq, lienz goeklinx hix riengz ndokunq nod roengz cix doek doxroengz, couh fat'ok sing gyaen hung, neix couhdwg gij binghleix lwgnding gyaenfofo. Binghdwgliengz hix aiq yinxhwnj diemheiq miz sing deng laengz, ndaw gyaeuj lwgnding ngamq seng ok lwed hezyaz aen'uk sang hix aiq miz singgyaen, hoeng neix cungj dwg camhseiz, binghcingz fazcanj ndei rwix cungj gig vaiq. Sengcingz bienqyiengh hozndokunq bienq unq dwg ciengzgeiz, cijaeu ninz couh gyaen, singj le couh ndei, itbuen daj ngoenzseng seiz daengz geij ndwen, miz mbangj daengz bi ndeu doxhwnj cij ndei. Mbouj yungh yw, swhyienz gag ndei, mwhhaenx ndokunq gaenq bienq ndongj, caemhcaiq hozgyongx hix maj ndaej gvangq di, doiq gij rengzgaz doengheiq haenx gemj iq. Mbangj di ndokunq bienq unq youqgaenj haenx ninz le saekseiz yaepyet diemheiq camhdingz, aeu bae yihyen caz yawj, miz mbangj gig yungyiemj haenx aiq yaek guh soujsuz gvejhai hozgyongx.

## Vaigohsing Rueg —— Saisiuvaq Bienqyiengh

Lwgnding rueg youq duenhmbaek lwgnding gwn cij dwg gienh saeh ciengzseiz raen ndeu. Gwn cij sat, sikhaek couh rueg gaemz ndeu, bingzciengz heuhguh roenxcij, dwg raen lai mbouj geizheih, bouxlawz hix mbouj dang baenz saeh. Hoeng laebdaeb rueg、rueg lai daegbied dwg rueg gij raemx henjloeg, couhdwg mbouj cingqciengz lo, lwgnding cix ciengzseiz dwg saisiuvaq bienqyiengh. Saisiuvaq bienqyiengh ceij dungx saej seng daeuj couh deng saeklaengz, neix dwg gij bienqyiengh roxnaeuz daepdungx bienqyiengh yawj mbouj raen (ndumjyouq). Rueg ok couhdwg diuz rizsienq cazyawj dungxsaej bienqyiengh. Gij daegdiemj cungj rueg neix dwg hainduj gwn cij couh rueg, gvaqlaeng couh laebdaeb mbat dem mbat rueg, gwn hix rueg, mbouj gwn hix rueg, gij cungjliengh rueg ok beij gij soqliengh gwn lij lai. Danghnaeuz lwgnyez ndaej lix geij ngoenz, dangyienz ngoenz beij ngoenz byom. Lwgnding cingqciengz song aen singhgiz gaxgonq moix ngoenz bingzyaenz ndangnaek demgya 50 gwz.

Cungj saisiuvaq dungxsaej bienqyiengh ciengzseiz raen haenx dwg saihoz fungsaek doengzseiz miz hozgyongx foeg, gij saihoz lwgnding youq baihlaj hoz dwg saekdimz, gij saihoz duenhhlaj lienz aendungx haenx cix caeuq hozgyongx doxdoeng, ndigah lwgnding baez ndwnj couh rueg, caemhcaiq ciengzseiz raq dem raq saeknaj bienq heuaeuj, danghnaeuz mbouj gibseiz guh soujsuz, lwgnding couh miz sengmingh yungyiemj.

Rueg raemx henj、raemx loeg couhdwg dungxsaej mbouj doeng lo, cungjloih gig lai, lumjbaenz cibngeih cijcangz fungsaek (cienzbouh mbouj doeng)、gaebgeb (cij miz congh iq)、mamxbaenzgengx (mamx baenz aengengx ndongj saek cibngeih cijcangz)、saej baenqcienq mbouj ndei (saej youq ndaw dungx baenqcienq mbouj daengz dieg cix saekdimz cibngeih cijcangz) daengj, cungj dwg mbouj doeng. Geizlaeng rueg ok daihliengh raemx henj dwg duenhhlaj dungxsaej gazlaengz, couhdwg seng daeuj couh fungsaek roxnaeuz gaebgeb doengh loih neix, bietdingh aeu guh soujsuz.

Doengh gij bingh neix bae yihyen lij aeu ciuq $X$ gvangh, guh $B$ cauh daengj haujlai genjcaz, caiq caenh'itbouh cazbingh, doeklaeng cazbingh aiq lij mbouj itdingh dwg geij cungj gwnzneix gangj, fanjcingq cungj aeu sikhaek guh soujsuz.

Cungj bienqyiengh neix cungj dwg gij bienqyiengh yiemzcungh, gij beijlwd yw ndaej ndei cij miz 70%~80%. Cijaeu guh soujsuz le ndaej lix roengzdaeuj, gvaqlaeng daihdaej mbouj louz bingh, hungmaj cungj cingqciengz. Dangyienz, gij bienqyiengh fukcab haenx mizseiz aeu guh lai baez soujsuz cij suenq cienzbouh yw ndei.

## Lwgnding Youhmwnz Gaeb

Cungj bingh neix cingqmingz heuhguh sengcingz youhmwnz bizna gaebgeb. Yienznaeuz dwg seng daeuj couh baenz, hoeng mwh fatbingh dwg youq lwgnding doekseng song aen singhgiz le hainduj rueg, byoq ok gaemz hung, rueg haujlai cij caeuq dipcij okdaeuj. Lai dwg gwn cij le gvaq yaep ndeu couh rueg ok, mizseiz ndaeng bak caez byoq, gij liengh rueg ok beij gij liengh gwn cij lij lai, ndigah geij ngoenz gvaqlaeng lwgnding mingzyienj byom roengzbae. Lwgnding ndwen ndeu bonjlaiz wngdang bizbwd, boux lwgnding youhmwnz gaeb haenx couh lumj boux goenglaux ndeu nei, baenz faj naj nyaeuqnyatnyat, da hung bak hung, biujyienh baenz dungxiek. Cungj dwg gwn cij, gwn ndaej gig vaiq, gwn le youh rueg. Naengdungx rungqrwt, aen dungx mboepmbep. Daxmeh saeqsim yaek fatyienh lwgnding gwn cij le dungxaek laj naengdungx lwgnding miz aen naengbongz ndeu, daih'iek 5 lizmij, yiengh luenzlu, aen naengbongz neix lij ndaej daj baihswix coh baihgvaz nod bae cix siusaet, gvaq yaep ndeu caiq okyienh lij ciuq aen fuengyiengq neix senjdoengh, yihyoz fuengmienh heuhguh "aendungx noddoengh". Neix dwg gij binghyiengh denjhingz sengcingz youhmwnz bizna gaebgeb.

Cungj bingh neix dwg aenvih gij yinhsu sengcingz giz bak laj dungx lwgnding (youhmwnh) bienq ndaej bizna、 bienq ndongj, dawz saiyouhmwnz (diuz doengloh aendungx doeng daengz cibngeih cijcangz) gaz dai; gij cij lwgnding gwn haenx daengz ndaw dungx, aendungx yungh rengz caenx coh laj hix caenx mbouj gvaqbae, lwgbyom couh raen aendungx noddoengh; doeklaeng gij cij youq ndaw dungx caeuq veisonh doxgyaux daih bouhfaenh bienqbaenz dipcij, lienz raemx dungx doengzcaez rueg okdaeuj, ndigah gij rueg ok de lai gvaq gijgwn bae. Gizsaed vanzlij miz mbangj di cij caenx gvaq youhmwnz bae, bouj saekdi yingzyangj hawj lwgnding, hoeng daihdaih mbouj gaeuq, ndigah lwgnding gig vaiq couh byom roengzbae hoeng lij caengz dai iek, hoeng seizgan nanz le, cungj yaek siuhauq cix dai bae.

Cazbingh doekdingh dwg baenz youhmwnz gaebgeb, wnggai sikhaek guh soujsuz, lai caj ngoenz ndeu lai faen yungyiemj ndeu, aenvih yienghneix ndangdaej couh engq nyieg lo. Dangyienz, sawjyungh daengxmegcingx yingzyangj ndaej doenggvaq raemxsoengq hawj lwgnding yingzyangj cukgaeuq, hoeng hix mbouj dwg mbouj miz yungyiemj, caiqlij gig bengz, dauqfanj mboujyawx caeux di guh soujsuz. Cungj soujsuz neix dwg gwnz seiqgyaiq lwgnding vaigoh aen soujsuz daih'it guh ndaej baenz, daengz seizneix caeznyinh dwg aen soujsuz ceiq ndei ceiq ancienz ndeu, yw ndaej ndei ca mbouj lai dwg 100%. Gij cujyau fuengfap soujsuz dwg dawz ndangnoh youhmwnz bizna bienq ndongj haenx gvej bae, baujlouz nemmueg baihndaw mbouj gvej. Yienghneix dawz gij noh ndongj youh na saek diuz doengloh youhmwnz haenx hai doeng le, gij nemmueg youhmwnz ndaej swyouz mbehai, diuz doengloh youh doengrat lo, baezlaeng cugciemh ndei, doengzseiz youhmwnz hix hung di, mbouj caiq dimzsaek cix bienq ndei, hix mbouj caiq fat bingh, hix mbouj miz gijmaz binghgyoebfat roxnaeuz bingh gvaqlaeng louz roengzdaeuj.

## Yienzfatsingq Saidungx Dauqlae —— Cungj Rueg Genggiet Yungzheih Deng Yawjlawq Ndeu

Lwgnding ngamq seng、lwgnding iq gwn cij le roenx saek gaemz song gaemz cij dwg gij saeh ciengz raen, hoeng roenx cij deih, daegbied dwg ninz le ciengzseiz fanfoek rueg cij cix mbouj cingqciengz. Dingzlai dwg saidungx dauqlae, hix couhdwg gij doxgaiq ndaw dungx ciengzseiz dauqlae ma daengz saihoz cix rueg okdaeuj. Yihyoz mingzswz "yienzfatsingq" daibyauj ra mbouj raen gij yienzaen mingzyienj, hix couhdwg naeuz gij bwnhmwnz lwgnding fatseng gij bingh mbouj ndaej gamhanh mbouj rox yienzaen cauxbaenz. Cungj rueg neix mboujgvaq dwg saek it ngeih gaemz, cix mbouj hawj vunz doeksaet, hoeng sienghaih dauqfanj engq hung, rueg saekdi mbouj yinxhwnj daxmeh louzsim, ndigah bingh yaek deng nguh cauxbaenz hougoj yiemzcungh. Raeuz rox aendungx miz daihliengh veisonh, gij doxgaiq ndaw dungx fanj dauq daengz saihoz, gij veisonh gig haenq haenx ciengzgeiz ciemqvaih saihoz, diuz saihoz couh fatyienz. Aenvih saihoz mbouj lumj aendungx ndaej dingj soemj, diuz saihoz bwnhmwnz rangh neix fatyienz couh sawj bwnhmwnz hozdung mbouj lingz, laengzlanz dauqlae mbouj daeklig, sawj dauqlae engq yiemzcungh, ninz seiz engqgya yungzheih dauq daengz conghhoz cix sup haeuj ndaw bwt bae, yinxhwnj feiyenz hozgyongx fatyienz, lwgnding biujyienh baenz feiyenz fanfoek, daxmeh caeuq canghyw cungj laihnaeuz dwg roenx cij, yienghneix yw mbouj daengz goekgaen, haethaemh couh yaek aenvih saek baez feiyenz dai bae.

Lwgnding daengz bi ndeu baedauq, gij seizgei naengh dwk haemq lai, gij doxgaiq ndaw dungx dauqlae daengz conghbak haemq noix, biujmienh yawj hwnjdaeuj gaenq mbouj roenx cij roxnaeuz rueg ok, hoeng gij doxgaiq ndaw dungx lij ciengzseiz dingzlouz youq bwnhmwnz doxhwnj, cauxbaenz saidungx bwnhmwnz fatyienz engqgya hacnqnaek caeuq biuxnaeuh iemq lwed. Ciengzgeiz iemq saekdi lwed, ciengzseiz yawj mbouj raen, lwgnding cix biujyienh baenz lwedhaw haenqnaek, hezhungzdanbwz ndaej doekdaemq daengz moix swng lwed $20 \sim 30$ gwz (cingqciengz dwg $120 \sim 150$ gwz), ndangcangq doekdaemq yiemzcungh, itbuen lahdawz doiq lwgnding daeuj gangj cungj dwg haephangz gig hungloet.

Lwgnding dingjlingz seizheiq ndei ndaej lix roengzdaeuj, daengz seiz lwg'iq, ciengzgeiz duenhlaj saihoz biuxnaeuh fanfoek biujbienq ndei, doeklaeng baenz biujbienq gaeb, duenhlaj saihoz mbouj doeng. Aenvih cungj mbouj doeng neix dwg menhmenh cauxbaenz, gaenriengz duenhlaj mbouj doengrat, saihoz bonjndang couh gyagiengz gij ligliengh yiengq baihlaj doidoengh, cauxbaenz duenhgwnz saihoz bienq co bienq na, haekfug gij rengzgaz baihlaj, ndigah geij bi seizgan hix yawj mbouj ok lwgnding gwn doxgaiq gunnanz. Cigdaengz $5 \sim 6$ bi, gwn doxgaiq yied daeuj yied lai yied daeuj yied geng cix fatyienh ndwnj roengz gunnanz; roxnaeuz gwn gvaq le itdingh seizgan hojsouh cix rueg ok. Ciengzseiz dwg rueg ok gig lai youh gig haeu, dwg gij doxgaiq gwn haujlai nanz seizgan daihliengh rom youq ndaw saihoz bienqnaeuh, rom lai le itheij rueg okdaeuj, mwhneix cij yinxhwnj

daxmeh yousim bae yihyen ciuq beicanh $X$ sienq, fatyienh duenhgwnz saihoz
gya'gvangq duenhlaj bienq gaeb, engqlij sawj vunz hozngeiz dwg lwgnding
loeng gyangwn gij doxgaiq nduknaeuh lumjbaenz hojgenj、 gyangzsonh
roxnaeuz raemxlaizsuh daengj doengh gij yw gyadingz baetsauq diengzhaex
haenx.

　　Baihgwnz dwg saidungx lwgnding dauqlae sam bouh. Daxmeh youq
ndaw saedceij itbuen dwg louzsim 3 hangh lajneix: It dwg mbouj dwg gwn
cij gvaqlaeng diemj cung ndeu le lij roenx cij? Ngeih dwg mbouj dwg ninz le
roenx cij singj le heuaeuj? Sam dwg mbouj dwg lwgnding mwh ngamq seng
cix fanfoek okyienh feiyenz?

　　Danghnaeuz miz ngeizvaeg, sikhaek saedhengz gij sawqniemh gyaeuj
ninz sang, banhfap dwg dawz gyaeujcongz iq demh sang baenz $45°$, aeu swiz
hung caenx lwgnding hawj de ninz nyengq youq ndaw mbonq, yawj de dwg
mbouj dwg mbouj caiq roenx cij, mbouj caiq loeng hoz singj, gvaqlaeng hix
mbouj baenz feiyenz dem lo. Danghnaeuz mbouj miz mbonq iq lwgnding,
ndaej dawz lwgnding baij youq ndaw doengjgvih demh ndei. Mboujguenj dwg
mbouj dwg dauqlae, sien baij nyengq song sam ndwen yawj, danghnaeuz
yaugoj mbouj yienhda, ganjgip bae yihyen yiengq canghyw daez ok lwgnding
roenx cij, daezsingj aiq fatseng dauqlae. Saeklaeuq ndaej doekdingh, hix
dwg sien yungh gij fuengfap ninz nyengq bae yw, gij dauqlae mbouj
yiemzcungh haenx lai ndaej gag ndei roxnaeuz gig noix dauqlae. Vihliux
siujsim nyinhcaen, mienx deng fatseng biux naeuh, gvaqlaeng dinghgeiz
guh saihozgingq genjcaz. Caj lwgnding hung le ndaej ndwn dwk gwndaenj
seiz, couhcinj lij dauqlae, vwndiz hix mbouj hung lo.

　　Danghnaeuz dwg dauqlae yiemzcungh, ninz nyengq ciuqyiengh lij roenx
cij gig deih, loeng hoz singj, ciuqyiengh moix ndwen lij baenz feiyenz, couh
wnggai naemj daengz guh soujsuz ywbingh. Gij soujsuz ciengz guh haenx
dwg gij banhfap boeb daejdungx, couhdwg dawz daejdungx nyib youq
seiqhenz saihoz, naenxdawz gij duenhlaj saihoz bangcoh bwnhmwnz
laengzlanz dauqlae. Lwgnding haemq hung (6 ndwen doxhwnj) guh
saihozgingq raen ciengzgeiz baenz biuxnaeuh couh wnggai guh soujsuz.
Dangyienz lwgnding hung youhmwnz bienq gaeb hix yaekaeu guh soujsuz.

## Lwgnding Ngamq Seng Dungx Baenqcienq —— Cungj Rueg Genggiet Daihngeih Yungzheih Deng Yawjlawq

Lwgnding ngamq seng、lwg'iq ciengz rueg cij, beij roenx cij liengh hung, youh mbouj lumj youhmwnz gaeb yienghhaenx daihliengh byoq rueg. Itbuen mbouj yingjyangj lwgnding sengmaj caeuq bienq biz, ndangnaek moix aen singhgiz cungj demgya, yawj hwnjdaeuj lumjnaeuz vwndiz mbouj hung. Hoeng gij soqliengh rueg ok de cukgaeuq ndaej yinxhwnj daxmeh yousim, ndigah ciengzseiz umj dawz bae yihyen. Ginggvaq genjcaz yawj mbouj ok gijmaz vwndiz, mbouj cuengqsim ciuq baez beicanh X gvangh ndeu, hix yawj mbouj ok mauzbingh. Danghnaeuz boux canghyw yawj bingh haenx siengj hwnj daxmeh umj lwgnding daeuj cungj miz gij dauhleix sawj de yousim, mbouj seizbienh foujdingh bietdingh miz di vwndiz, daezsingj boux canghyw fangsegoh sijsaeq lai fuengvih cazyawj (canghyw fangsegoh lau lwgnding ciuq X sienq daiq lai, mbouj nyienh luenh guh gij ciuqrongh mbouj miz muzdiz haenx), couh ciengzseiz ndaej fatyienh youq moux aen diegvih, aen dungx lwgnding gag baenqcienq 180°. Miz mbangj dwg coh baihgwnz fan cienq, miz mbangj coh baihgvaz fan cienq, yienghneix yinxhwnj rueg, ciengzseiz rueg ok dingz doxgaiq ndaw dungx okdaeuj. Yihyoz fuengmienh couh heuhguh lwgnding ngamq seng dungx baenqcienq, itbuen caj lwgnding aeu naengh ndwn guhcawj seiz, aendungx hix mbouj cienq lo, lwgnding hix mbouj rueg lo. Seiz iq fatyiengh cungj binghyiengh neix, hix yungh gij fuengfap ninz nyengq neix bae yw, dawz mbonq iq demh sang baenz 30°～45°. Danghnaeuz mbouj habhoz ndaej ciuq X gvangh yawj raen, dawz mbiengj baihgvaz caiq demh sang di, dingzlai ndaej dingz rueg. Lwgnding 6 ndwen le gag ndei.

### Seng Daeuj Couh Gwzsan

Seng daeuj couh gwzsan dwg hwngzgwz caengz maj ndei, gij dungx saej daep ndaw dungx daengj haeuj ndaw aek bae naenx mboep aenbwt, dawz simdaeuz caenx mbieng. Boux yiemzcungh de seng roengzdaeuj couh gig vaiq dai bae. Hoeng hix miz boux gwndaenj cienzbouh cingqciengz de, mbouj rox miz bingh caemh ndaej majhung. Boux lwgnding baenz bingh neix cijndaej baengh mbiengj bwt ndeu ciengx mingh, saeklaeuq baenz feiyenz, gij seizgei yw ndei gig iq; saeklaeuq dungxsaej senjnod haeuj ndaw aek bae, danghnaeuz hix lumj geh dungx bongz ityiengh deng gabdawz, gij beijlwd dai vunz gig sang.

Gij binghyiengh lwgnding seng daeuj couh gwzsan, dingzlai biujyienh baenz diemheiq gunnanz, heuaeuj, gig yungzheih loek yawj baenz feiyenz roxnaeuz lwgnding ngamq seng ndoet raemxyiengz. Canghhyw dingqcinj caeuq lienz yawj X gvanghben hix aiq yawj loek dawz gij singyiengj dungxsaej dangguh sing bwt yiengj, dawz raemx ndaw dungx dangguh nong ndaw aek, dangyienz boux canghyw miz gingniemh haenx duenqbingh mbouj nanz. Lwgnding loq hung di le cij cazbingh, ciengzseiz dwg yawj canghyw seiz dingjlingz fatyienh, daxmeh gig nanz yawj ok mbouj cingqciengz cix bae yawj bingh. Gij diuzgen seizneix, mboujlwnh cungj bingh lawz hozngeiz dwg binghbwt seiz cungj ciuq X gvangh, ndigah gwzsan fatyienh haemq caeux.

Yw bingh gwzsan cij ndaej baengh soujsuz, yied caeux guh soujsuz yied ndei, gawq ndaej mienx deng baenz feiyenz, youh ndaej caeux sawj sim bwt cingqciengz fatmaj.

## Sengcingz Saihoz Dekcongh Senjdieg

Cungj bingh neix dwg ceij aen dungx depgaenh saihoz bouhfaenh nod haeuj ndaw aek bae. Bonjlaiz gij saihoz bouxvunz daj ndaw conghhoz ndonj gvaq najaek haeuj ndaw dungx bae caeuq aendungx doxlienz. Aendungx dwg youq baihlaj hwngzgwz, saihoz haeuj ndawdungx daeuj dwg doenggvaq aen congh hwngzgwz ndeu heuhguh "saihoz conghdek". Danghnaeuz conghdek soeng lai, aendungx couh ndaej caenx haeuj ndaw aek bae, couh heuhguh saihoz conghdek senjdieg. Hix miz mbangj saihoz haemq dinj, aendungx miz mbangj itcig youq ndaw aek; hix miz mbangj dwg saihoz cingqciengz, mbangj dungx seizseiz ndaej caenx haeuj ndaw aek bae, ndaej haeuj ndaej ok. Itbuen saihoz conghdek senjdieg mbouj miz binghyiengh, mbouj naenx simdaeuz hix mbouj naenx aenbwt. Hix lumj luengq dungx senjdieg yienghhaenx yungzheih gaz maenh. Gij binghbienq ciengz raen gwzsan dwg saidungx dauqlae. Dekcongh senjdieg yinxhwnj dauqlae dangyienz mbouj ndaej heuhguh yienzfatsingq saihoz dauqlae, hoeng cungj dauqlae neix gvaqlaeng bienqvaq hix caeuq yienzfatsingq saihoz dauqlae ityiengh, seizseiz doiq lwgnding cauxbaenz yungyiemj. Aenvih cungj dauqlae neix dwg aenvih dekcongh senjdieg cauxbaenz, ndigah dekcongh senjdieg mbouj niujcingq, dauqlae couh mbouj ndei, dan baengh gij fuengfap nyengq ninz daeuj yw bingh dwg mbouj baengh ndaej law.

Cazbingh dekcongh senjdieg haemq yungzheih doekdingh, itbuen aeu beicanh X gvangh genjcaz couh ndaej duenqbingh. Doekdingh le hix dwg wnggai caenhliengh caeuxdi guh soujsuz, aenvih dauqlae yaek mbouj rox mbouj nyinh cauxbaenz hougoj yiemzcungh, caemhcaiq aiq seizseiz gyanghwnz ninz le saekndaek mbaetheiq dai bae. Itbuen guh gij soujsuz dekcongh senjdieg, hix doengzseiz guh boeb daejdungx.

# Cieng Daih 2
# Sengcingz Bienqyiengh

## Gijmaz Heuhguh Sengcingz Bienqyiengh

Lwgnding seng roengzdaeuj couh fatyienh miz di deihfueng caeuq gij lwgnyez wnq "mbouj ityiengh", couh ndaej dangguh sengcingz bienqyiengh. Hoeng daj gij gokdoh yihyoz roxnaeuz gwndaenj ndangcangq daeuj gangj, sengcingz bienqyiengh caeuq godij cengca dwg song aen gainen mbouj doxdoengz. Itbuen gij "mbouj ityiengh" yingjyangj gwndaenj ndangcangq haenx heuhguh bienqyiengh, gij mbouj yingjyangj gwndaenj de cijndaej heuhguh godij cengca, lumjbaenz lwgda hung di, aen'ndaeng iq di, song faj din hung mbouj doxdoengz, doengh gijneix cungj dwg godij cengca. Godij cengca itbuen dwg mbouj yungh yw, caencingq dwg bienqyiengh cix lai. Itdingh aeu bae yw. Gij caencingq bienqyiengh de hix faen miz naekmbaeu, faen miz mingzyienj caeuq mbouj mingzyienj. Lumjbaenz, naengbak vengq caeuq lwgfwngz lai dwg gij bienqyiengh gig yienhda, hoeng doiq gwndaenj yingjyangj mbouj hung; sengcingz dungxsaej fungsaek (dungxsaej mbouj doeng), daj baihrog yawj mbouj ok, hoeng lwgnding mbouj ndaej senglix roengzdaeuj. Vihliux sengmingh ancienz, vihliux aenbiengz ciepsouh, doenghgij bienqyiengh neix cungj dwg wnggai gibseiz gaijcingq. Linghvaih, lij miz cungj bienqyiengh ndeu heuhguh lwgndawdungx bienqyiengh, dwg lwgndawdungx youq gij vanzging ndaw dungx daxmeh cauxbaenz camhseiz bienqyiengh, riengz dwk doekseng gvaqlaeng majhung, bienqyiengh swhyienz siusaet. Mbangj di baezfoeg biujyienh baenz bienqyiengh, lumjbaenz baez sailwed haemq hung、 aen baez sailinzbah hawj aenndang moux gizdieg doed okdaeuj. Youq yihyoz fuengmienh hix cingqcaen miz di bienqyiengh caeuq baezfoeg gig yungzheih doxgyaux. Daj cujcizyoz fuengmienh daeuj yawj, mbouj noix baez sailwed、 baez sailinzbah cungj gvihaeuj bienqyiengh, gawq mbouj riengjvaiq sengmaj hix mbouj ciemqfamh gij cujciz seiqhenz, engq mbouj senjdaengz gizgyae. Gyonj daeuj gangj, bienqyiengh doiq sengmingh gwndaenj mbouj miz yingjyangj, caemhcaiq mbouj noix dwg youq baihndaw ndangdaej yawj mbouj raen, seiqvunz hix mbouj rox; hix miz mbangj mbouj itdingh seizlawz sawqmwh biujyienh okdaeuj sawj vunz mbouj saenq dwg sengcingz mbouj cingqciengz, lumjbaenz sailwed uk mbouj cingqciengz laux le cij fatseng ok lwed, ndoksaen dekleg ndumjyouq（ndoksaen caengz haep ndei）hwnjhag le cij fatyienh din bienqyiengh、haexnyouh mbouj rox ndaemq daengj. Gij daidu vunzraeuz doiq bienqyiengh, wnggai dwg fatyienh couh wnggai loengh mingzbeg dwg mbouj dwg miz yingjyangj, yw mbouj yw, gij mbouj rox de hix gaej yousim gvaqbouh. Daj gyoepsuenq fuengmienh bae yawj, gij cungjloih bienqyiengh gig lai hoeng gij beijlwd fatbingh de gig daemq, gij yingjyangj gwndaenj de engq dwg noix raen, raeuz nyinhnaeuz mbouj miz conghhaex gij beijlwd fatbingh gig sang haenx hix mboujgvaq dwg 1/5000. Dangyienz gaenh geij bi neix daeuj binghlah noix lo, gij iugouz gyoengqvunz caemh sang lo, boux vunzbingh bienqyiengh ndaw yihyen caemh siengdoiq gyalai lo.

## Gijmaz Heuhguh Lwgndawdungx Bienqyiengh

Lwgnding bienqyiengh dwg aenvih youq ndaw dungx daxmeh ciengzgeiz cawqyouq diegyouq cix yinxhwnj haenx heuhguh lwgndawdungx bienqyiengh. Doenghgij bienqyiengh neix cungj mbouj yungh yw couh gag ndei, gij lwgndawdungx bienqyiengh haemq yiemzcungh dwg gahengh goz caeuq fajdin bienqyiengh. Fajdin bienqyiengh youh miz din fan coh ndaw caeuq din fan okrog. Faenbied gangjlwnh youq lajneix:

Ndokhengh goz coh ndaw dwg cungj lwgndawdungx bienqyiengh ceiq ciengz raen ndeu, lwgnding Cungguek daihgaiq miz 80% doxhwnj cungj miz mbouj doengz cingzdoh ndokhengh goz coh ndaw. Gutgoz cujyau dwg youq gahengh gizdieg 1/3. Miz mbangj dwg yinzrwd gutgoz, goz lumj gij maxdau bouxbing ityiengh, aenvih ndokhengh（hix heuhguh mienh ndokgahengh）youq laj naeng gig yungzheih lumh cingcuj roxnaeuz yawj cingcuj, gij yiemzcungh de ca mbouj geijlai dwg baenz gokdoh 70°~80°, dangyienz song faj din hix fan coh ndaw. Song ga song din hozdung gig swhyienz cwxcaih, gak gvanhcez gak fuengmienh yindung cungj miz rengz. Cungj bienqyiengh neix doiq lwgnyez gwndaenj majhung mbouj miz saekdi yingjyangj, dingzlai vunz hix mbouj haeujsim. Riengz dwk lwgnyez majhung saek ndwen song ndwen le, lwgnyez bizbwd, gahengh gutgoz cix miz raizvang, engq yienh mbouj ok miz gutgoz. 6 ndwen daihdaej ndaej ndwn, it ngeih bi seiz byaij loh hix cingqciengz. Hoeng daengz sam seiq bi le, lwgnyez beij gaxgonq loq byom di cix ndaej yawj ok song diuz ga goz coh ndaw, vunz bingzciengz heuhguh ga'gvaengz. Hoeng mwh byaij loh gyaeujhoq youh fan coh rog baenz yiengh $X$, song byai din soem coh baihndaw lumj din gaeq doxdaeuq nei. Vunz ranz ciengz nyinhnaeuz dwg lwgnyez byaij loh miz mauzbingh, heuh lwgnyez haeujsim dawz din baij cingq. Caiq gvaq it ngeih bi, daihgaiq haj roek bi le song ga daihdaej gag bienq soh, ga hix baij cingq lo, bienqyiengh hix siusaet liux. Neix couhdwg daengx aen gocwngz cungj lwgndawdungx bienqyiengh. Hoeng hix mbouj cienzbouh dwg yienghneix swnhleih, daih'iek miz 20% lwgnyez fatmaj mbouj ndei, doeklaeng louz roengz gahengh gut coh ndaw bienqyiengh, daengz baenz vunzhung le song diuz gahengh doxgyoeb, song diuz gahengh ndawde miz luengq doxliz $1\sim2$ lwgfwngz. Hix miz mbangj lwgnyez youq mwh it ngeih bi aenvih ndit mbouj gaeuq cix baenz binghndokunq noix gai noix veizswnghsu $D$. Cingq bungz lwgnyez hag byaij loh, youq gwnz giekdaej ndokunq dawz gij gutgoz gaxgonq at ndaej engq goz, baenz le ga'gvaengz, ndigah cungj lwgnyez ga goz neix engq wngdang haeujsim yawhfuengz giepnoix gai caeuq binghndokunq, baexmienx byaij roen daiq caeux daiq lai. Seizneix wnggai genjcaz baez ndeu, lwgnyez song bi song gahengh doxgyoeb, gyaeujhoq caeuq dabaeu song mbiengj doiqred, gehluengq gahengh ndaej cuengq lwg fwngz ndeu dwg cingqciengz, doxliz song lwg fwngz couh wnggai cug hwnjdaeuj, sam lwg fwngz doxhwnj itdingh aeu hanhgeiz cug soh (6 ndwen), mboujnex aiq deng guh soujsuz roxnaeuz gizyawz gaijcingq ywbingh. Gij fuengfap cug song bi lwgnyez beij lwgnding caujfanz, aenvih lwgnyez mbouj nyienh deng cug. Raeuz dwg yungh gij fuengfap "gyanghwnz benj gab", lwgnyez gyanghwnz ninzndaek le dawz diuz faexbenj ndeu gab youq ndaw song diuz ga, song diuz ga youq gahung、gyaeujhoq caeuq dabaeu 3 giz aeu diuzsai cug daet demh ndei. Haeujsim gaej at sieng gak giz ndangnoh, hix gaej cug lwgnyez in. Haidaeuz lwgnyez mbouj gvenq, ninz mbouj ndei. Ndaej haemhhaemh gwn di yw anhmenzyoz ndeu, ceiqndei cingj canghyw doxyaeng baez ndeu. Aen singhgiz ndeu couh gvenq lo, daihgaiq ndwen ndeu couh ndaej cug soh, gehluengq siusaet. Hoeng, vihliux gyamaenh gij yaugoj ywbingh, itbuen iugouz cug 3~6 ndwen. Gehluengq doxliz lwg fwngz ndeu daengz song lwg fwngz couh haeujsim mbouj hawj lwgnyez byaij daiq lai daiq baeg, bingzseiz gujli lwgnyez ngoenznaengz byaij loh, baeg le cix gag yietnaiq roxnaeuz iugouz umj dwk, baenzneix youh ndaej lienhndang youh mbouj deng at gvaqbouh, daengz haj roek bi seiz gutgoz swhyienz gaijcingq.

Fan coh ndaw dwg gij lwgndawdungx bienqyiengh ciengz raen ndeu. Gij caeuq caencingq dwg binghleixsingq din fan coh ndaw bienqyiengh de mbouj doxdoengz couhdwg: Song faj din lwgnyez ndaej swyouz hozdung, rengz hix cingqciengz, cij mboujgvaq dwg bingzciengz maij baij youq giz fan coh ndaw, angjdin coh baihndaw doxdoiq dwk.

Din fan coh rog bienqyiengh hix heuhguh din'gvej, haemq noix raen. Aenvih song din fan coh rog, fanboek doxhwnj, baihlaeng din caeuq gahengh depgyawj, giz dabaeu ciengz deng at benj at saeq lumj din'gvej nei. Gij daegdiemj de hix dwg gag hozdung swhyienz miz rengz. Vihliux bangcoh fukgaeuq, ngoenznaengz ninz le bang de hozdung song din, ndaej baujcwng mbouj sukreuq, itbuen 3~6 ndwen dauqndaw bingh bienq ndei.

## Baenzlawz Doiqdaih Bienqyiengh

Gij bienqyiengh aeumingh haenx wnggai doekseng le sikhaek bae yw, gij yawj ndaej raen de lumj bangxdungx caengz maj caez (saejndw bongz ok caeuq bangxdungx dek), dungxsaej cungj okdaeuj; muegndoksaen bongz ok dekleg (baihlaeng caengz maj caez), raemx uk lae okdaeuj daengj cungj wnggai youq ndaw ranzsenglwg couh guh soujsuz coihbouj, ciengzseiz ndaej gouq lix caemhcaiq gvaqlaeng majhung sengmaj gwndaenj cungj cingqciengz. Mbouj noix bienqyiengh aeumingh haenx biujmienh yawj mbouj ok, hoeng biujyienh baenz diemheiq gunnanz、heuaeuj、gwn cij couh rueg、mbouj rox haex nyouh ndaemq daengj, lix mbouj ndaej geij ngoenz, itdingh aeu caeux genjcaz、caeux duenqbingh. Dingzlai dwg gaenjaeu guh soujsuz, caemhcaiq soujsuz le cienzbouh cingqciengz gvaqlaeng mbouj louz bingh.

Gij bienqyiengh daih bouhfaenh yawj ndaej raen haenx cungj mbouj dwg gig vaiq couh dai bae, ndigah cix mbouj gaenjgip baenz le sikhaek guh soujsuz roxnaeuz vaiq bae ra canghyw. Gij bienqyiengh yingjyangj ndeiyawj、 se'gyauh lumjbaenz naengbak vengq、 lwgfwngz lai, gij bienqyiengh yingjyangj hengzdoengh、 goengnaengz lumjbaenz din、 ndokgyaeujhoq canjleq, gij bienqyiengh yingjyangj senglwg、 gietvaen lumjbaenz gyaeqraem ndumjyouq、 vunz yaemyiengz daengj, itbuen cungj aeu caj lwgnding sengmingh onjdingh, loq miz di naengzlig hab'wngq vanzging bienqvaq seiz caiq bae yihyen genjcaz. Hix miz di bienqyiengh aiq miz yungyiemj hix aiq gag ndei lumj saejndw bongzraeng (heiq saejndw)、 dungx bongzraeng (dungx raeng roxnaeuz saejlwg bongzraeng), hix ndaej caj lwgnyez ndaej seizbienh umj okbae le caiq ra canghyw ywbingh. Lwgndawdungx bienqyiengh ndaej nyinhnaeuz cienzbouh dwg mbouj gip mbouj aeumingh, cungj gvihaeuj gij bienqyiengh mbouj yungh gaenjgip bae ra canghyw. Gyonj daeuj gangj, itbuen lwgnding 3 ndwen roxnaeuz 6 ndwen le okbae hawj canghyw yawj bingh cix mbouj lau ngaiznguh soujsuz caeuq ywbingh.

Hoeng seizneix gyahcangj cungj maqmuengh lwgnyez ndei caezcup mbouj miz saekdi mauzbingh, miz saekdi mauzbingh hix dwg gij simbingh daxmeh. Caeuxdi gaijgez mboujdanh doiq lwgnyez mizleih, doiq daxmeh engqlij daengx ranz vunz cungj mizleih. Raeuz maqmuengh gij lwgnyez yienghneix seng le couh wnggai youq aen yihyen doekseng de cingj vaigoh conhgyah lwgnding doxgap duenqbingh, roxnaeuz maranz le cingj gyoengq vaigoh conhgyah lwgnding daengz ranz doxgap yawjbingh, ginggvaq canghyw gamqdingh, daihgya hix couh cuengqsim lo. Danghnaeuz miz diuzgienh, doenghgij bienqyiengh neix caj lwgnyez majhung le hix aeu guh soujsuz haenx, ndaej youq mwh lwgnding ngamq seng guh ndei, cijaeu canghyw miz saenqsim guh ndei soujsuz, doiq lwgnyez doiq bouxlaux cungj ndei, vihmaz daez sim diuq damj caj geij ndwen roxnaeuz geij bi?

## Bienqyiengh Dwg Baenzlawz Baenz

Dwen daengz sengcingz bienqyiengh, cungj yaek ngeix daengz yizconz vwndiz. Hoeng youh ciengzseiz ngeizvaeg dwk naeuz, bohmeh song ranz raeuz coengzlaiz mbouj caengz seng gvaq cungj lwgnding bienqyiengh neix. Dwg gij yizconz byawz ne? Saedsaeh dwg, cauxbaenz bienqyiengh dwg lai cungj yinhsu, yizconz mboujgvaq dan dwg cungj gojnaengz ndeu. Lumjbaenz daiqndang geizcaeux deng baihrog sonjhaih daegbied dwg vayoz yozvuz roxnaeuz fangsesing sonjhaih dwg aen yinhsu ceiq cigsoh cauxbaenz bienqyiengh. Aenvih daiqndang geizcaeux lwgndawdungx sengmaj loq deng sonjhaih saekdi couh yaek yingjyangj sengmaj. Lwgndawdungx geizlaeng gak aen gi'gvanh cungj maj ndaej baenz, couhcinj caiq miz di sonjhaih hix mbouj ndaej gaijbienq gij fatmaj gaenq guhbaenz haenx. Lumjbaenz lwgnding ndoksaen dekleg、 mbouj miz uk daengj, youq daiqndang 2 aen singhgiz ndawde couh gaenq deng yingjyangj, lumj hwk baenzcongh、 hoz foeggawh daengj youq sam seiq aen singhgiz dauqndaw cauxbaenz, sengcingz binghsimdaeuz hix dwg seizneix cauxbaenz, saejsiuvaq bienqyiengh lumjbaenz saejsaeklaengz、 bangxdungx dek、 mbouj miz conghhaex daengj hix cungj youq daiqndang 4 ndwen dauqndaw cauxbaenz. Mwhneix ciepcuk loih vayoz yozbinj bwnjloih, daihliengh X sienq caeuq yenzswjnwngz ciuqrongh, lij miz mbangj binghdoeg cienzlah lumj fungcimj daengj bingh, cungj aiq cauxbaenz bienqyiengh, hoeng saedsaeh lwgnding bienqyiengh vanzlij dwg gig siujsoq. Caiq miz daxmeh baenz binghmenhsingq, beijlumj binghmak, caeuq bouxbingh aenvih lanhlaeuj、 cit ien、 gwndoeg cix yinxhwnj ndangdaej baenzbingh haenx, mizok lwgnding bienqyiengh haemq lai. Hoeng itbuen cauxbaenz bienqyiengh, hix dwg youq mwh mizndang geizcaeux. Vihneix, doiq mwh mizndang geizcaeux louzsim baujhoh daxmeh ndangcangq mbouj deng sonjhaih haengjdingh doiq yawhfuengz lwgnding bienqyiengh mizik. Hoeng, gij yawhfuengz bienqyiengh daj yihyoz gohyoz fuengmienh ndaej haengjdingh haenx, seizneix lij gig noix. Gaenh geij bi daeuj gaenq rox haenx miz hainduj daiqndang gaxgonq 3 ndwen daengz daiqndang 3 ndwen baihnaj ngoenznaengz gwn yezsonh 0. 4～0. 8 gwz, ndaej yawhfuengz lwgndawdungx ndoksaen dekleg、 uk sinzgingh mbouj cingqciengz; gwn denj yawhfuengz sengcingz baez binghgwzdingh、 gij bingh ndangvunz daemqdet iqet hukngawz mbouj cingqciengz; gaemhanh binghnyouhdangz yawhfuengz sengcingz binghnyouhdangz; yw moizdoeg fuengzre sengcingz moizdoeg mbouj cingqciengz. Baihgwnz cungj dwg gij vwndiz mizndang geizcaeux, mbangj di bingh dwg youq mwh mizndang geizlaeng fatseng, haenx dwg daxmeh cienzlah, miz mbangj lij dwg mwh senglwg cienzlah dem，beijlumj binghganhyenz、binghlinzbingsing lwgda fatyienz、moizdoeg daengj bingh，hoeng doengh gijneix cungj dwg binghlah，cix mbouj cauxbaenz bienqyiengh. Hix miz mbangj cingzgvang faen mbouj cingcuj dwg bienqyiengh roxnaeuz binghlah，lumjbaenz lwgnyez baenz binghganhyenz caeuq sengcingz diuzsai mbei fungsaek，dangqnaj gij yigen gyoengq canghyw hix mbouj doxdoengz，neix caemh gangjmingz gij yienzaen cauxbaenz bienqyiengh haenx gig fukcab. Gyonj daeuj gangj，haeujsim baujhoh geizcaeux daiqndang，caenhliengh baexmienx dwgliengz、noix yungh yw，noix bungz daengz fangsesen，mbouj cit ien mbouj gwn laeuj，gaemhanh binghmenhsingq，ciuq gij gojnaengzsingq bingzciengz ndaej ngeix daengz haenx baujhoh swhgeij ndangcangq，couhcinj doiq yawhfuengz bienqyiengh cozyung mbouj haengjdingh，doiq aenndang daxmeh daiqndang hix miz ndeicawq.

## Dauqdaej Yizconz Caeuq Sengcingz Bienqyiengh Miz Maz Gvanhaeh

Yizconz caeuq sengcingz bienqyiengh haengjdingh miz gvanhaeh，hoeng youq ndaw saedsaeh gij yiyi de mbouj hung. Aenvih bienqyiengh gaenq dwg saedsaeh，mboujguenj dwg mbouj dwg yizconz hix aeu siengj banhfap niujcingq yw ndei. Daj gohyoz fuengmienh bae faensik，hungzgvanh fuengmienh gij bienqyiengh yizconzsing gig noix，gidij fuengmienh daihdaej dwg mbouj miz banhfap gaemhanh caeuq yawhfuengz. Dauhleix gig genjdanh：Gij daegcwng daih gonq cienz daengz daih laeng heuhguh yizconz，caeuq daih dingzlai vunz ityiengh couhdwg cingqciengz，mboujnex couhdwg bienqyiengh. Gij vwndiz yizconz bienqyiengh roxnaeuz gij bingh wnq，dwg mbouj dwg caemh wnggai louzsim siengj banhfap baexmienx ne? Dangyienz aeu baexmienx，lumjbaenz，baexmienx beixnuengx baenzgya couhdwg gig youqgaenj youh yungzheih guh. Gij bingh yizconz seizneix gaenq rox haenx dwg gij bingh singqliensuj yizconz，lumjbaenz binghhezyouj、swzmangz、gij binghyiengh nohmaj fuengzcug、sengcingz ndangnoh yingzyangj mbouj ndei daengj bingh ndaej yawhsien genjaeu gvan（baz），roxnaeuz baexmienx seng lwg. Yienhdaih yihyoz mboujduenh cinbu，doenggvaq gij fuengfap swnghvuz gunghcwngz haenx aiq ndaej gaijbienq moux di gihyinh，coglaeng doenggvaq gij fuengfap gaijbienq yizconz ndaej baexmienx mizok lwgnyez bienqyiengh.

## Reibwnndaem

Lwgnyez seng roengzdaeuj fatyienh gwnz naj roxnaeuz gwnz ndang miz benq raiz ndaem ndeu, beksingq heuh gij iq guh rei, baenz benq hung heuhguh maindaem. Lwgnyez hung di seiz lij miz bwn, heuhguh reibwnndaem. Neix dwg cungj saeksoq ndangnoh mbouj cingqciengz, dwg liengzsingq, mbouj dwg caencingq baezfoeg saeksoq ndaem, engqgya mbouj dwg baenz ngaiz saeksoq ndaem.

Reibwnndaem mbouj yingjyangj ndangcangq, hoeng yingjyangj gyaeundei, ndaej guh soujsuz gvejcawz. Hoeng mizseiz baenz benq hung lai gvej le nyib mbouj ndaej, bouj naeng youh mbouj ndei yawj, ciengz aeu faen geiz gvejcawz.

Reibwnndaem dwg binghbienq liengzsingq, itbuen cungj nyienh caj lwgnyez hung le rox maij gyaeundei caiq guh soujsuz, hocng gij yawjfap gyoengqvunz seizneix cix miz di gaijbienq. Naemj daengz naengnoh lwgnding gig soengrungq, caeuq gij cujciz laj naeng nem mbouj ndaet, gig yungzheih gvej hix gig yungzheih nyib, hoeng gij lwgnyez saek ndwen song ndwen biz le, naengnoh gig ndaet, cujciz lajnaeng gig lai, heh ok le nyib mbouj ndaej, vihneix miz vunz ganj youq lwgnding doekseng gvaq geij ngoenz le couh guh soujsuz. Dangyienz, lwgnding guh gij soujsuz mbouj dwg aeumingh haenx, bietdingh aeu iugouz ancienz miz baujcang, mbouj ndaej cengqgengz soemhyiemj. Neix aeu gyahcangj caeuq canghyw song fueng siujsim ngeixnaemj.

## Uk Cwk Raemx —— Gyaeuj Hung Bienqyiengh

Aen'gyaeuj lwgnding daegbied hung, maj ndaej gig vaiq, aennawz baihnaj gig hung, ciengzseiz caeuq aennawz baihlaeng lienzdoeng, lumh hwnjdaeuj lumjnaeuz aen'gyaeuj daj cungqgyang dekleg, baihnaj bongzraeng youh ndongjndat, yaengyaeng roqroq lumjnaeuz roq aen giuzraemx hung ndeu; gyaeuj hung yienh ndaej naj iq, song da fan coh laj, ngveihda ndaem ca mbouj geijlai doek roengz buengzda baihlaj bae, neix couhdwg sengcingz uk cwk raemx. Uk cwk raemx ciengzseiz caeuq muegndoksaenz bongz ok doengzseiz mizyouq; roxnaeuz dwg muegndoksaenz bongz ok soujsuz gvaqlaeng fatseng. Hoeng hix miz mbouj noix dandan dwg uk cwk raemx, mbouj miz muegndoksaenz bongz ok roxnaeuz mueguk bongz ok. Caemh miz mbangj lwgnding uk cwk raemx mbouj dwg sengcingz baenz, cix dwg seng seiz dengsieng ndaw gyaeuj ok lwed le mueguk doxnem, roxnaeuz dwg lwgnding iq seiz uk fatyienz doxnem le deng saekgaz roxnaeuz uk cwk raemx. Cungj uk cwk raemx neix gaenq dwg gij bingh baezlaeng louz roengzdaeuj, gij yungyiemj de caeuq gij fuengfap ywbingh dem sengcingz uk cwk raemx cungj ityiengh.

Gij binghleix uk cwk raemx dwg ndaw uk cungqgyang aen'uk miz raemx, raemx apbik sawj aen'uk bienq mbang, danghnaeuz mbaeu cix yingjyangj ukgyaeuj caeuq hozdung, danghnaeuz yiemzcungh cix apbik dai bae. Bingzciengz gij uk cwk raemx mbouj dai vunz haenx daihgaiq daengz 3 bi seiz ndokgyaeuj daihdaej dinghhingz, aen'gyaeuj hix mbouj caiq riengjvaiq majhung lo. Hoeng aen'uk danghnaeuz gaenq deng naenx vaih couh mbouj miz banhfap gouq lo. Itbuen gingniemh, boux lwgnding bi ndeu gvaengh gyaeuj mauhgvaq 52 lizmij bietdingh miz ukgyaeuj sonjhaih gig haenq, roxnaeuz dwg ukgyaeuj roxnaeuz dwg hozdung naengzlig bietyienz mbouj cingqciengz. Ywbingh aeu caeux, gatdaengz seizneix gak cungj fuengfap ywbingh yaugoj cungj mbouj haengjdingh, cijmiz gibseiz guh soujsuz, dawz raemx ndaw uk yinx daengz ndaw dungx roxnaeuz gizyawz deihfueng bae gamhanh binghcingz, baexmienx cwk raemx laebdaeb apbik aen'uk, caj raemx ndaw uk seng baenz caeuq supsou gag doxdaengh le cij suenq ndei, itbuen aeu 3 bi cij daihdaej ndaej roengz gietlwnh.

## Bak Hwk Vengq —— Bak Veuq

Bak vengq dwg gij bienqyiengh bouxboux cungj rox, itdingh aeu guh soujsuz nyibhab. Naengbak vengq aeu nyibhab dwg ciuhgeq gaenq rox, sawcuenh Cincauz Vei Yungjcih (4 sigij) geiqsij de baenz naengbak vengq gvej yw cix ndei. Hoeng seizlawz nyib cix ndei? Neix couh riengz seizdaih mbouj doengz, fungheiq ndawbiengz mbouj doengz caeuq gij maijhauq bouxvunz mbouj doengz cix gak boux gag miz yawjfap. 20 sigij, itbuen canghyw cawjcieng lwgnyez doekseng 6 ndwen le caiq nyib, dingzlai vunz nyienh guh mbat soujsuz ndeu, caemh miz siujsoq canghyw gohcingjyiengh cawjcieng faen geij baez soujsuz —— couhdwg sien caenhliengh baujlouz cujciz (noix gvej raed) nyibhab guhcawj, coglaeng nienzgeij hung le caiq gaengawq yienghnaj coih baenz naengbakgwnz gyaeundei. Seizneix seizdaih bienq lo, vunzlai cungj iugouz doekseng le sikhaek nyibhab. Dangyienz dwg nyibhab gonq guh cawj, baezlaeng caiq coih ndei, gyoengq canghyw hix mboujduenh daezsang gij gisuz nyib naengbak vengq lwgnding, doengzseiz caemh aeu daezsang gij gisuz caiq baez guh soujsuz. Seizneix gij iugouz doiq nyibhab naengbak vengq mboujdanh aeu yawj mbouj ok gij riz naengbak vengq yienzlaiz, vanzlij iugouz beij dienseng lij ndei yawj dem. Aenvih seizneix sengcingz naengbak mbouj ndei hix aeu soujsuz coihcingq bienq gyaeundei. Naengbak ndaej gya na gemj mbang, bak ndaej gaij hung gaij iq, ndaej gyadaih naengbak、gaijcingq rizndaeng. Gawqyienz naengbak vengq fangjcingq cungj aeu nyib, dangyienz couh iugouz nyib aen naengbak gyaeundei ndeu. Itbuen canghyw vaigoh lwgnding nyibhab haemq ancienz, hoeng mbouj itdingh ndaej nyib ndeiyawj. Aenvih gyaeundei dwg cungj yisuz ndeu, aeu miz yisuz siuhyangj cijndaej mizok yisuz cozbinj. Canghyw mbouj rox yisuz, naengbak vengq nyibhab ndaej gig cinjdeng caezcingj, hix dan dwg rox nyib red, cungj mbouj swhyienz ndeigyaez saekdi. Naengbak vengq ngoenzneix gaenq dwg gij soujsuz bingzciengz miz bajbingq, hoeng gij iugouz de yied daeuj yied sang, ceiqndei lij dwg ra boux canghyw conhgoh cienmonz canggyaeu de bae nyib. Dangyienz soujsuz geizit caenhliengh mbouj raed cek nyibhab, sawj naengbak lwgnding ngamq seng haep ndei gonq, lij dwg ra canghyw vaigoh lwgnding baujcwng sengmingh cij ndei.

Hwk vengq ciengzseiz caeuq naengbak vengq doengzcaez fatseng, hix miz dan dwg naengbak vengq caeuq dan dwg hwk vengq. Doenghbaez hwk vengq aeu caj boux lwgnyez song sam bi cij guh soujsuz, neix dwg aenvih mazmaez mbouj gvaqgvan, seizneix lwgnding couh ndaej guh soujsuz. Cij mbouj gvaq dingzlai canghyw souhdaengz swhsiengj sibgvenq conzdungj yingjyangj mbouj gaenxmaenx youq mwh lwg ngamq seng guh, daxmeh aenvih hwk vengq youq baihrog yawj mbouj ok, hix mbouj gaenxmaenx iugouz, gizsaed hwk vengq engq wnggai caeux guh, lwgnding ngamq seng seiz hwk vengq couh yingjyangj ndoet cij, gwn gij cij daxmeh couh gunnanz, caenhguenj gangjvah dwg gij saeh bi lai, hoeng boux lwgnyez bi ndeu couh wngdang lienh fat yaem gangjvah. Daj goengnaengz fuengmienh daeuj yawj, beij naengbak vengq engq iugouz caeuxdi nyibhab, daxmeh miz iugouz, canghyw siengj daezsang, hableix bae ywbingh wnggai dwg mwh lwgnding genjdanh nyibhab bak vengq, doengzseiz nyibhab hwk vengq, soujsuz gvaqlaeng youq hozgyongx lai cap geij ngoenz guenj hix cigndaej, ndigah caenh'itbouh daezsang yw naengbak hwk vengq aeu daxmeh caeuq canghyw doengzcaez roengzrengz.

Seizneix, danghnaeuz mbouj miz boux canghyw habngamj, youq mwh lwgnding ngamq seng seiz couh nyibhab bak vengq hwk vengq, cijndei sien yungh guenjndik roxnaeuz sieg iq gueng cij, cijmeh hix ndaej caenx okdaeuj roxnaeuz ndoet okdaeuj aeu sieg daeuj gueng, baujcwng yingzyangj lwgnding, doengzseiz aeu gauniu (yawj miz mbouj miz gominj) roxnaeuz diuz sai soenggaenj 5 hauzmij daep youq gwnz gyaeuj naenx maenh naengbak vengq, mienxndaej riengz dwk lwgnding daej nauh naengbak caeuq nohheuj coh song mbiengj fan. Aeu seizseiz louzsim cinghseuq, yietnaiq, sawj hawqsauj, dinghseiz caiq naenx maenh. 6 ndwen le guh soujsuz, yaugoj aiq ndei di.

## Sengcingz Hoz Nyengq (Hoz Mbit) Baenzlawz Yw

Sengcingz hoz nyengq heuhguh hoz mbit, dingzlai dwg youq ndaw rongzlwg daxmeh gaenq cauxbaenz. Hoeng mbouj noix lwgnding doekseng gvaqlaeng lij caengz deng fatyienh, aenvih hoz lwgnding unqnem youh dinj, bonjfaenh youh mbouj miz rengz ngiengx gyaeuj. Ndigah miz mbangj gyahcangj daengz geij ndwen cij louzsim lwgnyez hoz mbit, siujsoq lwgnding mbiengj hoz ndeu miz gaiq ndongj, mbouj in, dangyienz hix miz mwhseng doek dengsieng yinxhwnj ndangnoh gwnz hoz foeglwed le cij louzsim daengz hoz mbit. Dingzlai sengcingz hoz mbit mbouj yungh yw cix gag ndei, hoeng miz mbangj mboujdanh mbouj ndaej gag ndei, riengz dwk lwg'iq sengmaj yied daeuj yied mbit, engqdaengz naj hix mbit, lwgda hix mbit, yawj doxgaiq okyienh song ngaeuz. Yienghneix, hoz mbit baenzlawz yw ne?

Soujsien aeu loengh cingcuj gij loihhingz hoz mbit. Hoz mbit daihdaej

ndaej faen baenz song daih loih. Loih ndeu dwg gicizsing hoz mbit, youh
faen baenz ndangnoh —— bakaek bienq ndongj, sinzginghsing ——
fusinzgingh mazmwnh, goetndok —— ndokhoz bienqyiengh 3 cungj
cingzgvang. Doengh cungj hoz mbit neix mbouj yw couh mbouj ndaej gag
ndei. Loih daihngeih mbouj dwg gicizsing hoz mbit, hix heuhguh
sibgvenqsingq hoz mbit roxnaeuz ndawdungx hoz mbit ( hix miz vunz
heuhguh cingsaenzsingq hoz mbit), dwg aenvih lwgndawdungx youq ndaw
dungx daxmeh ciengzgeiz sibgvenq cungj yienghsiengq ndeu yingjyangj,
doekseng le lij sibgvenq cungj hoz nyengq lumj youq ndaw dungx meh. Cungj
hoz mbit neix ndaej mbouj yw cix gag ndei. Itbuen hoz miz gaiqndongj dwg
ndangnoh hoz nyengq ( hoeng siujsoq foeglwed cix mbouj cauxbaenz
gvaqlaeng hoz mbit). Gyaeuj hozdung mbouj lingzvued, buen hix buen
mbouj doengh haenx dwg goetndok nyengq. Hoeng sinzginghsing caeuq
cingsaenzsingq hoz mbit youq mwh lwgnding gig nanz faenbied. 3~6 ndwen
gvaqlaeng cix faen ndaej gig yienhda, cingsaenzsingq hoz mbit dingzlai gaenq
swhyienz hoizfuk cingqciengz, cij saekseiz lij biujyienh nyengq coh mbiengj
ndeu. Hoeng sinzginghsing hoz mbit, cix raen ndok gyaeuj gaenq loq bej,
miz mbangj daxmeh siengj dawz aen swiz lwgnyez demh mbiengj daeuj
niujcingq hoz mbit, doeklaeng dawz ndokgyaeuj demh baenz sanhgozhingz.
Mbiengj hoz mbit de diuz nyinz hung (bakaek) bienq ndongj、bienq saeq、
bienq dinj, dwg sinzgingh mazmwnh、ndangnoh sukreuq le bienqbaenz
senhveiz cix cauxbaenz. Lwgnyez laebdaeb majhung, diuz nyinz hung neix
yied daeuj yied dinj, dangyienz hoz yied daeuj yied mbit, cijndei guh soujsuz
gaijcingq. Ndangnoh hoz mbit caeuq sinzginghsing hoz mbit cungj dwg
gicizsing hoz mbit. Doeklaeng ndangnoh bienq ndongj suk dinj bengrag
aenhoz yindung, aeu guh soujsuz. Cijmiz gij hoz mbit dwg youq ndawdungx
hoz nyengq de cieddoiq mbouj hab guh soujsuz, hix ceiq lai raen miz;
goetndok hoz mbit ceiq noix raen. Ndangnoh hoz mbit daih bouhfaenh hix
mbouj yungh guh soujsuz ywbingh.

    Ndangnoh hoz mbit、sinzginghsing hoz mbit cungj faen ok naek mbaeu
caeuq gij fanveiz ciemqfamh hung iq. Sinzgingh sonjsieng mbaeu caeuq
diuzgen sinzgingh sonjsieng doxdoengz, yietnaiq gvaqlaeng ndaej swhyienz
hoizfuk, roxnaeuz bouhfaenh hoizfuk mbouj yinxhwnj ndangnoh sukreuq;

ndangnoh hoz mbit hix lai dwg buenq gaiq ndangnoh bienq ndongj (lai dwg duenhlaj), engqlij gig noix bouhfaenh bienq ndongj, lwyawz dingzlai noh lij dwg cingqciengz, cijaeu dawz gij ndangnoh cingqciengz lw roengzdaeuj haenx rag raez, lienh ndei, bouhfaenh iq sukreuq bienqvaq haenx couh yingjyangj mbouj hung, hoz mbit hix mbouj mingzyienj. Ndigah daezok le aen banhfap mbouj guh soujsuz bae ywbingh. Gyonj daeuj gangj, gak cungj hoz mbit ndawde cawz goetndok hoz mbit noix raen caixvaih cungj mbouj dwg bietdingh aeu guh soujsuz, caiqlij lij miz cungj hoz mbit daj ndawdungx daeuj haenx (singginghsing) ceiq lai raen haenx dwg mbouj wnggai guh soujsuz. Vihneix, itbuen cawjcieng sojmiz hoz mbit 6 ndwen dauqndaw cungj gaej guh soujsuz. 6 ndwen gvaq le, gij daj ndawdungx daeuj haenx gaenq ndei, ndangnoh hoz mbit, singzginghsing hoz mbit duenqbingh hix gaenq mingzbeg doekdingh, caemhcaiq ginggvaq daegdingh mbouj yungh guh soujsuz bae ywbingh hix ndaej yawj ok ywbingh yaugoj baenzlawz yiengh. Mbouj yungh guh soujsuz ywbingh mizyauq haenx lij wnggai laebdaeb ywbingh. Vihliux baexmienx fatseng naj mbit caeuq lwgda mbieng yawj doxgaiq miz song ngaeuz, soujsuz ywbingh mbouj wnggai nguh gvaq 2 bi, aenvih gvaq 2 bi le heuj gaenq ok caez, ndokhangz caiq guh baenz yiengh haemq hoj, ndokgyaeuj sam gak bienqyiengh cix aenvih lwgnding ninz mbonq seizgan gemjnoix cix cugciemh bienq luenz. Dangyienz 2 bi gvaqlaeng lij caengz okyienh naj mbit da mbieng, soujsuz lij ndaej doilaeng.

Mbouj guh soujsuz ywbingh baenzlawz yw? Yenzcwz dwg dawz gij ndangnoh ndei lwyawz de rag raez. Gidij fuengfap dwg moix baez lwgnyez ninzndaek le, daxmeh yaengyaeng buen cienj aen'gyaeuj lwgnding, sien cienj coh baihswix baihgvaz caenhliengh hawj hangzlaj caeuq mbaq doxbingz, caiq nyengq coh baihswix baihgvaz caenhliengh hawj rwz dep gwnzmbaq. Dauqcungz 10~20 baez, moix ngoenz 3~4 baez, couh ndaej cugciemh dawz gij ndangnoh ndei haenx rag raez, ndangnoh bienqsingq cix nyaemhcaih de sukreuq. 6 ndwen gvaqlaeng le daihdaej yw ndei. Vihliux daengzdaej maenhdingh gij yaugoj ywbingh, wnggai lienzdaemh lienh bi ndeu cij ndei. Ra canghyw bae naenxat ciengzseiz yaugoj mbouj ndei, aenvih lwgnding mbouj boiqhab, caemhcaiq moix baez bae yihyen miz gij yungyiemj doxlah. Hix miz mbouj noix aeu aenmauh ywbingh、aen dauqhoz ywbingh daengj, hoeng ywbingh lwgnding vanzlij dwg baengh daxmeh saeqsim unqnem cienqdoengh ceiq ancienz ceiq baenghndaej, danghnaeuz ndaw 2 bi yaugoj vanzlij mbouj habhoz ciuqyiengh lij ndaej caiq guh soujsuz, mwhneix ndangnoh gaenq miz itdingh seizgan yinhlienh, gij yaugoj soujsuz engq ndei.

## Sengcingz Gwnzhoz Miz Conghguenj —— Conghhwk

Conghhwk yungh cih "hwk", dwg ceij gwnz hoz lwgnding daj henz rwz daengz najaek mboujlwnh gizlawz sawqmwh fatyienh miz congh iq, ciengz lae di raemxsaw, danghnaeuz hohleix mbouj ndei, seiqhenz congh iq aiq fat hoengz.

Vihmaz heuhguh conghhwk? Swnghvuz youq ndaw gocwngz cinva daengz vunzloih, aeu ginggvaq aen gocwngz lumj bya nei. Daengz aen seizgeiz vunzloih, hwk gaenq mbouj miz yungh, yienghneix gij conghhwk gaxgonq cungj wnggai majnoh fungsaek aencongh. Danghnaeuz miz boux lwgnyez ndeu mbouj caengz cienzbouh majnoh fungsaek aencongh, couh louz aen conghhwk neix, daj baihrog daengz gwnz hoz, baihndaw doeng daengz conghhoz, moix ngoenz roh saekdi myaiz. Swnghvuz cinva gocwngz ndawde, gij bya bienqbaenz vunz haenx daihgaiq lumj gij byasa ciuhnduj seizneix, heuhguh byamahung, song mbiengj hoz miz 6 doiq conghhwk. Doiq daih'it dangq dujrwz bouxvunz, danghnaeuz miz bienqyiengh couhdwg vahsug gangj "canghaeux" roxnaeuz douguenj henzrwz; doiq daihngeih (doiq daih'it conghhwk) dangq hangzlaj bouxvunz; doiq daihsam (doiq daihngeih conghhwk) dangq mbiengj hoz duenhlaj riengz diuznyinz hung aenhoz (bakaek) baihnaj daengz ndokaek rangh neix. Conghhwk wnq seizneix lij caengz fatyienh bienqyiengh. Doenghgij conghhwk neix yienzlaiz dwg doeng haeuj conghhoz, hoeng miz mbangj haep mbouj caez, baihndaw haepndei caez, naengnoh caengz haepndei caez cix bienqbaenz mangzguenj heuhguh douguenj. Song gyaeuj cungj haepndei caez hoeng cungqgyang mbouj haep caez couh baenz mangzguenj song gyaeuj mbouj doeng, gij doxgaiq iemqok de okdaeuj mbouj ndaej, ciemhciemh bongz hwnjdaeuj baenz foeggawh, heuh hwk foeggawh. Hoeng haethaemh miz ngoenz ndeu byoengq le, cauxbaenz conghguenj, heuhguh conghhwk. Hoeng gizdieg hix aiq bienliz giz diegvih denjhingz de. "Canghaeux" caeuq henzrwz douguenj cungj dwg douguenj, doiq daih'it conghhwk ciengzseiz biujyienh baenz hangzlaj hwk foeggawh, gij douguenj baihlaj bakaek dingzlai dwg doiq daihngeih conghhwk haep baenz hwk foeggawh, gvaqlaeng gij hwk foeggawh caiq camx byoengq haenx cungj mbouj doeng haeuj conghhoz, gig feuz couh satdingz lo. Mbiengj dungx (baihnaj) doiq hwk daihngeih giz goeklinx hix miz congh ndeu, doeklaeng bouhfaenh sibauh neix bienqbaenz gyazcangsen, aen congh neix couh bienqbaenz gyazcang guenjlinx doeng haeuj gyazcangsen bae, mbouj doeng naengnoh. Ndigah bienqbaenz gyazcang guenjlinx foeggawh, aenvih byailinx deng foeggawh bienqbaenz mangzguenj. Giz gyazcangsen hix deng foeggawh, song gyaeuj foeggawh mbouj miz okloh, saeklaeuq byoengq le, couh youq gwnz hoz giz hozgyaenh haenx baenz douguenj, heuhguh gyazcang conghguenjlinx. Hix dwg caeuq gizyawz conghhwk ityiengh moix ngoenz miz di doxgaiq ndeu iemqok, seiqhenz aiq fat hoengz. Cawzliux hozbuh deng uq, doiq gij ndangcangq bouxvunz ca mbouj geijlai mbouj miz gijmaz yingjyangj.

Cungj bienqyiengh neix mbouj ndaej gag ndei, cijndaej guh soujsuz gvejcawz. Itbuen daeuj gangj soujsuz mbouj gunnanz, aenvih de codaeuz dwg doeng haeuj conghhoz bae, ndigah bietdingh aeu caepcawq guh soujsuz aiq daj naengnoh haeuj daengz conghhoz bae, ndaw rog camx doeng, cungqgyang heux gvaq diuz sailwed hung caeuq sinzgingh hung aenhoz fukcab youqgaenj haenx, soujsuz yaek miz gij diuzgen haemq sang. Saedsaeh dingzlai douguenj cix mbouj laeg geijlai, hoeng cawz bae mbouj seuq, douguenj roxnaeuz conghguenj ciengzseiz fukfat. Caiq miz dwg guh soujsuz aenhoz, lwgnyez youh iq, daengx ndang mazmaez, diemheiq itdingh aeu ndaej gaemhanh, sijsaeq ngeixnaemj, vihliux gij bienqyiengh gig iq mbouj yingjyangj gwndaenj cangqheiq, soemh gij yungyiemj soujsuz baenzneix fukcab, dwg mbouj dwg habsuenq? Ndigah mbouj noix vunz cungj caj majhung caiq guh soujsuz, seizhaenx ndaej iugouz lwgnyez doxgap, cingsingj baihlaj mbangj giz mazmaez, gak bu cujciz majhung le, faenliz heux gvaq hix haemq cingcuj. Dangyienz, danghnaeuz gij gisuz caeuq diuzgen boux canghyw vaigoh bwhmiz, mboujlwnh yiengh bienqyiengh lawz cungj dwg yied caeux gaijcingq yied ndei.

## Muegndoksaen Bongz Ok —— Doekseng Le Baihlaeng Miz Aenfoeg

Lwgnding ngamq seng roengzdaeuj couh fatyienh baihlaeng diuz sienq cungqgyang miz aen foeg unq ndeu, maj youq baihlaeng gyaeuj、gwnz hoz、baihlaeng、gwnz hwet roxnaeuz ndoksoenj, hung iq mbouj doxdaengj, itbuen dwg aen ndeu, saek boux lwgnding hix miz 2 aen. Itbuen gij naengnoh giz hwnj aenfoeg dwg cingqciengz, neix couhdwg muegndoksaen bongz ok (aenfoeg maj baihlaeng gyaeuj heuhguh mueguk bongz ok). Neix dwg gij bienqyiengh lwgndawdungx geizcaeux saek aen song aen singhgiz cauxbaenz, dwk ukngviz fatmaj mbouj cingqciengz, yingjyangj daengz ndok haep mbouj ndei cauxbaenz ndoksaen dek (roxnaeuz ndokgyaeuj dek), raemxuk dawz muegndoksaen dingj okdaeuj caeuq naengnoh cauxbaenz aen foeg unq ndeu lumj aen giuz nei, heuh muegndoksaen bongz ok. Biujmienh yawj lumj aenfoeg youq gizfeuz, gizsaed dwg sinzgingh hidungj aen'uk bienqyiengh, itbuen cijmiz raemxuk caeuq mueguk roxnaeuz muegndoksaen bongz okdaeuj, vwndiz mbouj hung, coihbouj nyibhab couh ndei; hix miz lienz bouhfaenh uk roxnaeuz ndokngviz sinzgingh hix bongz okdaeuj, couh aiq doengzseiz fatseng uk cwk raemx (gyaeuj yied maj yied hung) caeuq duenhlaj ndanggyad, song diuz ga hozdung mbouj lingzvued, mbouj rox haex nyouh ndaemq, cungj dwg haex nyouh lae mbouj dingz. Hix miz mbangj naengnoh aenfoeg bongz ok haenx mbouj caezcingj, gwnzdingj hoengzfwg, seiqhenz dwg naeng mbang genqndongj ronghcingx, lumjnaeuz suliu bozmoz, cungj bongzraeng neix gig yungzheih byoengq, byoengq le raemxuk couh seizbienh lae okdaeuj, gvaq mbouj ndaej geij ngoenz lwgnyez couh dai. Danghnaeuz mwh seng ok couh caenx byoengq aen bongz hungloet, mbouj gibseiz nyibhab dangyienz hix lix mbouj ndaej. Dandan dwg (uk) muegndoksaen bongz ok wnggai yied caeux guh soujsuz yied ndei, gij naengnoh caezcingj haenx hix ndaej caj daengz bi ndeu gvaqlaeng menh guh soujsuz; gij naengnoh mbouj ndei miz yungyiemj byoengq de mbouj wngdang cajdeq, aeu ganjgip guh soujsuz; gij gaenq byoengq haenx bietdingh aeu sikhaek guh soujsuz. Gaenq ndanggyad roxnaeuz uk cwk raemx couh aeu yawj saedsaeh cingzgvang, caeuq canghyw yaenglwnh. Danghnaeuz

gwndaenj cungj mbouj ndaej gag veizciz, guh mbouj guh soujsuz couh
wnggai yiemzsuk siujsim faensik menh guh gietdingh. Danghnaeuz gietdingh
sawq ywyw baez ndeu yawj, couh wnggai yied caeux yied ndei, lauheiq miz
muengh ceng ndaej hoizfuk haemq ndei, mboujnex hix wnggai caeux guh
gietlwnh.

## Lwgfwngz (Lwgdin) Lai Caeuq Lwgfwngz (Lwgdin) Doxnem

Lai lwg fwngz ndeu roxnaeuz lai lwg din ndeu, dwg gij bienqyiengh iq.
Lwgfwngz (lwgdin) lai miz geij cungj cingzgvang, iugouz soujsuz fuengfap
mbouj doengz, aenvih loih bienqyiengh neix bonjlaiz couh mbouj miz
gazngaih hung, soujsuz muzdiz dwg ndeiyawj, iugouz yawj mbouj ok
gaxgonq miz gvaq lwgfwngz (lwgdin) lai, ndigah cungj soujsuz bingh iq
neix aeu ra gij yihyen suijbingz sang haenx bae guh. Daegbied dwg fajfwngz
baihlaj hix bienqyiengh, guhsat lwgfwngz, fajfwngz youh yakyawj lo,
roxnaeuz sailwed sinzgingh hix miz bienqyiengh, gvejcawz lwg fwngz lai
haenx sawj lwg fwngz depgaenh de vaih dai roxnaeuz mazmwnh, ndigah
mbouj ndaej seizbienh bae guh soujsuz.

Song lwg fwngz (lwg din) maj youq itheij heuhguh lwgfwngz (lwgdin)
doxnem. Itbuen lwgfwngz (lwgdin) doxnem ceiqndei dwg caj lwgnyez hung
di caiq guh soujsuz, lwgfwngz iq lai soujsuz gunnanz. Danghnaeuz cijndaej
nyib 8 cim, 4 cim dek bae couhdwg dek bae dingz ndeu; dek cim ndeu cij
dek congh iq ndeu, couhcinj baenz biuj hix mbouj yingjyangj hozdung
lingzsingj. Hoeng riengz dwk gisuz cinbu, daegbied dwg yienjveiz vaigoh
fatdad, lwgnding ngamq seng guh soujsuz lwgfwngz (lwgdin) doxnem,
seizcaeux ndaem naengnoh, gij biuj baezlaeng yingjyangj beij hung le caiq
guh mbaeu haujlai, couhcinj miz di mauzbingh, hung le caiq coih mbat
ndeu, yaugoj hix ndei.

## Mehfwngz Gutgoz Caeuq Sengcingz Lwgfwngz Danzyiengj

Miz mbangj lwgnding doekseng le mehfwngz iet mbouj ndaej, bingzseiz
haengj gaem gienz, mehfwngz youq ndaw 4 lwgfwngz, vunzhung yungh
fwngz bae mbek hix mbek mbouj ndaej. Gizneix miz song cungj cingzgvang:

Cungj ndeu dwg lwgndawdungx bienqyiengh, youq ndaw dungx daxmeh ciengzgeiz mehfwngz gaem gienz youq ndaw fwngz bienqbaenz sibgvenq. Cungj lwgnyez neix saekseiz rox swhgeij mbe fwngz, daegbied dwg mehfwngz iet soh coh rog. Cijaeu mwngz yawjraen iet okbae baez ndeu gvaq, couh ndaej duenhdingh dwg ndawdungx mehfwngz gutgoz, mbouj yungh yw, hoeng itbuen hix aeu bi ndeu cijndaej hozdung cingqciengz.

Lingh cungj mehfwngz gutgoz dwg itcig mbouj raen gag mbehai, saekseiz miz vunz bang de mbekhai, lwgnyez aiq daejnga'nga, hix mbouj ndaej sikhaek swhyienz caiq ut dauqlaeng. Mwngz caiq ut de dauq aiq roxnyinh miz gij singyaem danzdoengh, ndigah heuh sengcingz lwgfwngz danzyiengj. Neix dwg gij nyinzut fwngzmeh fatyienz sukreuq, sawj nyinznoh (nyinz mehfwngz) deng bik bienqyiengh miz hohndongj lumj aen giuz iq ndeu, ndonj gvaq byai nyinz seiz deng laengz, ndigah mehfwngz iet mbouj ndaej, cengqgengz iet bae youh gaem gienz mbouj ndaej, moix baez ndonj gvaq byai nyinz seiz fatok sing danzyiengj. Cungj bienqyiengh neix ciengzseiz mbouj ndaej gag ndei cix aeu guh soujsuz gvejgat giz dieggaeb, guh gij soujsuz gig iq couh ndaej yw ndei. Hoeng caemh miz di binghyiengh mbaeu ndaej gag ndei, caemhcaiq lwgnding gig iq seiz mingzbeg duenhbingh gunnanz, genyi ceiqnoix cazyawj 6 ndwen, baezlaeng yawj cingzgvang caiq ngeixnaemj yw. Youq ndaw bi ndeu yw ndei, mbouj yingjyangj gij goengnaengz lwgfwngz lwgnyez. Hix miz vunz naeuz ciengzgeiz sibgvenq lwgfwngz ut coh ndaw, hix aiq fatseng nyinzga sukgaeb fatyienz, cix dawz ndawdungx mehfwngz gutgoz bienqbaenz lwgfwngz danzyiengj. Ndigah cawjcieng ndawdungx mehfwngz gutgoz mingzbeg duenqbingh hix aeu ngoenzngoenz ninz le guh hozdung, ndaej hozdung daengz gij fanveiz cingqciengz couh baujcwng le baezlaeng ndaej cingqciengz dauqfuk. Dangyienz ngauzdoengh gij lwgfwngz iq lwgnding ngamq doekseng haenx itdingh aeu siujsim, gaej dawz ndok fwngz ngauz raek bae.

## Mbiengj Genga Ndeu Bizhung

Cungj song mbiengj ndang mbouj doxdaengh neix gig noix raen. Daj sengleix fuengmienh daeuj gangj cix mbouj yingjyangj sengmingh、gwndaenj caeuq hungmaj, hoeng gij bienqyiengh de yaek riengz nienzgeij bienq laux cix gyanaek, yied hung yied mingzyienj, mbaeu cix mbouj ndeiyawj, yiemzcungh cix yingjyangj guhhong.

Mbiengj genga ndeu bizhung dwg gij bienqyiengh mbouj doxdaengh ndawde cungj ndeu. Daj binghleix fuengmienh faen okdaeuj hix miz song cungj: Cungj ndeu dwg mbiengj genga ndeu youh raez youh co, lingh cungj dwg cij co mbouj raez. Gij youh raez youh co de dwg cingqcaen bienqyiengh, sengcingz diuz genga ndeu maj ndaej hung youh vaiq, cujyau dwg ndok majhung. Lwgnding seiz lij ndei, yied maj yied hung, daengz byaij loh seiz ga raez ga dinj cix byaij loh gunnanz, riengz dwk yaekaeu byaij loh, diuz ga maj vaiq haenx hix aeu noix maj di. Hoeng goetndok mbouj dwg ciengxlwenx riengz nienzgeij demlai, daengz daegdingh nienzgeij couh mbouj caiq maj lo, daengz mwh ndoklingz gvidingh de couh mbouj caiq maj. Ndigah gij ndok garaez sien daengz ndoklingz cix satdingz demmaj, doiq mbiengj ga yienzlaiz haemq dinj de caengz daengz ndoklingz vanzlij laebdaeb demmaj. Doeksat daihdaej raez doxdoengz, hoeng cungj beij diuzga cingqciengz dinj di. Seizneix doiq ndok gyaraez caeuq sukdinj cungj ndaej seizbienh guh soujsuz daeuj niujcingq.

Cungj daihngeih genga cij co mbouj raez haenx dingzlai dwg linzbah cujciz mbouj cingqciengz, hix heuh sengcingz lajnaeng cujciz linzbah foeg, caeuq genga gvangqlangh sailinzbah foeggawh ca mbouj lai. Hoeng baihrog sailinzbah foeg dwg giethoh, baihrog linzbah foeggawh yinzrwd, baujciz genga yienzhingz, couh dwg co, hix miz di ndongj. Cawzliux ndeiyawj ca mbouj geijlai mbouj miz maz yingjyangj, goengnaengz cienzbouh cingqciengz. Ndigah, danghnaeuz foeggawh mbaeu ceiqndei mbouj guh soujsuz; danghnaeuz yiemzcungh, yakyawj lai le ndaej gvejcawz ndaem naengnoh. Gvejcawz ndaem naengnoh yaek faen geiz lienz naeng daiq lajnaeng cujciz cungj gvej bae, loh'ok naengnoh, caiq dawz naengnoh ronq baenz dingz na caiq nem roengz yienzdieg, cungj guhfap neix, hix mbouj ndeiyawj. Ndigah, bietdingh dwg genga co lai yakyawj lai cij daejndaej guh soujsuz.

## Saejndw Bongz (Heiq Saejndw) Miz Maz Yungyiemj

Lwgnding doekseng le fatyienh saejndw doedok, mbat daej couh engq hung, lumj aen giuz rongh ndeu, caen miz gij seiqdaeuz yaek dek dahraix. Saejndw bongz dwg gij ndangnoh song mbiengj dungx youq ndawdungx seizgeiz doxhab mbouj red louz congh iq ndeu, heuhguh sanvanz, cizging itbuen dwg 0.5~1.0 lizmij, dungxsaej ndaej daj aen congh iq neix doedok. Gij naengnoh bangxdungx baihrog youq henz saejndw gig mbang, gij dungxsaej cengq hung baenz aengiuz. Dungxsaej yied ok yied lai, aengiuz doed ok haenx hix yied daeuj yied hung. Itbuen cizging ndaej dabdaengz 3 lizmij roxnaeuz engq hung di, naengnoh cengq mbang, engqlij ronghcingx ndaej yawjraen gij dungxsaej baihndaw, dwglau raixcaix. Gizsaed mbouj yungh yousim. Caengz naeng baihrog yawj hwnjdaeuj ronghcingx ceiqnoix dwg 3 caengz mueg nyangqnywt, baihrog dwg naengnoh, caengzndaw dwg muegdungx, cungqgyang dwg muegndangnoh, gak caengz ndawde lij miz di lauz caeuq gezdi cujciz. Lwgnyez daejnauh mbouj ndaej sawj saejndw bongz deng naenx byoengq, itbuen dajcaemx cat ndang hix mbouj ndaej sawj saejndw caenx byoengq. Raeuz youq yihyen lwgnyez yawjraen cungj bienqyiengh neix mauhgvaq baenz fanh laeh, cij raen gvaq mbouj daengz 10 laeh saejndw bongz deng byoengq, cienzbouh dwg cug、nem、at caeuq gizyawz dajcim daengj bae yw cauxbaenz aenbongz deng byoengq, mbouj miz saek laeh dwg swhyienz bongz dek roxnaeuz bungq dek. Riengz dwk lwgnding sengmaj, naengdungx ngoenz beij ngoenz fatdad mizrengz, congh byoengq saejndw cugciemh deng bengrag haep red, hix riengz aenndang lwgnyez bienqvaq daj ninz bienqbaenz naengh、ndwn, gij fuengyiengq atlig cungdongj ndaw dungx bienq baenz coh laj. Daih'iek 6 ndwen gvaqlaeng gij seizgan dungxsaej okdaeuj haenx cugciemh gemjnoix, daih dingzlai daengz bi ndeu seiz daihdaej mbouj caiq doedok cix gag ndei, siujsoq 2 bi, mbangj di saejndw bongz ok haemq hung haenx aeu 4 bi, gvaqlaeng yaek cug caghwet le hix swhyienz ndei. Saejndw bongz hung iq mbouj dwg youz aen giuz doedok haenx miz geijlai hung daeuj gietdingh, cix dwg youz aenhop saejndw hung iq daeuj gietdingh, aenbongz byai fwngz mbouj ndaej con gvaq haenx heuhguh aenbongz iq, gij co mauhgvaq lwgfwngz ndeu heuhguh aenbongz hung. Aenbongz iq yungzheih ndei, aenbongz hung bienq ndei haemq nguh. Saejndw bongz gawqyienz mbouj in mbouj humz, mbouj yingjyangj lwgnyez gwn cij caeuq ok nyouh ok haex, ndaw bi ndeu swhyienz gag ndei, yenzcwz fuengmienh mbouj yungh yw. Naihsim caj de gag ndei, lwgnyez hab gwn couh gwn, hab daej couh daej, naeuz dajcaemx couh dajcaemx, seizbienh hawj aenbongz doedok sukdauq, cij dangq mbouj miz bingh.

Saejndw bongz mbouj miz saekdi yungyiemj bw? Miz! Couhdwg "gazlaengz", vunz bingzciengz heuh "laengzyouq". Couhdwg dungxsaej okdaeuj daiq lai deng aenhop saejndw caenx dauq mbouj ndaej, baenzneix dungxsaej deng naenx youq mbouj doeng, couh cauxbaenz dungxsaej deng gazlaengz, lwgnyez dungx in daejnauh, dungxraeng rueg, gig vaiq couh gumzda mboep roengzbae mbouj miz cingsaenz. Seizneix giuzbongz gig ndongj, mbat bungq lwgnyez couh daej, seizgan nanz le (itbuen daih'iek 6 diemj cung) dungxsaej deng gazsaek caez, dangyienz haih daengz sengmingh. Mwhneix couh wnggai vaiqdi soengq bae yihyen guh soujsuz. Ciuq gij gisuz suijbingz lwgnyez vaigoh seizneix, couhcinj gvejcawz duenh dungxsaej naeuh ndeu hix ndaej baujcwng lwgnyez hoizfuk cingqciengz gvaqlaeng mbouj miz bingh. Saedsaeh dwg gij gihvei saejndw bongz saeklaengz gig noix raen. Itbuen gyoebsuenq mbouj daengz 1‰. Danghnaeuz daxmeh fatyienh ndaej caeux, siengj banhfap hawj lwgnyez ninz, saeklaengz swhyienz gag hoizsoeng. Ciengeiz mbouj ndaej cengqgengz naenx cengqgengz nunaenx siengj sawj gij saeklaengz dauqbae, saejndw bongz baez bungq couh byoengq, yied naenx yied daej, dungx yied gaenj, nanzdauh mbouj dwg yied naenx yied rwix. Umj lwgnyez haeuj ndaw rungj bae hawj de raeujndang, gueng cij, hawj de ninz yaep ndeu, aenbongz couh gag menhmenh bienq unq, yaengyaeng baez bungq couh ndaej suk dauq. Mboujnex, 6 diemj cung dauqndaw itdingh aeu soengq bae yihyen.

Vihliux baexmienx gazlaengz, nemnem、saeksaek mbouj hawj aenbongz doed okdaeuj mbouj baenz bw? Mbouj baenz! Saedsaeh dwg mwngz nem mbouj maenh, hix saek mbouj ndaej. Gek gij naengnoh mwngz haep mbouj ndaej aenhop saejndw, aeu gaunem nem naengnoh, dungxsaej youq laj naengnoh doedok, yungh ngaenzdih naenx aenhop saejndw, dungxsaej daj henz ngaenzdih conh ok. Aeu mbaw gaunem gvangq dawz hwet caeuq aendungx cug ndaet bangcoh naengnoh haep maenh aenhop saejndw, lwgnding gwn imq caeuq dungxiek seiz aendungx hung iq bienqvaq hung lai, baenzlawz cug ndaet hix mbouj ndaej gaenriengz gaijbienq, mbouj dwg yingjyangj gwn cij couhdwg cug le mbouj miz yungh. Saedsaeh doenghboux bae yihyen yawj bingh haenx cungj dwg nem byoengq lo、 cug sieng lo、 naenx naeuh lo、 haenqnaek seiz naengnoh naeuh byoengq, dungxsaej conh okdaeuj.

Ndaej mbouj ndaej guh soujsuz coihbouj? Dangyienz ndaej, hoeng mbouj miz saekdi bizyau. Danghnaeuz mwh gazlaengz caiq guh soujsuz hix miz bajbingq. Gaenh geij bi daeuj mbangj di daxmeh lwgnyez vih neix ngoenzngoenz daez sim diuq damj, miz mbangj yihyen hix guh gij soujsuz nyibhab. Hoeng itdingh aeu ra aen yihyen miz gingniemh guh soujsuz lwgnding ngamq seng haenx bae guh.

### Saejndw Bongzraeng —— Dungx Baenz Aengiuz Ronghcingx

Lwgnyez seng roengzdaeuj baihnaj bangxdungx dingj dwk aen giuz hung ronghcingx ndeu, lumjnaeuz ndaw aen daeh suliu ndeu cang dwk aendaep caeuq dungxsaej, bangxhenz lienz dwk diuzsaejndw, neix heuhguh saejndw bongzraeng. Yienzaen dwg bangxdungx doiqhab mbouj caezcienz, congh saejndw hung lai, dungxsaej cungj youq baihrog, caeklaiq miz muegsaejndw (ronghcingx) duk dwk, lumj aengiuz hung ronghcingx ndeu. Muegsaejndw geij ngoenz couh yaek luet ok, saeklaeuq dungxsaej okdaeuj deng lahdawz, couh cauxbaenz muegdungx fatyienz cix dai bae. Saejndw bongzraeng caeuq saejndw doed hung mbouj doxdoengz, wnggai ceng'aeu caeuxdi guh soujsuz, soengq dungxsaej dauq daengz ndawdungx, dawz conghveuq bangxdungx nyib ndei. Itbuen ndaej cingqciengz majhung fatmaj gvaqlaeng mbouj miz bingh. Guh soujsuz ndaej youq ranzsenglwg dangseiz couh guh cix ceiq ndei. Aenvih lwg baez daej, seizgan nanz le aen dungx couh miz heiq bongzraeng, caiq soengq dauq dungxsaej couh gunnanz lo. Mbangj di aendungx saedcaih cuengq mbouj ndaej saej, cij ndei nyib naengnoh, ndangnoh bangxdungx gvaqlaeng menh nyib. Aen giuz ronghcingx haemq iq haenx itbuen cungj yungzheih nyib ndei, mbouj nyib caj byoengq le couh gig nanz yw ndei, ndigah fanzdwg saejndw bongzgawh cungj wngdang ceng'aeu vaiqdi guh soujsuz, mbouj ndaej ngeizvaeg, yied vaiq yied ndei.

Aengiuz ronghcingx daegbied hung, gujgeiq mbouj ndaej nyib haeuj ndawdungx bae, naengnoh hix mbouj gaeuq hung, hix ndaej sien oep raemxyw mied sigin, youq yihyen ywbingh baujhoh, caj caengznaeng saejndw baihrog giet biuj. Baenzneix geij ndwen le caiq siengj banhfap guh soujsuz, itbuen hix ndaej yw ndei.

## Bangxdungx Dek —— Saejlwg Conh Ok Rog

Lwgnding doekseng seiz couh raen saejlwg conh ok rog bangxdungx. Congh saejndw gig hung, bangxhenz diuzsaejndw aen congh hung ndeu, dungxsaej ginggvaq gizneix conh ok, heuhguh bangxdungx dek. Aiq dwg saejndw bongzraeng youq mwh senglwg naenx byoengq, hoeng dingzlai dwg dungxsaej caeux couh youq baihrog bangxdungx, aenvih seng roengzdaeuj le couh raen dungxsaej gaenq deng raemxyiengz cimq foeg caemhcaiq nem baenz ndaek ndeu. Neix hix caeuq saejndw bongzraeng ityiengh, mbouj gibseiz guh soujsuz couh mbouj ndaej senglix roengzbae; danghnaeuz nyib ndei, ndaej majhung fatmaj vanzcienz cingqciengz, ndigah aeu gaenxmaenx ceng'aeu guh soujsuz. Hoeng bangxdungx dek yawhlaeng mboujyawx saejndw bongzraeng, aen beijlaeh yw lix haemq daemq, daihgaiq 50%, caemhcaiq dingzlai aeuyungh 2 baez soujsuz. Cungj bienqyiengh neix seizneix cungj ndaej youq senglwg gaxgonq genjcaz seiz duenhbingh okdaeuj, hix miz vunz gujgeiq yiengh bienqyiengh haenqnaek lai cix geizcaeux yinxcanj. Dangyienz cungj yawjfap neix seizneix vanzlij miz cenglwnh.

## Sengcingz Saejlaux Hungloet

Neix hix dwg lwgnding ngamq seng sengcingz bienqyiengh, dwg mbangj di sinzgingh saejlaux fatmaj mbouj cingqciengz, dungxsaej hozdung mbouj cingqciengz, mbouj ndaej cingqciengz baiz haex, yienghneix ciengzseiz haexgaz, ciemhciemh dawz saejlaux mbaet ndaej gig hung gig raez, heuhguh sengcingz saejlaux hungloet. Gizsaed, saejlaux hungloet dwg mbaet youq, ngoenzlaeng cauxbaenz.

Cungj lwgnyez neix seng roengzdaeuj couh mbouj baiz gij haex ndaw dungx daxmeh (haex ndaem), gvaqlaeng hix nanz ok haex, dungx ciengzseiz raeng. Gij yiemzcungh haenx dungx raeng lumj aen'gyong, engqdaengz rueg, raeng ndaej diemheiq gunnanz. Hoeng bingzciengz mbouj miz baenzneix haenqnaek. Haexgaz hix mizseiz hoizsoeng, dungxraeng seiz ndei seiz rwix. Lwgnyez cugciemh majhung cix dan biujyienh baenz haexgaz gengget, mbouj swiq dungxsaej mbouj gwn yw couh baiz mbouj ok haex. Ndawdungx ciengzseiz cwk rim daihliengh haex, ciengzseiz mbaet ndaej saejlaux yied daeuj yied hung. It ngeih bi le, mbangj saejlaux aenvih ciengzgeiz bongzraeng cix yinxhwnj mazmwnh mbouj miz danzsingq cix cauxbaenz gya'gvangq mbouj miz hanhdoh, yienghneix dauqfanj sawj gizyawz saejlaux sukiq, doeklaeng daih'iek daengz nienzgeij hwnjhag le, cij miz duenh saejlaux ndeu baenz aen naengfoeg youh na youh hung ndeu, hoeng gizyawz saejlaux cungj hoizfuk cingqciengz.

Cungj lwgnyez neix cij gwn mbouj ok haex, dangyienz yingzyangj mbouj gaeuq, ndangdaej fatmaj deng yingjyangj, majhung le lai dwg dungx hung, gen ga saeq, ndangsang mbouj gaeuq. Yiengh lwgnyez neix gig noix raen, hoeng lwgnding ngamq seng sengcingz saejlaux hungloet ciengzseiz raen. Gij yienzaen saejlaux hungloet dai bae ndawde ceiq lai raen dwg lwgnding ngamq seng dungxraeng rueg, mbouj ndaej hoizsoeng cix mbaet dai. Daihngeih dwg fatseng dungxsaej fatyienz; youh aenvih haex nanz baizok, gij huqdoeg haex nyouh lahdawz cungj baiz mbouj okbae cix deng daihliengh supsou, cauxbaenz dengdoeg dai bae. Lij miz cungj daegbied cingzgvang ndeu heuhguh "gij yienghsiengq yungyiemj saejlaux hungloet", hix dwg aenvih daihliengh haex dingzdaengx seizgan nanz lai sawqmwh miz moux cungj sigin daihliengh sanjmaj, cauxbaenz gominj cix dai bae. Ciengz raen binghyiengh dwg aendungx sawqmwh bongz lumj aen'gyong, hezyaz gig vaiq gyangqdaemq, daima, diemheiq gunnanz, gig vaiq simdaeuz couh dingz diuq. Neix lai dwg ndaw haex mizok heiq sigin daihliengh sanjmaj, daihliengh heiq fwt demlai hoeng baiz mbouj okdaeuj, dungxsaej raeng lai, sailwed deng bik saeq, sinzvanz mbouj ndei cix mizok doxgaiq mizdoeg, ganj mbouj gib ciengjgouq cix dai bae.

Yw ndei gij goekbingh saejlaux hungloet dwg aeu baengh soujsuz gvejcawz duenh saej sinzgingh mbouj cingqciengz haenx. Saejlaux hungloet dingzlai cungj gag hoizfuk, dauqfanj ndaej louz bouhfaenh ndeu roengzdaeuj. Neix dwg aen soujsuz hung ndeu, hoeng seizneix gwnz gozci gaenq mbouj miz aen baugau dai vunz, dan dwg soujsuz gvaqlaeng gaemhanh baiz haex mbouj lingz lij caengz ndaej baujcwng, cujyau dwg soujsuz gvaqlaeng yinhlienh mbouj gaeuq. Aenvih cungj lwgnyez miz bingh sengcingz haexgaz neix, doekseng roengzdaeuj couh mbouj miz gij gingniemh cingqciengz baiz haex, hix coengzlaiz mbouj miz gvaq cingzciengz siengj baiz haex roxnaeuz roxnyinh daengz gaenq baiz haenx liux. Soujsuz gvaqlaeng yienznaeuz duenhsaej miz binghbienq haenx gaenq deng gvejcawz, hoeng lwgnyez coengzlaiz caengz hag gvaq baiz haex, ndigah vanzlij caengz rox ok haex. Canghyw hix ciengzseiz dwg soujsuz gvaqlaeng louzsim mbouj gaeuq, hix mbouj son daxmeh yinhlienh lwgnyez, cauxbaenz lwgnyez ciengzgeiz guhbaenz gij sibgvenq mbouj ndei haexgaz roxnaeuz mbouj rox haex nyouh ndaemq, ciengzseiz hwnj cunghyoz le gag roxsoq cijndaej gaijgez gij vwndiz vaq uq haenx.

Miz mbangj saejlaux hungloet haemq mbaeu, duenhsaej binghbienq gig dinj, liz bak conghhaex gig gyawj, lwgfwngz cap haeujbae couh daengz ndaw saej deng saek, daegbied dwg lwgnding ngamq seng, danghnaeuz ndaej siengj caenh banhfap genhciz ngoenznaengz baiz haex, ngoenznaengz dinghseiz yungh guenj conghhaex cuengq heiq swiq dungxsaej, couh ndaej baujcwng sengleix cingqciengz, ngoenznaengz mbe'gvangq conghhaex sawj duenhsaej mbouj miz sinzgingh haenx rag soeng, mbouj mbaet duenh saej baihgwnz, seizgan nanz le, gij rengzbeng duenh saej baihgwnz demgya, duenh saej binghbienq baihlaj hix deng rag soeng, duenhgwnz yunghrengz couh ndaej caenx haex okdaeuj, yienghneix saejlaux hungloet hix ndaej mbouj yungh guh soujsuz cix bienq ndei.

Mbangj boux yiemzcungh lai haenx, rueg, mbouj ndaej gwn, gaenq miz gij biujyienh dungxsaej fatyienz、dengdoeg fatndat daengj binghyiengh haenq, seizseiz miz gij yungyiemj dai vunz, ciengz gaenj aeu guh soujsuz bingh gaenjgip, sien youq gwnz dungx hai aen congh ndeu baiz haex, heuhguh "conghcauhsaej", lwgnyez hoizsoeng gvaqdaeuj caiq guh soujsu yw ndei caez.

## Mbouj Miz Conghhaex —— Conghhaex Fungsaek Caeuq Sengcingz Conghhaex Foeg

Mbouj miz conghhaex dwg gij bienqyiengh ciengzseiz raen. Mbouj miz conghhaex mbouj ndaej baiz haex, mbouj nanz couh yaek mbaet dai. Cungj mbouj miz conghhaex ndaej mbaet dai vunz neix cij ciemq siujsoq, daih dingzlai mbouj miz conghhaex doengzseiz gyoeb miz sengcingz conghhaex foeg. Daj aen "douhenz iq" neix ndaej baiz ok saekdi haex saw caeuq heiq, ndigah dingzlai lwgnyez miz gij bienqyiengh mbouj miz conghhaex haenx mbouj dai bae. Engqlij mbangj di lwgmbwk doekseng gvaqlaeng gig nanz cij deng fatyienh mbouj miz conghhaex. Seng roengzdaeuj mbouj miz haex ndawdungx (lwgnding doekseng le ok 3 ngoenz haex ndaem heuhguh haex ndawdungx), couh wnggai ngeix daengz mbouj miz conghhaex, canghyw baez yawj couh rox cazbingh mbouj miz conghhaex. Hoeng seng okdaeuj le miz haex ndawdungx, gizsaed dwg daj conghhaex foeg baiz okdaeuj, bouxvunz mbouj sijsaeq couh ngeix mbouj daengz aiq dwg conghhaex bienqyiengh, cix mbouj sijsaeq cazyawj conghhaex. Ndigah cij miz seng okdaeuj gig nanz le cij daeuj yawj bingh, fan yawj gij binghlaeh doekseng seiz geiqloeg dwg cingqciengz. Lwgsai mbouj miz conghhaex ndaej youq gizdieg conghhaex cingqciengz (conghhaex gumz ―― miz gizdieg hozdung sousuk) baihnaj miz aen congh iq ndeu baiz ok haex, heuhguh conghhaex fungsaek caetconq veiyinh foeg, haemq yungzheih yawjraen. Danghnaeuz aenfoeg youq sainyouh, couh gig nanz yawjraen haex ndawdungx, aenvih haex ndawdungx gyaux youq ndaw nyouh. Cungj neix heuhguh conghhaex fungsaek caetconq sainyouh foeg roxnaeuz rongznyouh foeg. Aenvih congh foeg iq lai ciengzseiz mbouj ndaej senglix roengzbae, bik bohranz mehranz geizcaeux soengq lwgnyez bae yihyen genjcaz. Lwgmbwk mbouj miz conghhaex sengcingz miz acnfoeg, haex ndawdungx couh daj conghced roxnaeuz veiyinh laeuh okdaeuj, heuhguh conghhaex fungsaek caetconq veiyinh foeg (youq baihlaeng rog conghced)、conghhaex fungsaek baihnaj caetconq foeg (baihndaw bak conghced baihrog muegsengsau) roxnaeuz conghhaex fungsaek caetconq conghced foeg (baihndaw muegsengsau ok haex ndawdungx). Bak aenfoeg haemq hung, mbouj miz gij biujyienh baiz haex gunnanz, ndigah moix baez vuenh vajnyouh hix yawj mbouj ok vwndiz. Engqlij moix baez aenbiuj sawq conghhaex cungj ndaej swnhleih cap haeuj cix rau ndaej gij dohraeuj conghhaex, ciuqseiz geiqloeg. Hoeng doeklaeng couh okyienh bak conghced hoengzfoeg naeuhnwd, gvaqlaeng haex hawqsauj (daegbied dwg gij lwgnyez gwn cijvaiz haenx), cix okyienh baiz haex gunnanz, dungx raeng, cij louzsim daengz mbouj miz conghhaex.

Mbouj miz conghhaex bietdingh aeu guh soujsuz ywbingh, yied caeux yied ndei. Caenhguenj dahlwgnding miz congh aenfoeg haemq hung, ndaej baiz haex, hoeng hix mbouj ndaej doengrat. Seizgan yied nanz caetconq mbaet ndaej yied co yied na, couhcinj guh soujsuz le, hix aeu gig nanz seizgan cij ndaej hoizfuk cingqciengz, sawj soujsuz gvaqlaeng duenh seizgan nanz ndeu baiz haex gunnanz, ciengzgeiz aeu swiq dungxsaej gya'gvangq conghhaex, gikcoi baiz haex.

Mbouj miz conghhaex aenvih faen miz fungsaek lai noix, gij fuengfap ywbingh nanzdoh hix mbouj ityiengh, fungsaek cingzdoh yied sang dangyienz yied fukcab, mizseiz aeu guh song sam baez soujsuz, hoeng mboujlwnh baenzlawz yiengh gij gisuz suijbingz seizneix cungj ndaej guh daengz gij goengnaengz okhaex cingqciengz, baujcwng majhung baenz vunz seiz ndaej camgya gij hozdung aenbiengz cingqciengz.

## Aenraem Ndumjyouq —— Ndaw Daehraem Miz Aen'gyaeq Ndeu Roxnaeuz Mbouj Miz Aen'gyaeq

Lwgsai seng roengzdaeuj couh wnggai miz song aen gyaeqraem (vagsug heuhguh aen'gyaeq) doengzseiz cungj youq ndaw daehraem, sijsaeq lumh lumj doiq ngveih duhdoem ndeu, baihlaeng lij lienz dwk diuz luenz sienghenz ndeu, lumj naed duhbap hung ityiengh. Danghnaeuz miz mbiengj ndeu miz aenraem lingh mbiengj mbouj miz, couh heuh mbiengj ndeu aenraem ndumjyouq, song mbiengj cungj mbouj miz heuhguh song mbiengj aenraem ndumjyouq. Aenraem dwg guenj lwgmbauq mwh seizcoz fatmaj (lumjbaenz bienq singhoz, miz hozgyaen caeuq ndangnoh fatdad) caeuq diuzceuq bouxsai fatmaj. Lingh aen cozyung dwg mizok lwgcing guenj baenzgya senglwg.

Lwgnding ngamq seng seiz aenraem ndaej youz hwnj youz roengz, mizseiz lumh mbouj daengz, hoeng ninz le cungj wnggai lumh daengz. Danghnaeuz caen dwg aenraem ndumjyouq couh wnggai gibseiz yw. Yiennaeuz baenzgya senglwg dwg gij saeh vunzhung, hoeng ywbingh nguh le fatmaj deng yingjyangj. Seizneix caeznyinh dwg ceiq nguh aeu youq bi buenq gaxgonq sawj aenraem daengz dieg, mboujnex lainoix cungj yaek miz gij yungyiemj fatmaj mbouj caezcienz.

Gij gaenbonj fuengfap ywbingh dwg guh soujsuz bang de roengzdaeuj, maenhdingh daengz ndaw daehraem bae. Hix miz vunz cawjcieng sien dajcim mbangj ywgiksoq diuzcingj neifwnhmi, mizseiz ndaej coi roengzdaeuj, ceiqnoix coi roengzdaeuj bouhfaenh ndeu, soujsuz hix lai ndei guh di, hix mizseiz vihliux gamqbied aenraem dwg mbouj dwg fatmaj cingqciengz, dajcim le fanjwngq ndei couh cingqciengz, mboujnex couh mbouj cingqciengz.

Mbiengj ndeu aenraem ndumjyouq hix bietdingh aeu guh soujsuz rag haeuj ndaw daehraem bae. Caenhguenj mbiengj gyaeqraem ndeu cingqciengz hix ndaej baujcwng senglwg caeuq fatmaj, hoeng lingh aen gyaeqraem youq lingh mbiengj haenx gig yungzheih bienqbaenz ngaiz, bienqbaenz baez yakrwix, cauxbaenz mbouj ndaej ywbingh. Danghnaeuz lwgnyez hung lo, aenraem mbouj youq ndaw daehraem haenx gaenq mbouj miz cozyung, hix wnggai gvej bae, mienx ndaej bienqbaenz ngaiz.

Mizseiz gizdieg aenraem ndumjyouq gig nanz ra raen, ciengzseiz aeu guh CT、B Cauh daengj yingjsieng bangcoh dinghvih, mienxndaej guh soujsuz le lij ra mbouj raen aenraem senj dieg haenx.

Mizseiz aenraem ndumjyouq mbouj fatmaj, hix miz aenraem gaenq doekdaemq haenx dwg sukreuq, cungj gyaeqraem yienghneix dangyienz mbouj miz saekdi cozyung. Gij raem cingqciengz lumj ngveih duhdoem, raez luenz, nyangqnywt, hoeng aenraem sukreuq mbouj fatmaj gig iq、gig mboep、gig unq, guh soujsuz seiz mbouj ndaej gamqbied ndaej sien cuengq youq ndaw daehraem caiq laebdaeb cazyawj, mboujlwnh cungj bienqvaq lawz seizlawz cungj lumh ndaej daengz.

Ndaw daehraem mbouj miz aenraem, mboujguenj dwg sengcingz sukreuq roxnaeuz dwg gvejcawz, sawj ndaej yienghceij aen daehraem mbouj cingqciengz, ciengzseiz sawj lwgnyez yawjsiuj bonjfaenh, mbouj gamj caeuq gij lwgnyez wnq caez dajcaemx oknyouh, vihneix miz mbangj canghyw yaek dawz song aen doxgaiq lumj aen giuz nyib haeuj ndaw daehraem lwgnyez bae, ndaej gaijgez gij vwndiz simleix atlig lwgnyez.

## Baihlaj Sainyouh Dekleg —— Vunz Yaemyiengz Gyaj

Lwgsai seng roengzdaeuj mbouj miz diuzceuq, hoeng miz daehraem caeuq gyaeqraem, vunzlai loek nyinhnaeuz dwg vunz yaemyiengz (song singq bienqyiengh). Gizsaed, neix ciengzseiz dwg sainyouh dekleg bienqyiengh, cingqcingq caencaen dwg lwgsai, cij mboujgvaq dwg congh bak sainyouh mbouj dwg youq gwnz diuzceuq cix dwg youq giz goek diuzceuq, cauxbaenz diuzceuq caeuq daehraem lienz baenz aen cingjdaej ndeu mbouj ndaej faenhai daiz hwnj, lumjnaeuz mbouj miz diuzceuq. Aenvih congh bak sainyouh youq baihlaj diuzceuq, ndigah heuguh baihlaj sainyouh dekleg. Cungj bienqyiengh neix, danghnaeuz mbouj guh soujsuz niujcingq, lwgnyez coglaeng mbouj ndaej gietvaen, mbouj ndaej senglwg. Ndigah gij singqgoengnaengz caeuq singq iugouz de cungj dwg bouxsai cingqciengz, ndigah bietdingh iugouz guh soujsuz. Neix bonjlaiz ndaej caj lwgnyez hung le caiq guh soujsuz, gaenh geij bi daeuj gyahcangj iugouz yied guh yied caeux. Hoeng lwgnyez iq lai coihbouj sainyouh, saeklaeuq laeuh cim ndeu siengdoiq yingjyangj hung lai, vihneix couh miz vunz sien dawz diuzceuq beng soh, sawj gij lwgnyez miz bingh haenx yawj hwnjdaeuj lumj lwgsai cingqciengz, hung le aeu ndwn dwk oknyouh gaxgonq caiq coih sainyouh. Yiennaeuz song baez soujsuz, hoeng ndaej muenxcuk gij iugouz gyahcangj, yaugoj engq miz bajbingq.

## Sengcingz Aenmak Cwk Raemx

Aenmak cwk raemx dwg aenmak caeuq diuz saisoengqnyouh giz doxciep haenx gaebgeb mbouj doeng, cix hawj aenmak deng nyouh mbaet baenz aen giuz hung ndeu, seizgan nanz le, aenmak bongzraeng baenz caengz bozmoz ronghcingx ndeu, cix saetbae gij goengnaengz baiz ok nyouh. Aenvih bouxvunz miz 2 aen mak, miz aen ndeu ndei couh ndaej cingqciengz gwndaenj sengmaj, ndigah couhcinj mbiengj aenmak ndeu cengq raeng baenz acn giuzraemx hung ndeu, lwgnyez hix mbouj miz saekdi biujyienh indot. Cijmiz cengq raeng ndaej hung lai, cij raen ndaw dungx miz aen doxgaiq foeg hung ndeu. Yiennaeuz miz aen mak ndeu couh ndaej senglix, hoeng lij dwg 2 aen mak baujyiemj, ndigah vanzlij dwg wnggai ceng'aeu caeux fatyienh、 caeux cazbingh、 caeux guh soujsuz ywbingh, ndaej bauj maenh aenmak.

Bingh mak yw ndei vanzlij miz goengnaengz. Danghnaeuz song mbiengj cungj dwg mak cwk raemx, yienghneix engq aeu caeux guh soujsuz, ciengjgouq bouhfaenh goengnaengz aenmak, mboujnex cijndaej caj guh mak senj ndaem lo.

Seizneix gohyoz cinbu, mak cwk raemx youq daxmeh daiqndang seiz couh ndaej cazbingh, senglwg le ndaej sikhaek guh soujsuz. Meijgoz gaenq miz vunz youq ndaw dungx daxmeh couh guh soujsuz, dawz aen dungx daxmeh dajhai, youq ndaw dungx daxmeh bang lwgnyez guh soujsuz, caiq nyib ndei aendungx daxmeh, daengz mwh yaek seng lwg caiq hai dungx aeu lwg, meh lwg cungj bingzan, heuhguh "lwgndawdungx vaigoh soujsuz".

## Giz Ndoksoenj Aenfoeg Ndawdungx Bienqyiengh ——— Baihlaeng Caekhaex Aenfoeg Ndawdungx Bienqyiengh

Lwgnyez doekseng gvaqlaeng couh raen giz ndoksoenj foeg hung, luenzlu loq miz di doedok mbouj gveihcwz. Ndaej gig iq lumj makhwzdauz, hix ndaej gig hung engqlij beij lwgnyez lij hung boix ndeu, mwh guh soujsuz miz vunz gangjriu naeuz dawz lwgnyez daj gwnz aenfoeg gvej roengzdaeuj. Itbuen ciengz raen dwg beij aen'gyaeuj lwgnyez iq di. Ndongj unq hix mbouj yinz, conghhaex lai youq gwnz aenfoeg, hoeng ok haex cingqciengz, ok nyouh mbouj miz yingjyangj. Mizseiz dwg aenfoeg unq gig lumj mueg ndoksaen bongzraeng. Canghyw ndaej faenbied song yiengh neix. Mboujlwnh baenzlawz yiengh cungj wnggai gibseiz guh soujsuz gvejcawz, yied caeux yied ndei, aenvih aenfoeg ndawdungx bienqyiengh miz bouhfaenh ndeu (daihgaiq 1/4) dwg yakrwix. Mwh lwgnding ngamq seng gvejcawz yaugoj gig ndei, caiqlij mbouj yungh guh valiuz, itdingh ceng'aeu caeuxdi guh soujsuz. Lijmiz cungj foeg gwnz ndoksoenj ndeu miz vunz hix heuh de guh aenfoeg ndawdungx bienqyiengh, gizsaed dwg gij lienzndang bienqyiengh mbouj doxdaengh. Aenfoeg baihlaeng saedsaeh dwg gij lwgsongseng caengz maj ndaej ndei, danghnaeuz maj ndaej ndei caemhcaiq faenhai couhdwg doiq lwgsongseng ndeigyaez ndeu. Mboujguenj de dwg gijmaz hix cungj wnggai gvejcawz, lwgnding ngamq seng seiz caeux guh cij ndei.

# Cieng Daih 3
# Gij Bingh Ciengz Raen Lwgnding

## Lwgnding Baenz Sizcinj Dwg Gijmaz

Lwgnding baenz sizcinj dwg cungj binghnaengnoh youq seiz lwgnding ciengzseiz raen ndeu, vunz bingzciengz heuhguh "gyakcij". Sizcinj dwg youz lai cungj yinhsu ndaw rog yinxhwnj, caeuq bendai fanjwngq miz gvanhaeh maedcaed, miz gij baeyiengq iemqok mingzyienj, dwg cungj binghnaengnoh fatyienz yienh'ok gij fanjwngq menhsingq fanfoek fatbingh ndeu. Cungj bingh neix baudaengz mbangj boux lwgnding senjvihsingq binghnaengnoh.

Gijmaz heuhguh seiz lwgnding senjvihsingq binghnaengnoh ne? Daih'it raeuz sien liujgaij gangjnaeuz senjvihsingq dwg ceij ndaw gyaranz daxmeh caeuq daxboh (goengda、yahdaiq、bohgoux、mehheiz、daxgoeng、daxbuz、bohlungz、boh'au、daxgux) dwg mbouj dwg miz vunz baenz ae'ngab、gominjsing bizyenz; daihngeih dwg mbouj dwg miz doiq gijgwn gominj, gwn nohvaiz、nohyiengz、bya gungq le, naengnoh humzhaenz baenz raiz hoengz; caiq miz couhdwg vaqniemh lwedsaw ndawde gij fanjyingsu demsang (*IgE* demsang); doeklaeng dwg bwzsibauh ngah soemj ndaw lwed demlai.

Gij naengnoh lwgnding mbangmbit oiqnem, itbuen baihrog gikcoi ndaej yinxhwnj naengnoh hoengzfwg, lumj deng muz nu gvaq nei. Gij yienzaen lwgnding sizcinj fatbingh itbuen miz geij aen fuengmienh lajneix: ①Gij yinhsu yizconz: Lwgnding miz yizconzsing, ndangdaej yungzheih baenzbingh, ndaw fuengzcug miz vunz miz gij lizsij senjvihsingq binghnaengnoh.②Gij yinhsu baihrog: Lumjbaenz youq ndaw vanzging raeujrub caemhcaiq cumxcat roxnaeuz hawqsauj gvaqbouh haenx youq, ndaw hoengheiq miz nonnengz、faenjva、bwn doenghduz（bwn yiengz、bwn douq）, yungh raemxsaw caeuq genj cat swiq daiq lai caeuq bungq gij doxgaiq bwn daemj baenz、gij doxgaiq vacenh daengj. ③Gij yinhsu baihndaw: Gwn gij doxgaiq yinxhwnj gominj lumj cijvaiz、gyaeqgaeq、dang nohvaiz nohyiengz、bya gungq daengj doxgaiq ndaw haij. ④Gij yinhsu wnq: Miz mbangj lwgnding siuvaq gijgwn seiz ndaw dungxsaej oemqfat gig lai; gij veisonh ndaw myaiz caeuq ndaw cij rueg ok haenx gikcoi naengnoh henz bak; siuj bouhfaenh lwgnding youq seng gvaqlaeng geij aen singhgiz ndawde, aenvih gij yungzsing gizsu daj ndaw ndang daxmeh aeu ndaej de sawj lauznaeng bienq lai, sawj gwnz naeng hwnj nengz daiq miz gij lauz iemqok. Doengh gijneix cungj doiq naengnoh cauxbaenz le itdingh gikcoi yinxhwnj sizcinj. Gij nongeiqseng ndaw dungxsaej, caeuq sigin roxnaeuz binghdoeg lahdawz hix dwg aen yinhsu hung ndeu.

Lwgnding baenz sizcinj gij biujyienh de dingzlai dwg sien fatseng youq gwnz gyaeuj, dingzlai dwg raizhoengz iq caeuq naengnwnj iq comz baenz gyoengq roxnaeuz sanq youq, naenggyaeuj caeuq najbyak ciengz miz nyaqgyaep youzlauz saekhenj caeuq naenggyaep, danghnaeuz deng gaeu ngad daengj gikcoi, hix bienq hoengzfwg caemhcaiq miz raemx iemqok, naeuhnwd giet gyaep. Aenvih humznyub hojsouh simnyap mbouj onj, haeuj ninz mbouj nanz couh singj, gwn mbouj ndei engqlij bienq byom. Mizseiz aenvih humz gaeu le, yinxhwnj naengnoh riengzlaeng deng lahdawz engqlij ok nong giet mbangq, linzbahgez henzgyawj foeg hung.

Linzcangz fuengmienh faen baenz song cungj loihhingz. ①Yiengh lauz iemqok: Lai fatseng youq doekseng le 1～2 ndwen, gij naengnoh najbyak、gwnz gemj lwgnding hoengzfwg, caemhcaiq miz gij nyaqgyaep youzlauz saekhenj, gij nyaqgyaep youq gwnz dingjgyaeuj engqgya gaenjmaed nanwt. Dingz cij roxnaeuz gaijndei guengciengx le couh cugciemh bienq ndei. ②Yiengh iemqok: Ciengzseiz raen youq gij lwgnding 3～6 ndwen, dingzlai dwg bouxlwg biz, youq gwnz najbyak、gwnz gemj、ndangdaej gen ga miz raizhoengz、naengnwnj、bopraemx iq、naeuh caeuq iemqok daengj bienqvaq, hix ndaej miz biujmienh giet gyaep, humznyubnyub, lai fatseng riengzlaeng lahdawz.

Lwgnding baenz sizcinj seiz caekhaex、luengq dungx sizcinj bietdingh aeu caeuq vajnyouh oep baenz binghhnaengnoh nem cinhgin lahdawz doxfaen. Vajnyouh oep baenz binghhnaengnoh lai fatseng youq caekhaex、veiyinh caeuq ndaw mbiengj baihndaw gahengh, dwg youq giz vajnyouh bungq deng haenx, gij henzbien naengnwnj、bopnwnj、raizhoengz gyuemluemz cingcuj. Gij henzgyawj conghhaex deng cinhgin lahdawz, aiq miz naengnwnj benj bingz caeuq baenz gaiq raiznding saek feuz, henz bien loq doedok, faen'gyaiq cingcuj, ciengzseiz gyoeb miz conghbak lahdawz.

Fuengzceih cungj bingh neix ceiq youqgaenj dwg saeqsim hohleix caeuq hableix guengciengx. Aeu rox fatyienh gij doxgaiq aiq yinxhwnj gominj haenx, baexmienx deng gak cungj baihrog gikcoi mbouj ndei haenx, lumjbaenz raemxndat log swiq、dak ndit、gaeu、swiqcat gvaqbouh, buhndaw mbouj yungh gij buh hamz miz bwn、gij doxgaiq sei daemj baenz, gaej raeuj lai（raeuj seiz yungzheih gyanaek ndang humz）, buhvaq denz seuqcingh、unqnem、hung gvangq. Haeujsim gij cingzgvang siuvaq lwgnding, gaej gueng imq lai; baexmienx gueng cij seizgan mbouj miz gvilwd; haeujsim gij vwndiz miz mbouj miz doiq gijgwn gominj, daegbied dwg doiq gij danbwz doenghduz gominj; daxmeh aeu gij cij swhgeij guengciengx lwgnding haenx wnggai haeujsim gwnndoet caeuq lwgnding baenz sizcinj naekmbaeu miz maz bienqvaq. Gij naenggyaep lwgnding baenz sizcinj ceiqndei aeu youzdoenghgo mad cawz bae, gaej yungh raemx caeuq genj. Giz baenz sizcinj de ndaej yungh baengzsa seuqsak bae baujhoh caemhcaiq daep madfwngz hawj lwgnding fuengzre gaeu. Lwgnding baenz sizcinj caengz ndei seiz gaej ndaem cehdok, hix gaej caeuq boux ngamq ndaem cehdok nem boux baenz bop haenx dox ciepcuk, baexmienx yinxhwnj sizcinj cehdok roxnaeuz sizcinj aenbop.

Baenz sizcinj le youq mwh gaenjgip okyienh hoengzfoeg、naeuh、iemqok, ndaej yungh $1\% \sim 4\%$ raemxbungzsonh oep, caj siubae le ndaej yungh youzcawzcumx roxnaeuz ywgau leizfuznuzwj yangjvasinh huzci daengj gau unq cat baihrog, gwn ywsihyoz ndaej genj gij yw anhloih dingj cujciz haenx, ywdoj cix aeu siu ndat leih cawz cumx guhcawj.

Dingzlai lwgnding baenz sizcinj cawzbae gij goekbingh le cix cugciemh bienq ndei, boux lwgbingh baenz senjvihsing binghhaengnoh daengz 2 bi le aiq bienq ndei, hoeng boux lwgnding deng ngaiznyed mbouj ndei beij gizyawz yienzaen yinxhwnj sizcinj haenx engq lai.

## Lwgnding Baenz Sizcinj Baenzlawz Guh

Lwgnding cib boux miz bet gouj boux cungj miz aen seizgeiz ndeu baenz sizcinj. Itbuen dwg song ndwen lai couh hainduj baenz, sien dwg gwnz bwnda gwnz gemj, baezlaeng daengx fajnaj caiqlij daengz bakaek dem, miz mbangj daengx ndang dauqcawq cungj dwg. Gij biujyienh sizcinj hix faen miz naek mbaeu, mwh hainduj gig mbaeu cij biujyienh baenz naengnoh hawqsauj, hwnj saekdi naenggyaep hau, naek le couh bienq hoengz iemq raemx, engq naek cix bienqbaenz mienh iemq raemx hoengzsien, loq bungq lij aiq iemq lwed dem. Gij sizcinj mbaeu haenx itbuen mbouj in mbouj humz, lwgnyez mbouj roxnyinh daengz; gij naek de cujyau dwg humz, sawj lwgnyez mbouj onj, aeu gyaeuj ngad aenswiz; gij engq naek de bienqbaenz hoengzsien iemqok naengnoh seiz cix loq bungq couh in, mbouj bungq couh humz, lwgnyez mbouj ndaej ninz onj. Itbuen dwg 6 ndwen baedauq ceiq naek, 9 ndwen gvaq le cugciemh siusaet, naengnoh hoizfuk cingqciengz, mbouj louz riz, siujsoq hix miz ngaiznyed daengz saek bi song bi cij ndei, saekdi lwgnyez youq ndangdaej moux giz dieg louz roengz di menhsingq sizcinj, gvaq geij bi le cij bienq ndei.

Gij yienzaen baenz sizcinj mbouj cingcuj. Itbuen nyinhnaeuz dwg cungj gominj fanjwngq ndeu (hix heuhguh menjyiz fanjwngq), dwg aen gocwngz lwgnding cugciemh hab'wngq vanzging, daegbied dwg hab'wngq gijgwn gominj, ginggvaq itdingh seizgan muzlienh, daihdaej cienzbouh hab'wngq lo, cungj naengnoh fanjwngq neix hix couh mbouj miz dem lo. Dingzlai sizcinj cingqcaen hawj lwgnding cauxbaenz haemzhoj, boux haenqnaek de haemzhoj lij mbouj noix, caemhcaiq hix aiq deng lahdawz cix cauxbaenz yungyiemj, ndigah aeu rox di cihsiz ywbingh ndeu.

Itbuen sizcinj mbouj miz gij binghyiengh mingzyienj, mbouj in mbouj humz, cij dwg yawj mbouj ndeiyouq, ceiqndei mbouj guh saek yiengh ywbingh, mboujnex aiq yied yw yied haenq. Humz dwk mbouj ndaej ninz seiz, ndaej yaengyaeng yungh fwngz ngadngad, mad yaep ndeu couh mbouj humz dem lo, lwgnyez couh caemrwgrwg lo. Itbuen hoengz humz iemq raemx mbouj lai seiz ndaej yungh di gausizcinj ndeu, dangyienz aeu cam boux canghyw bizfuhgoh. Youq mboengq dinj ndeu yungh di gau meizciuhyouz yangjvasinh roxnaeuz gaufuhginghsungh cungj ndaej, 2 aen singhgiz doxhwnj cix ra boux canghyw bizfuhgoh yenzgiu baez ndeu cij ndei. Raemx iemqok daiq lai youzgau cat mbouj ndaej, cix hab aeu raemxbungzsonh baengzsa mbaeq oep. Gaenx vuenh gaenx oep, geij ngoenz couh ndaej hawq lo, hoeng gij seizgan baenzbingh mbouj gaeuq lij yaek fukfat dem. Aenvih goengnyinh sizcinj caeuq gij vanzging gwnndoet gominj miz gvanhaeh, ndigah miz vunz cawjcieng vuenh cij, boux daxmeh neix geih bak, haujlai doxgaiq cungj mbouj hawj gwn, caemhcaiq miz vunz hixnaengz dingz gueng cij gaij gwn gau mba. Gou mbouj doengzeiq, aenvih sizcinj mbouj ndaej geij ngoenz cawz rag, ciengzgeiz mbouj gwn cij aiq yinxhwnj siuvaq mbouj ndei roxnaeuz yingzyangj mbouj ndei, ndigah yinxhwnj gijmaz bingh aiq beij sizcinj sienghaih engq hung, ndaej noix vut lai. Hix miz vunz mbouj hawj lwgnyez swiq naj, naeuz sizcinj lau raemx, engq mbouj hawj yungh genj, naeuz lau gominj, gou hix mbouj doengzeiq. Sizcinj bonjlaiz couh lau deng lahdawz, mbouj swiq naj cix mbouj uq lai bw? Gwnz naj cat haujlai gauyouz raemxyw, mbouj yungh genj baenzlawz swiq ndaej seuq? Sizcinj gag maj gag mied mbouj louz riz, saeklaeuq lahdawz le sigin, yinxhwnj binghlwedbaih cix haih daengz sengmingh, yinxhwnj mbangj giz ok nong naeuhnwd cix bietyienz louz rizbiuj. Caiq gangj mwngz yungh gijmaz fuengfap hix mbouj baujcwng ndaej geij ngoenz ndawde cawz raeg, lij dwg yaek fanfoek geij ndwen cij ndei, hix dwg ndaej noix saet lai. Gij daidu gou dwg hab gwn gijmaz gwn gijmaz, gij yingzyangj lwgnding daih'it; hab baenzlawz swiq couh baenzlawz swiq, itdingh aeu yungh genj lwgnding, cinghseuq veiswngh hix dwg daih'it, sizcinj caiq haenqnaek hix dwg daihngeih. Bizyau seiz biujmienh yungh yw roxnaeuz habdangq gwn ywsimdingh ywduetgominj, hoeng cungj mbouj hab ciengzgeiz yungh.

## Haexbohnax Caeuq Caekhaex Hoengz

Lwgnding ngamq seng daengz song ndwen, ciengzseiz raen baihnaj gwnzgyaeuj miz benq ndaem ndeu, lumjbaenz boengz ndaem, swiq mbouj seuq. Yihyoz fuengmienh heuhguh binghnaengnoh ok youz, roxnaeuz heuhguh binghnaengnoh iemq youz, vunzbiengz ciengz heuhguh haexbohnax. Gij youznaeng caeuq heiz ndaw dungx naenggyaeuj iemqok haenx, dangyienz hix miz heizboengz doxgyaux, nem youq gwnz naenggyaeuj swiq mbouj seuq. Gawqyienz dwg heizuq dangyienz mbouj veiswngh, sigin aiq sengmaj, lij dwg wnggai cawz bae. Gij banhfap dwg moix ngoenz cat di youzhom ndeu, ngoenz daihngeih yungh genj swiq seuq, caiq cat youzhom, ngoenz daihsam caiq swiq. Yienghneix moix ngoenz catyouz cimq dumz le caiq yungh genj swiq, itbuen sam seiq ngoenz ndaej swiq seuq, hix mbouj sieng naenggyaeuj, gvaqlaeng aeu genhciz moix ngoenz yungh genj swiq gyaeuj, baujciz seuqcingh.

Lij miz, hix dwg lwgnding 2 ndwen gwnz ndang lij caengz hwnj sizcinj, caekhaex sien okyienh sizcinj, caemhcaiq biujyienh baenz naengnoh hoengzsien lienzdaemh iemq raemx. Haidaeuz aiq caeuq oksiq miz gvanhaeh, caeuq mbouj gaenx vuenh vajnyouh cix dawz naengnoh ngad naeuh ityiengh, hoeng ginggvaq gaenx swiq gaenx vuenh, lij mbouj mizyauq, caiqlij gig nanz gaenq mbouj oksiq, caekhaex ciuqyiengh hoengz caemhcaiq iemq raemx, roxnaeuz engq gyadaih daengz dingzlai caekhaex, neix mbouj dwg caekhaex hoengz vajnyouh oep nwnj bingzciengz, cix dwg cungj sizcinj ndeu, daihgaiq song sam ndwen gag ndei. Ywbingh ceiq ndei dwg aeu gij yiengh duzgoep roxnaeuz ninz youq, loh ok conghhaex, aeu bungzsonh oep mbaeq, aeu daeng gangq hawq, cat yw cix mbouj ndaej bw.

## Seizhah Aeu Re Bitfiengj Foegnong —— Baez Bitfiengj

Lwgnding daengz bi ndeu baedauq, danghnaeuz bungz daengz seizhah couh yungzheih fatseng bitfiengj foegnong. Gijmaz heuhguh bitfiengj foegnong couhdwg lwgnding hwnj bitfiengj, youh lahdawz le sigin, yienghneix youq ndaw bitfiengj baenzdoi hwnj nong, giz hwnj giz roengz, hwnj haujlai, mizseiz ndaej ngaiznyed bi ndeu. Lwgnding hwnj bitfiengj dingzlai youq gwnz gyaeuj, foeg nong hix aeu gwnz gyaeuj guhcawj. Daihgya cungj rox, bitfiengj bonjlaiz dwg gij naengnwnj gwnz naengnoh hung iq lumj naed haeux, aenvih humz caiq gya gaeu, couh yungzheih lahdawz sigin, sien dwg bitfiengj bienq hoengz, gaeu hwnjdaeuj aiq in. Neix couh heuhguh baez bitfiengj. Ndawde saekseiz miz aen nengz ndeu majhung bienq hoengz bienq unq, baenz aen nong ndeu, mizseiz doengzseiz hwnj geij aen, hix ndaej gonqlaeng fatseng yied hwnj yied lai. Aen foeg nong iq hung lumj naed duh, aen foeg nong hung ndaej dabdaengz $2 \sim 3$ lizmij buenq aen giuz aen foeg unq. Gij geizheih de dwg gij foeg nong gvangqlangh yienghneix itbuen mbouj yinxhwnj fatndat, lwgnding siengjgwn mbouj gemj, mbouj at mbouj caenx itbuen mbouj fuengzngaih gwndaenj. Hoeng, yw mbouj habdangq dauqfanj yinxhwnj gyaeuj naj foeggawh, daengx ndang fatndat, mizseiz caiqlij fatseng binghlwedbaih dem. Gij fuengfap ywbingh dwg doeng rumz gyangqdaemq dohraeuj, moix ngoenz gaenx swiqcaemx raemxraeuj, siumied bitfiengj. Gaej hawj lwgnyez gaeu, ndaej cat di mba bitfiengj byaekmong (mba bitfiengj vunzhung), gaenq baenz bitfiengj foegnong haenx ndaej gya di mba vangzanh ndeu roxnaeuz gizyawz ywmiedgin riengz mba bitfiengj vanq oep, aenvih mba bitfiengj yungzheih swiq seuq, moix baez caemxndang cungj wnggai swiq seuq dauqcungz oep mba. Gij foeg nong haenx ciengeiz gaej doengh de, saek aen foeg nong raeng lai caemhcaiq seiqhenz hoengzfoeg haenx, ndaej heh congh iq ndeu cuengq nong, naenx yaep ndeu mbouj ok lwed couh ndaej oep di mba bitfiengj ndeu, mbouj ndaej duk hwnjdaeuj. Raeuz ciengzseiz raen miz vunz raen foegnong couh heh, daengx aen gyaeuj heh geij aen congh, duk baengzsai, ngoenz daihngeih youq laj baengzsai bitfiengj engq hoengz, youh hwnj geij aen nong, caiq heh caiq duk, yied yw yied lai, daengzcog gwnz gyaeuj dauqcawq dwg mbangq, lwgmbauq couhdwg daengx aen'gyaeuj raizswd ndoqndat lo. Neix dwg loek raixcaix.

## Lwgnding Gominjsing Foeggawh

Lwgnding mizseiz sawqmwh fatyienh ndangdaej moux giz foeg hwnjdaeuj, foeg ndaej gig rongh、gig hung, buenq ronghcingx, hoeng mbouj in mbouj humz, mizseiz foeg ndaej gig vaiq, cibgeij faen cung couh yawjraen foeg hwnjdaeuj, mizseiz youh youq ndaw it ngeih diemj cung siusaet seuqsat bae. Giz ciengz raen de dwg naj, caemhcaiq aiq dwg mbiengj rwz ndeu、aen nacngbak ndeu、mbiengj gemj ndeu、mbiengj buengzda ndeu、mbiengj hoz ndeu, mizseiz hix aiq dwg fwngz foeg, din foeg, cungj dwg baihlaeng fwngz baihlaeng din doedok. Gij ceiq hwk vunz de dwg naeng duk diuzceuq、daehraem roxnaeuz naengbak conghced hung iq, foeg dwk fatrongh、ronghcingx, yaek dek bae. Hoeng coengzlaiz mbouj raen dek gvaq. Dingzlai gig vaiq gag siu, siujsoq hix ndaej miz sam haj ngoenz couh cugciemh siudoiq, hoeng hix miz siubae cix hoizfuk foeggawh、 fanfoek lai baez. Doeklaeng baujciz itdingh cingzdoh foegraeng, baenz le menhsingq gominj foeggawh.

Cungj yienzaen mbouj mingz foegraeng neix mbouj cingcuj. Loengxdoengj naeuz dwg gominj, doiq gijmaz gominj mbouj rox. Cungj bingh neix mbouj miz haemzhoj, hix mbouj miz yungyiemj, couh gaej guenj de, baujhoh gaej deng byoengq gaej lahdawz couh ndaej lo. Miz vunz hix yungh di yw duet gominj lumjbaenz bwnjhaijlahmingz、sizswhminj daengj, lauheiq doiq bouxbingh song sam ngoenz mbouj ndei haenx miz di ndeicawq.

## Gij Naeng Hwnj Nengz Ciengz Raen Haenx Miz Geij Cungj Lawz? Cungj Bingh Lawz Yaek Yinxhwnj Naeng Hwnj Nengz

Naeng hwnj nengz dwg gij binghyiengh bingh lwgnyez ciengz raen ndeu, miz lai cungj hingzyiengh. Ciuq gij yienghceij de daihgaiq ndaej faen baenz geij cungj lajneix: ①Naengnoh yienh'ok saeknding, mbouj sang gvaq biujmienh naengnoh, aeu lwgfwngz naenx couh ndaej doiqsaek, caemhcaiq ndaej yungzhab baenz benq haenx heuhguh raizcimj; ②Sang gvaq biujmienh naengnoh haenx heuhguh naengnwnj, giem miz gij daegdiemj raizcimj caeuq naengnwnj heuhguh naengraiznwnj; ③Naeng hwnj nengz sang gvaq biujmienh naengnoh bae, baihndaw hamz miz raemx heuhguh naengbiuj, danghnaeuz hamz miz raemxnong heuhguh nongbiuj; ④Biujmienh naengnoh sien miz diemjraiz hoengzsien, yienghceij hung iq mbouj doxdoengz, yungh fwngz naenx mbouj doiqsaek, gvaqlaeng bienq saekaeuj caiq cienj baenz saekheu, doeklaeng bienq baenz saek henj cix siusaet bae, cungj naeng hwnj nengz neix dwg naeng ok lwed.

Caemh cungj naeng hwnj nengz ndeu ndaej raen miz gij bingh mbouj doxdoengz, caemh cungj bingh ndeu youh ndaej okyienh naeng hwnj nengz mbouj doengz. Naeng hwnj nengz ciengzseiz baenz diuz rizsienq youqgaenj wzgoh linzcangz cazbingh. Seizneix dawz gij bingh aiq yinxhwnj naeng hwnj nengz haenx faen gangj youq lajneix:

## 1. Gij Bingh Yinxhwnj Naengraiznwnj

（1）Binghlah ok cimj gipsingq: Lumjbaenz mazcimj、fungcimj、lwgnding gipcimj、gij bingh cienzlah danhhwz sibauh demlai daengj，lai raen dwg naengraiznwnj，hung iq mbouj doengz，ndaej yungzhab baenz benq. Hoeng gij naeng hwnj nengz fat hoengzndat、buzdauz giuzgin saekhenjgim lahdawz caeuq binghlwedbaih haenx，dwg naengraiznwnj aen iqet deihyaen'yaen，loq doedok biujmienh naengnoh，lumj naeng gaeq nei. Naengnoh daengx ndang cungj nding.

（2）Ywcimj: Doiq mbangj yw gominj yinxhwnj. Mbangj di yw lumj vangzanh、cinghmeizsu、ahswhbizlinz caeuq lujmijnaz daengj cungj ndaej yinxhwnj naeng hwnj nengz roxnaeuz ywcimj. Gij yienghceij ywcimj lai cungj lai yiengh，ndaej dwg naengraiznwnj roxnaeuz naeng hwnj nengz hoengzndat，hix ndaej dwg gij naeng hwnj nengz lumj naengbiuj iq、naeng luet roxnaeuz mazcimj.

（3）Lwgnding baenz sizcinj: Lai dwg naengraiznwnj，naengnoh biujmienh cocat miz naeng luet.

（4）Sinzmazcimj: Naeng hwnj nengz hung iq mbouj doxdaengj，mingzyienj doedok biujmienh naengnoh，ciengzseiz gig vaiq okyienh，gig vaiq couh siusaet roxnaeuz fanfoek hwnj. Mwh haenqnaek，lumjbaenz youq gwnz naj，ndaej sawj naengbak bienq na，buengzda foeggawh cix mbouj ndaej byaengq da.

（5）Mazcimj lumj naengnwnj: Doengz aen seizgeiz ndaej raen raiznwnj、naengnwnj caeuq naengnwnj lumj naengbiuj，rognaeng haemq ndongj，mbouj yungzheih dek.

（6）Vajnyouh oep hwnj nengz: Youq caekhaex caeuq giz veiyinh okyienh.

## 2. Gij Bingh Yinxhwnj Naengbiuj Caeuq Nongbiuj

（1）Gij binghlah daiq binghdoeg haenx: Lumjbaenz makraemx ciengz yienh'ok aenbop luenzgyaeq roxnaeuz luenzlu，ciengzseiz raen miz bopraemx、naengnwnj caeuq gyaep doengzseiz mizyouq; aenbop baenz rangh doxcomz baenz diuzsai，lai raen youq bakaek、gwnz dungx，mizseiz engqlij youq gwnznaj dem; dan dwg aenbop ciengz fatseng youq gwnz、laj naengbak caeuq seiqhenz bak.

（2）Ok nong lahdawz：Lumjbaenz baenz bingh ok nong, gij bingh lwgnding ngamq seng ok nong caeuq bingh aenbop ok nong hung daengj.

### 3. Gij Bingh Yinxhwnj Naeng Ok Lwed

（1）Aenvih hezsiujbanj gemjnoix yinxhwnj, ndaej raen naeng ok lwed youq hezsiujbanj gemjnoix, caiq seng lwedhaw gazngaih caeuq gak cungj binghbwzhez.

（2）Aenvih sailwed bwnsaeq iemqhaeuj demgya, hungzsibauh daj bangx sailwed bwnsaeq iemq okdaeuj cix yinxhwnj naeng hwnj nengz. Ndaej raen youq gominjsing naeng ok lwed, binghlwedbaih daengj.

（3）Mwh baenz binghlwedbaih roxnaeuz binghlwed sigin lahdawz, hix ndaej yinxhwnj naeng ok lwed, lumjbaenz liuzhingzsing naujcizcuiz mozyenz、liuzhingzsing ok lwed ndat caeuq yagizsing siginsing sinhnei-mozyenz daengj.

## Gijmaz Dwg Lwgnding Gipcimj

Gyoengq bouxgeq naeuz, lwgnyez seng roengzdaeuj le baez daih'it fatndat dingzlai dwg yaek baenz "nengz". Coenz vah neix yiennaeuz mbouj cibfaen cinjdeng, hoeng hix miz itdingh dauhleix. Gij "nengz" gizneix couhdwg ceij "lwgnding gipcimj".

Lwgnding gipcimj dwg cungj bingh binghdoeg lahdawz ndeu, yiennaeuz cienzlah mbouj lai, hoeng hix ndaej okyienh youq aen gvaengxlaengx iq ndeu cienzlah. Cungj bingh neix bouxbingh cujyau dwg lwgnding iq bi ndeu dauqndaw, 4 aen geiqciet cungj ndaej fatbingh, seizdoeng、seizcin song aen geiqciet neix ceiq lai. Gij lwgnyez baenzbingh haenx haidaeuz biujyienh baenz fatndat, ndangraeuj mizseiz ndaej swng daengz 41℃ baedauq, itbuen ndangraeuj youq 38～40℃ ndawde. Mwh fatndat, gij cingsaenz、simcingz lwgnyez cungj haemq ndei, caemhcaiq ndaej loengh riu, hix miz mbangj lwgnyez aiq okyienh loq simnyap, daej nauh caeuq ninz mbouj cingqciengz. Fatndat haenq lienzdaemh 3～5 ngoenz couh swhyienz doiq bae, doiq ndat le daengx ndang okyienh naeng hwnj nengz hoengzfwg, naeng hwnj nengz dwg faensanq, hainduj cujyau faenbouh youq gwnz hoz、naj aek、baihlaeng, gig vaiq daengx ndang giz wnq hix okyienh naeng hwnj nengz doxdoengz, 1～2 ngoenz dauqndaw

naeng hwnj nengz cienzbouh siusaet, mbouj louz saekdi riz. Danghnaeuz bae
yihyen yawjbingh, canghyw ndaej fatyienh gij linzbahgez gwnz ndokswiz
caeuq gij gwnz hoz lwgnyez foeggawh.

Lwgnyez danghnaeuz baenz lwgnding gipcimj, wngdang louzsim
caenhliengh caeuq gyoengq lwgnyez seiqhenz nienzgeij doxlumj haenx dox
gekliz, yawhbienh baexmienx deng cienzlah, doengzseiz hawj lwgnyez lai
gwn raemx, lai yietnaiq, ciuq gij vahdaengq canghyw gwn ywdoiqndat, hix
ndaej habdangq yungh di banjlanzgwnh daengj ywdoj dingj binghdoeg.
Linghvaih, neix dwg cungj bingh baenzciuh menjyiz ndeu, baenz baez ndeu
le, itbuen mbouj caiq baenz baez daihngeih.

## Mwngz Rox Bingh Fwngzdinbak Lwi

Bingh fwngzdinbak dwg cungj bingh naengnoh, nemmueg lwgnding
ciengz raen ndeu, binghyienz dwg cungj binghdoeg dan dwg aenbop, gij
binghdoeg mizyouq ndaw myaiz, haex nyouh bouxbingh roxnaeuz boux daiq
binghdoeg caeuq ndaw naengnengz raemxbop haenx, ndaej doenggvaq
saidiemheiq roxnaeuz saisiuvaq cienz hawj boux lwgnyez ndangcangq.

Gij bingh fwngzdinbak fatbingh seiz caeuq dwgliengz doxlumj, ndaej
okyienh mug rih, conghhoz in, roxnaeuz dungx in, dungxfan daengj
binghyiengh, dingzlai bouxbingh miz fatndat. Lwgnding mbouj rox gangj ok
conghbak in, cix biujyienh baenz mbouj haengj gwn, gwn haeux rueg ok
roxnaeuz aeu fwngz vat bak, myaiz rih daengj binghyiengh. Boux gyahcangj
saeqsim aiq fatyienh gwnz linx lwgnyez miz bop hau, nemmueg conghbak
miz biux naeuh, angjfwngz, angjdin miz bopraemx lumj gij yiengh yenzcuih
hung lumj naedhaeux nei. Bopraemx ndaej dwg aen ndeu, hix ndaej baenz
gyoengq baenz dong, itbuen mbouj dek. Henz bopraemx youh hoengz youh
ndongj. Miz mbangj lwgnyez aiq roxnyinh in roxnaeuz humz. Itbuen $5 \sim 7$
ngoenz seiz, bopraemx yaek hawqsauj giet gyaep, ndangraeuj cienzbouh
hoizfuk cingqciengz. Youq mwh baenzbingh, gij cingsaenz lwgnyez itbuen
gig ndei. Bingh fwngzdinbak dwg cungj bingh gag hanhhaed ndeu, dingzlai
ndaej gag ndei, gyahcangj mbouj yungh gaenjcieng, ndaej ciuq canghyw
daengq haenx hawj lwgnyez yungh di yw dingj binghdoeg ndeu. Danghnaeuz
naengnengz in, humz caeuq conghbak biux naeuh haenqnaek roxnaeuz

okyienh aenbop gozmozyenz seiz， ndaej youq canghyw cijdauq baihlaj yawj bingh roengz yw. Linghvaih， gibseiz boujcung raemx、yingzyangj caeuq lai cungj veizswnghsu， louzsim yietnaiq， doengh gijneix doiq lwgnyez gig vaiq hoizfuk ndangcangq cungj gig youqgaenj.

## Lwgnding Baenz Mazcinj Dwg Vih Gijmaz

Mazcimj dwg gij binghlah saidiemheiq gipsingq lwgnding ciengzseiz raen haenx， daengx bi 4 aen geiqciet cungj ndaej fatbingh， aeu seizcin geizlaeng ceiq lai， gij binghyienzdaej de dwg binghdoeg mazcimj， mizyouq ndaw lwed、gij doxgaiq lwgda ndaeng iemqok caeuq ndaw haex nyouh. Boux baenz mazcimj dwg gij goeklah dandog， doenggvaq myaiz sinz roxnaeuz aeu boux daihsam beijlumj buhvaq、baengzcongz， doxgaiq guhcaemz caeuq gyasae daengj dangguh meizgai bae banhlah， cienzlah gig haenq. Gij lwgnding caengz baenz mazcimj caeuq caengz ciepndaem gvaq mazcimj gemjdoeg hozyizmyauz haenx， cungj dwg bouxlwg yungzheih baenz. Baenz gvaq baez mazcimj ndeu， bouxlwg aeu ndaej ciuhvunz menjyizliz， gig noix baenz mazcimj baez daihngeih.

Baenzde bouxlwg baenz mazcimj miz gij binghyiengh lawz ne? Geiz ndumjyouq dwg 6～18 ngoenz， itbuen youq ok cimj gaxgonq 3～4 ngoenz couh okyienh binghyiengh， lumj gwnz saidiemheiq lahdawz nei. Ciengz raen fatndat haenq、mug rih、gezmozyenz、loq fatndat daengj gij binghyiengh wnq， gij ceiq miz gyaciz duenqbingh de dwg raiznemmueg conghbak mazcimj （couhdwg Raizgohsi）. Gij raiz neix youq ndawmueg gwnzgemj， dangq baihrog duenh heujmuh baihlaj， dwg diemjraiz iqet lumj naedsa saek henjhau， cizging daihgaiq 0.5～1 lizmij， bouxdenjhingz seiqhenz miz gvaengxhoengz， soqliengh youz noix daengz lai， ndaej yungzhab baenz raizhau haemq hung. Fatndat ngoenz daihseiq okyienh naeng hwnj nengz， sien daj baihlaeng rwz、henzbien byoemgyaeuj gwnz naj gwnz hoz， gvaqlaeng daj gwnz daengz laj raih daengz ndangdaej caeuq genga. Naeng hwnj nengz codaeuz dwg naengnwnj raizmeizgvei， hung iq mbouj doxdaengj， cax deih faen cingcuj， gvaqlaeng naeng hwnj nengz gyalai， yawj ndaej raen yungzhab， yienzsaek gyalaeg， yienh'ok hoengzgeq， naengnoh ndaw nengz cingqciengz. 2～5 ngoenz le ciuq hwnj nengz gonqlaeng daj gwnz daengz laj

gij naeng hwnj nengz cugciemh siudoiq, youq giz hwnj nengz louz miz gij
saeksoq saekaeuq, lumj raemzmeg luet bae. Youq mwh hwnj nengz ndaej
yawj ok gij cungjsoq bwzsibauh gemjnoix, faenloih ndawde linzbah sibauh
demlai. Gij binghlaeh binghnaek ndaej raen naeng hwnj nengz ok lwed,
roxnaeuz naeng hwnj nengz gig noix, saek damh. Boux mbouj ndaej
yaeuhfat haenx, lai miz binghgyoebfat, gij binghgyoebfat ciengz raen haenx
miz binghhozin, feiyenz, bingh'uk fatyienz, cungh'wjyenz, binghnohsim
fatyienz daengj.

Gaemhanh goeklah, baujhoh boux yungzheih lahdawz, guh ndei gij
hong siudoeg gekliz lwgnyez youqgaenj dangqmaz. Bouxlwg baenz mazcimj
youq seiz baenz gonq caeuq seiz hwnj nengz cungj miz cienzlah, itbuen youq
hwnj nengz le ngoenz daihroek couh mbouj miz cienzlah, ndaej gejcawz
gekliz; boux gyoebfat feiyenz seiz gekliz wngdang gyaraez daengz hwnj nengz
le ngoenz daihseiq; danhfanz lwgnding bungqdeng bouxbingh baenz mazcimj
haenx, wngdang doiq de genjcaz 2～3 aen singhgiz, yawhbienh cazyawj
caeuq ywbingh.

Doiq mazcimj bonjndang lij caengz miz gij yw dingj binghdoeg daegbied
miz yaugoj haenx, cujyau yungh ywdoj daeuj yw hawj de naengnoh
liengzyau, siu huj gej doeg, bangcoh naeng hwnj nengz ndaej swnhleih
yaeuhfat, fuengzre doeg ndat gvaqbouh. Linghvaih, ndaej guh gij ywbingh
itbuen dingj binghdoeg caeuq gyangqdaemq ndangraeuj bouj raemx daengj
yawj bingh bae cawqleix. Itbuen lwgbingh mbouj miz binghgyoebfat haenx
ndaej youq ndawranz ciengx bingh, geiz gipsingq wnggai ninz mbonq
yietnaiq, dohraeuj ndaw ranz aeu habngamj, ciengxlwenx maenhdingh,
baexmienx cigsoh ci rumz, baujciz hoengheiq ndaw ranz singjsien. Geiz
gipsingq cujyau dwg gwn liuzsiz caeuq buenq liuzsiz guhcawj, lai gwn
raemxgoenj raeuj caeuq raemxdang ndat, ikleih coicaenh lwed lae baedauq,
hawj naeng hwnj nengz yungzheih yaeuhfat. Hohleix ndei naengnoh, lwgda,
ndaeng caeuq conghbak. Doiq doengh boux binghyiengh haemq naek
caemhcaiq miz binghgyoebfat haenx, wnggai youq yihyen ywbingh,
yawhbienh gaengawq gak cungj yawj binghyiengh bae cawqleix.

Daj mwh wngqyungh mazcimj gemjdoeg hozyizmyauz doxdaeuj, gij
beijlwd fatbingh mazcimj mingzyienj doekdaemq. Fanzdwg gij lwgnding seng

ndaej 8 ndwen, cungj wnggai ciepsouh ciepndaem baez daih'it mazcimj gemjdoeg hozyizmyauz, gvaqlaeng wnggai youq 6~7 bi seiz ciepsouh ciepndaem baez daihngeih.

## Fungcimj Miz Gij Daegdiemj Lawz

Fungcimj dwg youz gij binghdoeg fungcimj yinxhwnj, dwg gij binghlah gipsingq seiz lwgnding haemq ciengz raen, itbuen linzcangz binghyiengh mbaeu, yawhlaeng haemq ndei.

Youq aen geiqciet seizdoeng seizcin, gij binghdoeg fungcimj ginggvaq myaiz roxnaeuz gij doxgaiq iemqok ndaw bak、ndaeng、da bouxbingh daengj cigciep cienzlah boux yungzheih deng lahdawz haenx. Youq ndaw lwgnyez comzyouq haenx gig yungzheih cienzlah. Mwh gij rengzdingjbingh ndangdaej vunzbingh nyieg, caemhcaiq gij rengzciemqhaeuj binghdoeg haemq ak seiz couh deng banhlah.

Dang binghdoeg ciemqhaeuj ndangvunz le, ginggvaq geiz ndumjyouq 14~21 ngoenz cij hainduj fatbingh. Bouxlwg baenzbingh aiq miz fatndat mbaeu、cungdaengj cingzdoh, hix aiq raen ndat haenq, itbuen lienzdaemh 1~2 ngoenz, boux 3 ngoenz doxhwnj haenx noix raen. Linghvaih, lij miz baenzae、mug rih、haetcwi、conghhoz in、rueg oksiq、gyaeuj dot daengj binghyiengh gwnz saidiemheiq lahdawz. Fatndat 1~2 ngoenz le okyienh naeng hwnj nengz, hwnj nengz gig vaiq, sien youq gwnz naj ok raiznwnj hoengzmaeq loq doedok naengnoh, youq ngoenz ndeu ndawde gig vaiq banhraih daengz ndangdaej caeuq genga. Gij naeng hwnj nengz gwnz ndangdaej haemq cax, gwnz naj caeuq genga cix haemq deih, ndaej yungzhab baenz benq, angjfwngz caeuq lajdin mbouj raen hwnj nengz. Naeng hwnj nengz doiq bae caeux cix 2~3 ngoenz, nguh cix 4~5 ngoenz, mbouj miz naeng luet, mbouj louz saeksoq youq gwnz ndang. Youq mwh hwnj nengz lingh buenx miz linzbahgez baihlaeng、laengswiz、gwnzhoz foeg hung, riengz dwk binghcingz gejrungq, linzbahgez foeg hung cugciemh siudoiq. Youq mwh caz gij lwed satbyai ndaej fatyienh cungjsoq bwzsibauh bien daemq, faenloih ndawde geizcaeux linzbah sibauh gemjnoix, doeklaeng demgya.

Lwgnyez baenz fungcimj youq mwh baenz bingh, naeng hwnj nengz gig yienhda, hoeng gij binghyiengh daengx ndang gig mbaeu, binghgyoebfat gig noix, saekseiz raen naujyenz, cungh'wjyenz, mak in, hohndok in daengj. Bouxlwg baenzbingh gekliz boux ngoenzlaeng lahdawz hwnj nengz gaxgonq 3~5 ngoenz daengz hwnj nengz gvaqlaeng aen singhgiz ndeu, wngdang yungh gij cosih gekliz saidiemheiq myaizsinz; gij lwgnding sengcingz baenz mazcimj haenx gaenq duenqbingh doekdingh roxnaeuz deng ngeiz seiz wnggai ciepcuk gekliz daengz bi ndeu, roxnaeuz ciepcuk gekliz daengz 3 ndwen le laebdaeb 2 baez ndaeng conghhoz caeuq gij binghdoeg ndaw nyouh faenliz cungj dwg yaemsing.

Ndaw guek rog guek seizneix gaenq miz fungcimj gemjdoeg hozyizmyauz, dajcim haeuj ndaw naeng bae baez ndeu, daihgaiq 95% lwgnding yungzheih lahdawz haenx ndaej mizok gangdij, itbuen dajcim gvaqlaeng 6~8 aen singhgiz daengz giz ceiq sang, gangdij yaugoj ginggvaq 7 bi le lij mbouj gyangqdaemq, dabdaengz gij yaugoj gagrox menjyiz.

Doiq lwgnding baenz fungcimj mbouj yungh daegbied yw, youq fatndat seiz haeujsim yietnaiq, gwn raemx, gwn gij liuzsiz roxnaeuz buenq liuzsiz yungzheih siuvaq haenx, gwn di ywdoj siu huj gej doeg lumj banjlanzgwnh cungraemx, linghvaih ndaej yungh luzfuh raemxswiq daengj, yienghneix dabdaengz gij muzdiz dingz humz.

## Lwgnyez Baenz Makraemx Wnggai Haeujsim Gijmaz

Makraemx dwg cungj binghlah gipsingq lwgnding 6 ndwen~3 bi ciengz raen youz binghdoeg yinxhwnj ndeu, maij fatseng youq aen geiqciet seizdoeng seizcin, binghdoeg cienzlah cujyau baengh ciepcuk cienzlah roxnaeuz myaizsinz cienzlah, cienzlah gig ak, hoeng baenzbingh le cix ndaej ciuhvunz miz menjyiz, mbouj miz baez daihngeih baenzbingh.

Bouxlwg baenzbingh itbuen youq naeng hwnj nengz okyienh gaxgonq sien miz fatndat daengj gij binghyiengh baenz gonq, ndangraeuj lai youq 39°C doxroengz, lij roxnyinh mbouj cwxcaih caeuq mbouj siengj gwn. Naeng hwnj nengz youq fatndat dangngoenz, hix ndaej youq binghyiengh gaxgonq 1~2 ngoenz le okyienh. Gij daegdiemj naeng hwnj nengz dwg buenz coh cungsim, hix couhdwg aeu ndangdaej, gyaeuj, hwet haemq lai raen genga haemq noix. Naeng hwnj nengz codaeuz hwnj seiz dwg raiznwnj hoengzfwg roxnaeuz naengnwnj, geij diemj cung roxnaeuz ngoenz ndeu le couh bienqbaenz aenbop, aen bopraemx ronghcingx lumjbaenz "cawraemx iq", yienh'ok gij yienghceij luenzgyaeq, haemq feuz, hung iq mbouj doxdoengz, cim camx ndaej hawj raemxgiengh lae bae baiz caez cix raemxbop mboep roengzbae. Seiqhenz makraemx baenz gvaengxhoengz. Naengbiuj okyienh 1~3 ngoenz le hainduj hawqsuk, sien youq giz cungsim hainduj yienh'ok cungsim caenx baenz gumz, caemhcaiq gig vaiq giet gyaep. Gij naeng hwnj nengz gwnzneix gangj haenx youq baenzbingh seiz laebdaeb okyienh 2~3 buek, miz mbangj ndaej lai daengz 5 buek. Danghnaeuz sijsaeq cazyawj, gyahcangj yaek fatyienh naengnwnj、naengbiuj、gyaepgoemq 3 cungj naeng hwnj nengz hingzyiengh mbouj doengz doengzseiz mizyouq, cauxbaenz cungj "makraemxnengz" denjhingz, neix dwg aen daegdiemj youqgaenj de. Itbuen bingh ndaej 1~3 aen singhgiz naenggyaep gonqlaeng luet ok mbouj louz mbangq.

Makraemx dwg cungj binghlah saidiemheiq haemq mbaeu ndeu, baenzbingh seizgan dinj, binghyiengh mbaeu, gig noix miz binghgyoebfat. Saeksciz miz lwgnding baenz naujyenz、feiyenz、laifatsingq goeksinzginghyenz daengj. Daih dingzlai ndaej gag ndei, itbuen mbouj yungh gwn yw.

Youq mwh lwgnding baenzbingh, wnggai guh ndei gij hong hohleix. Mwh fatndat wnggai ninz mbonq yietnaiq, hawj gijgwn lae、buenq lae daengj gijgwn yungzheih siuvaq haenx, lai gwn raemx, haeujsim naengnoh seuqcingh, ciengzseiz dak denz, gaenx rieg buhndaw, raed ribfwngz dinj, fuengzre aeu fwngz gaeu byoengq aenbop cauxbaenz gvaqlaeng lahdawz. Aenbop lahdawz le yungh yw dingj sigin daeuj yw, humz lai hoeng aenbop youh mbouj byoengq haenx, ndaej yungh lozgamzsig ywraemx daeuj swiq ndang roxnaeuz gwn gij yw buh'wjminj、feihnagwnh daengj daeuj dingz humz. Mwh hwnj nengz lai ndaej dajcim veizswnghsu $B_{12}$, danghnaeuz aenbop deng gaeu byoengq okyienh lahdawz seiz, wnggai gwn gangswnghsu.

Lwgnding ok aenbop wnggai gekliz 2~3 aen singhgiz, caj bopraemx cienzbouh hawqsauj giet gyaep caemhcaiq miz mbangj luet ok seiz, couh ndaej gejcawz gekliz.

## Mwngz Liujgaij Riuzhengzsingq Hangzgauqmou Lwi

Riuzhengzsingq hangzgauqmou couhdwg "binghhangzgauq" raeuz ngoenznaengz gangj haenx, dwg cungj binghlah saidiemheiq aeu lwgnyez hwnjhag ceiq ciengzseiz raen ndeu. Seizdoeng seizcin riuzhengz, mizseiz ndaej youq youwzyenz roxnaeuz ndaw hagdangz siujyoz riuzhengz.

Dingzlai lwgnyez baenzbingh ndaej miz fatndat, siengj gwn gemjdoiq caeuq dungx loq in, gangjnaeuz "rwz in" roxnaeuz "lajhangz in", couhdwg hangzgauq foegraeng caeuq gij cujciz seiqhenz cauxbaenz. Miz mbangj mbiengj ndeu fat bingh, miz mbangj gek $1 \sim 2$ ngoenz le lingh mbiengj caiq foeg hwnjdaeuj, lai dwg nyaij, cienqgyaeuj, aj bak seiz indot gyanaek, ndigah binghgeiz wnggai cujyau dwg aeu liuzsiz roxnaeuz buenq liuzsiz mbouj miz gikcoi, noix nyaij guhcawj. Bungqdeng hangzgauq seiz aeu renghrwz guh cungsim, naengnoh biujmienh loq ndat, nyangqnywt miz danzsingq, hoeng mbouj raen fubfab. Mizseiz gij sen lajhangz hix aiq foeg hung, neix aeu caeuq lajhangz linzbahgez fatyienz faenbied okdaeuj, baenzbingh itbuen youq cogeiz $3 \sim 4$ ngoenz doiq ndat, lajhangz foeg $8 \sim 10$ ngoenz cugciemh siubae.

Gij binghgyoebfat hangzgauqmou yinxhwnj haenx hix haemq ciengz raen, danghnaeuz youq hangzgauq foeg gvaq aen singhgiz ndeu okyienh gyaeuj in, fatndat, rueg, uk luenh, yinx ninz roxnaeuz gingmaez wngdang louzsim aiq dwg naujmozyenz roxnaeuz naujyenz mbouj miz sigin; danghnaeuz youq mwh hangzgauq foeggawh gaxgonq roxnaeuz hangzgauq foeggawh seiz okyienh dungxraeng, simvueng, mbouj miz rengz wnggai haeujsim yawhfuengz diemheiq, sinzvanz bienqnyieg aiq fatseng haenx; danghnaeuz hangzgauq foeggawh hainduj siu seiz okyienh fatndat, mbiengj ndeu roxnaeuz gonqlaeng song mbiengj gyaeqraem foeggawh indot, youq yindung roxnaeuz ok nyouh seiz mingzyienj, wnggai singjgaeh lwgsai mwh hwnjhag daegbied dwg seizcoz fatmaj yungzheih gyoebgyonj gyaeqraem fatyienz haenx, gyaeqraem foeg in itbuen youq aen singhgiz ndeu baedauq siubae, siujsoq cauxbaenz aenraem reuqsuk, aenvih lai dwg mbiengj ndeu, gig noix yingjyangj coglaeng senglwg. Lwgsau hung rongzva fatyienh fat bingh beijlwd gig daemq. Linghvaih, yizsenyenz, binghnohsim, binghmakin hix dwg gij binghgyoebfat ndawde cungj ndeu, hoeng haemq noix raen.

Danghnaeuz gyahcangj fatyienh lwgnyez okyienh gij binghyiengh gwnzneix gangj haenx, wnggai caeuxdi bae yihyen. Vaqniemh genjcaz cujyau dwg lwedyiengh daemq, dingzlai lwgnyez baenzbingh miz mbaeu daengz cungdaengj lwed denfwnjmeiz swng sang, 2~3 aen singhgiz hoizfuk cingqciengz. Linghvaih, hix ndaej guh myaiz、raemxnyouh、raemxndokg- yaeuj daengj binghdoeg faenliz bae bangcoh duenqbingh.

Dangqnaj, yw hangzgauqmou lij mbouj miz gij fuengfap yaugoj daegbied, itbuen cujyau dwg aeu ywdoj daeuj ywbingh guhçawj, lumj dacinghyez、banjlanzgwnh aeu siu huj gej doeg, siu foeg sanq cwk; roxnaeuz gwn gep yw hangzgauqmou moix baez 6 gep, moix ngoenz 2 baez daengz hangzgauq foeg siusaet; mbangj giz hix ndaej oep ywdoj. Ywbingh dingj binghdoeg ndaej ndik sanhdancohwzganh (bingduzco) daengj, hix ndaej gwn bingdoeglingz daengj.

Mwh baenzbingh lwgnding wnggai yietnaiq, gwn liuzsiz roxnaeuz buenq liuzsiz, baexmienx gijgwn soemj, baujciz conghbak seuqcingh. Bouxlwg buenx miz gyaeqraem fatyienz haenx wngdang ninz mbonq, baexmienx hozdung, yaemgyaux diuqnangq, mbangj giz oep gyoet, yienghneix daeuj gemjmbaeu haemzhoj.

Seizneix gij yizmyauz hangzgauqmou youq haujlai deihfueng guh ciepndaem yizmyauz cangzgveih, ndigah gij beijlwd fatbingh hangzgauqmou hix yaek gemjnoix. Danghnaeuz deng lahdawz, couh ndaej baenz ciuhvunz menjyiz. Miz mbangj boux lwgbingh fanfoek baenz mbiengj hangzgauq ndeu foeg hung, wnggai gibseiz bae goujgyanghgoh genjcaz.

## Gij Cingzgvang Lawz Ndaej Yinxhwnj Lwgnding Fatndat

Gij ndangraeuj lajeiq cingqciengz lwgnyez dwg 36~37℃. Lwgnding ndangraeuj sang daemq caeuq haujlai yinhsu mizgven.

Youq cingqciengz cingzgvang baihlaj, gij seizgan mbouj doengz ndaw ngoenz ndeu, ndangraeuj hix mbouj doxdoengz. Lumjbaenz banhaet ndangraeuj bien daemq, banringz gvaq bien sang; gwn cij roxnaeuz gwn ngaiz le, daejnauh, buh denz na lai, dohraeuj ndaw ranz sang gvaqbouh cungj ndaej sawj ndangraeuj lwgnding swng sang. Daegbied dwg lwgnding ngamq seng, bungzdaengz 2 cungj cingzgvang baihlaeng, ndangraeuj ndaej sang daengz 39℃ doxhwnj.

Cawzbae gij cingzgvang gwnzneix gangj, gij fuengfap rau ndangraeuj mbouj doengz hix ndaej yingjyangj ndangraeuj sang daemq, lumjbaenz gij dohraeuj aenbiuj caekhaex raudag haenx, aeu beij aenbiuj conghbak dagrau sang 0. 5℃ baedauq. Hoeng gij ndangraeuj aenbiuj conghbak rau haenx youh sang gvaq aenbiuj lajeiq yaek 0. 5℃ baedauq. Ndigah, ndangraeuj lajeiq mauhgvaq 37℃ suenq fatndat, hoeng aenbiuj conghbak ndangraeuj mauhgvaq 37. 5℃ cij suenq fatndat, hoeng aenbiuj conghhaex ndangraeuj mauhgvaq 38℃ seiz cij dwg fatndat.

Gij bingh yinxhwnj lwgnding fatndat miz geij cungj lajneix:

**1. Gij Bingh Lahdawz**

Baudaengz binghdoeg lahdawz caeuq sigin lahdawz. Neix dwg aen yienzaen yinxhwnj lwgnding fatndat ceiq ciengz raen ndeu.

(1) Gij bingh sigin lahdawz: Gwnz saidiemheiq lahdawz (yenhyenz、houzyenz caeuq benjdauzdijyenz)、gi'gvanjyenz、feiyenz、naujmozyenz baudaengz liuzhingzsing naujmozyenz、oknong caeuq gezhwzsing naujmozyenz、gak cungj loihhingz gezhwz (bwt、linzbahgez caeuq dungx gezhwz)、oknyouh hidungj lahdawz、binghhlwedbaih、mbangj aen daepsaej ok nong lahdawz、lumj lanzveijyenz、muegdungx fatyienz、bwt、daep、uk foeg nong daengj. Mbangj di binghlah beijlumj bingh'oksiq、binghhoengzndat、binghdwgliengz daengj.

(2) Binghdoeglahdawz: Ciengz raen miz binghdoegsingq gwnz saidiemheiq lahdawz、binghdoegsingq feiyenz、lwgnding gipcimj、raemxbop、mazcimj、fungcimj、binghdoegsingq naujyenz、liuzhingzsing yizhingz naujyenz、seizcou oksiq、binghdoegsingq ganhyenz、ndokngviz veihcizyenz、danhhwz sibauh demlai ndaej cienzlah daengj.

(3) Bingh nongeiqseng: Lumjbaenz binghfatnit、binghhwzyez daengj cungj ndaej yinxhwnj fatndat.

Linghvaih, vanzlij miz mbangj di cinhgin lahdawz beijlumj binghnencuhgin、binghyinjgiuzgin caeuq gij binghlizgwzswdij lahdawz、binghgouhdonh lozsenzdij daengj hix ndaej yinxhwnj fatndat.

**2. Bingh Mbouj Lahdawz**

(1) Bingh gezdi cujciz: Fungcaepndat、lwgnomj fungcaep gvanhcez-yenz、binghhungzbanhlangzcangh、Binghconhgiz、binghgiethoh lai doenghmeg fatyienz daengj.

(2) Binghyakrwix: Binghbwzhezbing、linzbah baezfoeg、binghyiengh cujciz sibauh demlai X daengj.

(3) Gizyawz: Bingh gwn yw fatndat、binghhwngqndat、dajcim yizmyauz le hix ndaej yinxhwnj fatndat.

## Lwgnding Caeurumz Ciengzseiz Youz Gij Yienzaen Lawz Yinxhwnj

Caeurumz youq yihyoz fuengmienh heuhguh gingmaez, daegbied dwg gij lwgnding youq bi ndeu dauqndaw lai raen. Gij cujyau yienzaen dwg gij cunghsuh sinzgingh hidungj lwgnding fatmaj mbouj caezcienz, mwh lwgnding fatndat, roxnaeuz youq mwh ukgyaeuj miz bingh, aen'uk deng saekdi gikcoi, yungzheih fatseng gij goengnaengz sinzgingh cujciz ukgyaeuj luenhlab, sawj aen'uk miz ok le dungcoz dienhvih, couhdwg aen'uk gig mbouj bingzciengz cuengq dienh, couh yinxhwnj daengx ndang roxnaeuz mbangj giz ndangnoh caeudoengh, cungj yienhsiengq neix couhdwg caeurumz.

Seiz lwgnding caeurumz faen baenz song daih loih: Cungj ndeu dwg caeurumz mbouj buenx miz fatndat, lingh cungj dwg caeurumz buenx miz fatndat.

(1) Caeurumz mbouj buenx fatndat: Ciengzseiz raen youq gak cungj yienzaen yinxhwnj ndaw gyaeuj ok lwed、sailwed uk mbouj cingqciengz、ndaw gyaeuj baenz foeg、aen'uk fatmaj mbouj caezcienz、bagmou、uk cwk raemx、veizswnghsu $B_6$ giepnoix、hezdangz daemq; aenvih dengaijciz ndaw ndang luenhlab yinxhwnj caeurumz, lumj lwed gai daemq、lwed naz daemq、lwed meij daemq daengj. Linghvaih, lij raen youq boux lwgnding seng daeuj couh baenz binghsimdaeuz, lumjbaenz Fazlujsi seiq lienz bingh、sailwed hung loekvih daengj; sizsing simdoengh vaiq lai、daengx aen fangzsiz cienzdauj gazlaengz, aenvih simlwd mbouj cingqciengz haenqnaek, yinxhwnj uk giepnoix heiqyangj、giepnoix lwed cix yinxhwnj lwgnding caeurumz. Miz

mbangj lwgnding aenvih ndatheiq le cix daej mbaetheiq, cujciz aen'uk giepnoix heiqyangj, okyienh yaepyet eiqsik mbouj cingcuj caeuq genga caeudoengh.

(2) Caeurumz buenx fatndat: Fatndat caeurumz (fatndat gingmaez) lai raen lwgnding bi ndeu dauqndaw. Lwgnyez miz bingh, ndangraeuj sang daengz 39℃ engqlij 40℃ doxhwnj, cungj fatndat neix laebdaeb geij diemj cung le lwgnding couh yungzheih yinxhwnj caeurumz. Fatndat caeurumz lai raen youq aenvih binghdoeg yinxhwnj saidiemheiq fatyienz、lwgnding gipcimj、mazcimj caeuq hangzgauqmou daengj. Fatndat gingmaez itbuen caeurumz geij miux cung roxnaeuz geij faen cung, gig noix youq 10 faen cung doxhwnj cij dingzcij caeudoengh. Lwgnding caeurumz le cingsaenz cingcuj, mbouj louz gij bingh gvaqlaeng. Lwgnding baenz gij bingh cunghsuh sinzgingh hidungj lahdawz yungzheih yinxhwnj caeurumz buenx fatndat, hoeng mbouj itdingh cungj dwg fatndat, lumjbaenz naujyenz、naujmozyenz daengj. Lwgnding baenz bingh naek daengx ndang lahdawz youqgaenj, lumj feiyenz、binghlwedbaih、bingh'oksiq dengdoeg haenqnaek daengj cungj ndaej yinxhwnj caeurumz.

## Bungz Daengz Lwgnyez Caeurumz Baenzlawz Cawqleix

Youq ndawranz fatyienh lwgnyez caeurumz, mboujguenj dwg gijmaz yienzaen yinxhwnj, bohmeh nienzoiq gaej vuengmuengz, wnggai sikhaek hawj lwgnyez youq gwnz congz ninzdaengjhai, gej hozbuh caeuq lwggaet lwgnding, baexmienx ndaej yingjyangj diemheiq, gyaeuj nyengq coh mbiengj ndeu, fuengzre gij doxgaiq rueg ok haenx deng sup haeuj hozgyongx bae. Ndaw bak miz gij doxgaiq miz haih caeuq doxgaiq iemqok haenx cungj aeu siucawz seuq bae. Caiq miz, ndaej yungh ribfwngz naenx rizndaeng lwgnyez (youq naengbak caeuq ndaeng giz 1/3) caeuq giz hozguz (mehfwngz caeuq lwgfwngzyinx doxgyoeb, satbyai song luengq lwgfwngz) itcig daengz cacurumz dingzcij. Danghnaeuz caeurumz buenx fatndat, wnggai gig vaiq couh gyangqdaemq ndangraeuj, haeujsim lwgnyez youq caeurumz seiz mbouj ndaej gueng yw, ndaej yungh vuzlij fuengfap gyangqdaemq ndangraeuj, lumj sujbaq gyoet cuengq youq gwnz najbyak、ninz swiz daehraemxgyoet daengj. Dang lwgnyez caeurumz camhseiz hoizsoeng le, ndaej ndwnj seiz ndaej gueng di ywdoiqndat ndeu.

Ginggvaq gij cawqleix gwnzneix gangj le, mboujlwnh dwg lwgnyez caeurumz dingzcij roxnaeuz lij caeurumz mbouj dingz, cungj wnggai vaiqdi bae yihyen duenqbingh ywbingh, baexmienx ndaej hawj lwgnyez daiq daeuj hougoj mbouj ndei.

## Baenzlawz Yawhfuengz Gwnz Saidiemheiq Lwgnyez Deng Lahdawz

Gwnz saidiemheiq lahdawz dwg ceij ndaeng、conghhoz、ndaw hoz deng lahdawz, hix couhdwg ciengz gangj dwgliengz. Gij beijlwd fatseng gwnz saidiemheiq lwgnyez deng lahdawz haemq sang, baihbaek guek raeuz beij baihnamz fatbingh beijlwd sang. Lwgnding yungzheih baenz gwnz saidiemheiq lahdawz gipsingq. Seiz lwgnding, ndaeng、conghhoz、ndaw hoz miz gij daegdiemj diuzguenj gaeb、sailwed gig lai, seiz lwgnding senraemxniu saidiemheiq fatmaj mbouj caez, raemx iemqok noix, yingjyangj bwnsaeq baijdoengh. Bwnndaeng lwgnding noix, yingjyangj gij goengnaengz mbangj giz cingcawz sigin caeuq faenx, daegbied dwg gij rengzdingjbingh lwgnding 6 ndwen gvaqlaeng daemq, ndigah gij lwgnding ndaw bi ndeu yungzheih baenz gwnz saidiemheiq lahdawz. Cungj bingh neix daengx bi cungj ndaej fatseng, aeu seizdoeng、seizcin fatbingh beijlwd ceiq sang. Lwgnding baenz gwnz saidiemheiq lahdawz seiz, bohmeh ndaej fatyienh lwgnyez mug rih、ndaeng saek、ae daengj. Lwgnding ndaej aenvih ndaeng saek cix aj bak diemheiq、cingsaenz mbouj hoengh、simnyap mbouj onj、siengj gwn doekdaemq、rueg、fatndat, ndangraeuj dingzlai youq 38~ 40℃, miz mbangj lwgnding ndaej fatseng fatndat caeurumz, daegbied dwg lwgnding 6 ndwen dauqndaw gig vaiq fazcanj baenz feiyenz; siujsoq lij yaek fatseng binghlwedbaih. Ndigah, doiq doengh boux lwgnding baenz binghdwgliengz haenx wnggai gaenxmaenx yw ndei, fuengzre baenz binghgyoeb. Hoeng gij gaenbonj cosih doiq gwnz saidiemheiq deng lahdawz dwg yawhfuengz. Gij cosih yawhfuengz de miz 4 diemj lajneix.

(1) Seiz lwgnding, daegbied dwg 6 ndwen dauqndaw aeu cij daxmeh guengciengx, aeu ciuqseiz demgya gijgwn bangbouj, bingzseiz itdingh haeujsim hableix guengciengx.

（2）Demgiengz ndangdaej lwgnyez gig youqgaenj，lai guh gij hozdung rog ranz，daegbied youq seizdoeng baihbaek，ndaw rug wnggai lai hai cueng，doenggvaq vuenh heiq，baujciz hoengheiq singjsien，habdangq hawj lwgnyez caeuq hoengheiq caep dox ciepcuk，muzlienh naengzlig dingj nit，hoeng wnggai baexmienx rumzgyangding ci lwgnyez.

（3）Caenhliengh gaej daiq lwgnding bae giz ciengzdieg goenggungh，noix cunzranz，lwgnding wngdang baexmienx caeuq vunzbingh ciepcuk. Youq seizcou、seizdoeng hawqsauj hawj lwgnyez lai gueng di raemx. Youq aen seizgeiz geiqciet lawhvuenh caeuq mbwn nit，haeujsim daenjbuh goemq denz aeu habngamj，daenj、goemq noix lai yungzheih dwgliengz，daiq lai youh yungzheih ok hanh，ok hanh le conghbwn mbehai，engqgya yungzheih baenz binghdwgliengz.

（4）Haengjheiq fuengzceih lwgnding yingzyangj mbouj ndei，lwedhaw、binghndokunq、oksiq daengj doengh cungj bingh ciengzseiz raen neix，gyagiengz gij rengzdingjbingh saidiemheiq lwgnding，yawhbienh gemjnoix fatseng gij bingh saidiemheiq.

Cijaeu bouxlaux cietsaed guh ndei gij hong yawhfuengz，lwgnding couh ndaej mbouj baenz roxnaeuz noix baenz gij bingh saidiemheiq lahdawz.

## Baenzlawz Geizcaeux Fatyienh Lwgnding Baenz Feiyenz

Feiyenz dwg cungj bingh cujyau ciengz raen seiz lwgnding ndeu，seiz lwgnding ceiq lai raen，hix dwg gij yienzaen lwgnding cujyau dai bae ndawde aen ndeu. Seiz lwgnding yungzheih baenz feiyenz，cujyau ok laeng gij daegdiemj sengleix buqcek aen hidung diemheiq lwgnding. Gij hozgyongx、diuzguenj cihgi'gvanj lwgnding gaeb，yungzheih deng gij raemxniu iemqok saeklaengz；aenbwt caemh caengz fatmaj caezcienz，gij soqliengh heiqbwt haemq noix，hamzheiqliengh noix，sailwed bwt fungfouq yungzheih comz lwed. Caiq miz aen yienzaen youqgaenj ndeu dwg，gaengawq yihyoz yenzgiu，gij nemmueg saidiemheiq nyezrauh（12 bi gvaqlaeng）caeuq vunzhung biujmienh miz cungj doxgaiq daegbied ndaej fuengzre sigin caeuq binghdoeg daengj binghhyienz veizswnghvuz ciemqhaeuj ndeu，heuhguh menjyiz giuzdanbwz A（SIgA）yiengh iemqok，gij SIgA lwgnding daegbied daemq，bi ndeu seiz ngamq dwg boux vunzhung 3%，daengz 12 bi

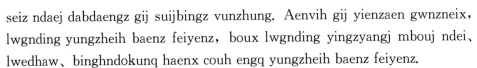

seiz ndaej dabdaengz gij suijbingz vunzhung. Aenvih gij yienzaen gwnzneix, lwgnding yungzheih baenz feiyenz, boux lwgnding yingzyangj mbouj ndei, lwedhaw, binghndokunq haenx couh engq yungzheih baenz feiyenz.

Lwgnding baenz feiyenz youq geizcaeux cujyau biujyienh miz fatndat, ae, heiqgaenj, henz bak heu, aenndaeng doenghyaeb daengj. Fatndat lai dwg $38 \sim 40$℃, siujsoq lwgnding aenvih fatndat haenq fatseng gingmaez. Hoeng lwgnding ngamq seng caeuq lwgnding yingzyangj mbouj ndei yiemzcungh haenx hix ndaej mbouj fatndat, feiyenz mbaeu mbouj itdingh cungj fatndat roxnaeuz youq ndaw seizgan dinj loq fatndat. Baenzae ciengzseiz cugciemh gyanaek caemhcaiq miz myaiz, bohmeh ndaej dingqnyi lwgnding gaenriengz diemheiq conghhoz yiengjfofo, neix dwg aenvih lwgnding mbouj rox biq myaiz, dingzlai dwg ae le ndwnj roengz dungx bae. Lwgnding baenz feiyenz geizcaeux, vunzlaux ndaej cazyawj daengz lwgnding diemheiq baezsoq beij cingqciengz vaiq, lai buenx naengbak heu. Lwgnding okseng $1 \sim 3$ ngoenz, youq mwh gwn cij okyienh loenghhoz, bak biq myaiz. Danghnaeuz lwgnding miz gij biujyienh baenzbingh diemheiq hidungj baihgwnz, bohmeh yaek siengj daengz lwgnyez aiq baenz feiyenz, wnggai umj lwgnyez bae yihyen duenqbingh ywbingh. Danghnaeuz baenz feiyenz geizcaeux deng bohmeh yawjlawq cix mbouj ndaej gibseiz ywbingh, aenbwt binghbienq ndaej haemq vaiq gyanaek, caiq gyahwnj saiheiq deng myaiz saek, lwgnding ndaej fatseng diemheiq gunnanz, lumjbaenz ngaek gyaeuj diemheiq, okyienh aenndaeng doenghyaeb, sup heiq seiz miz gij daegcwng 3 giz gumz roengzbae (giz ndokaek gumz, gehluengq ndoksej caeuq lajndokgiemqdoed youq sup heiq seiz okyienh gumz doxroengz). Sup heiq seiz ndaej buenx miz sing gyangz, saek naj hausak roxnaeuz genga bienq hoengzndaem bienq mong, lwgnding simnyap mbouj onj roxnaeuz ngah ninz, sim diuq hix aiq sawqmwh gyavaiq, doengh gijneix cungj dwg gij yienghsiengq gig yungyiemj, wnggai sikhaek soengq bae yihyen ciengjgouq cawqleix. Bohmeh ciengeiz gaej caj lwgnyez bingh yungyiemj haenqnaek seiz cij daiq bae yawj bingh. Aeu youq lwgnding baenz feiyenz cogeiz couh daiq lwgnyez bae yihyen duenqbingh ywbingh, yienghneix cijndaej fuengzre fazcanj baenz feiyenz binghnaek.

## Lwgnyez Baenz Mauzsi Cihgi'gvanjyenz Dwg Vih Gijmaz

Mauzsi cihgi'gvanjyenz dwg laj saidiemheiq lahdawz lwgnding haemq ciengz raen haenx, de cujyau dwg youz cungj binghyienzgin hozbauh binghdoeg lahdawz cij yinxhwnj, youq gwnz linzcangz aeu ae'ngab guhcawj, seizdoeng, seizcin lai fatbingh, dan raen lwgnding 2 bi gaxgonq, dingzlai dwg lwgnding iq bizbwd 6 ndwen dauqndaw.

Aenvih saiheiq lwgnding gaeb iq, yungzheih deng gij foegraemx nemmueg caeuq gij doxgaiq iemqok yungzheih deng lahdawz haenx saeklaengz, caiq gya bangxguenj mbouj doengz cingzdoh hwnjgeuq, yienghneix couh cauxbaenz le cuengq heiq diemheiq gunnanz, riengzlaeng okyienh bwt foeg roxnaeuz bwt mbouj hai, hawj lwgnyez baenzbingh daiqdaeuj sienghaih cigciep.

Bouxlwg baenzbingh itbuen youq fatbingh codaeuz 1～3 ngoenz miz gij binghyiengh mug rih, loq baenzae, riengzlaeng okyienh fatndat mbaeu daengz cungdoh, mbangj boux hix ndaej sang daengz 39℃ doxhwnj. Bouxlwg baenzbingh biujyienh cij loenghhoz roxnaeuz rueg cij, diemheiq feuzfed vaiqvit caemhcaiq buenx ae'ngab, haenqnaek seiz diemheiq baezsoq ndaej dabdaengz 60～100 baez/faen, cingsaenz mbouj onj roxnaeuz ngah ninz, aenndaeng doenghyaeb, saeknaj hausak hoengzndaem, boux gyahcangj saeqsim haenx lij ndaej fatyienh lwgnyez ndokaek gumz, lajndokgiemqdoed caeuq gehluengq ndoksej mboeploemq doxroengz, depgaenh bangxaek lwgnyez lij ndaej dingqnyi cungj singngab lumj singsauq nei. Mwh ajngab yienh'ok cuengq heiq diemheiq gunnanz, ndaej cauxbaenz diemheiqsingq soemjdengdoeg, simlig doekbaih, diemheiq doekbaih daengj binghdoxgyoeb yiemzcungh, vihaep sengmingh lwgnyez.

Lwgnyez baenzbingh itbuen youq ae'ngab fatseng le 2～3 ngoenz ndawde gyanaek, ginggvaq ywbingh le daih dingzlai gig vaiq dauqfuk, mbouj louz gij bingh gvaqlaeng, baenzbingh itbuen lienzdaemh aen singhgiz ndeu baedauq. Daih'iek 60% lwgnyez ywbingh gvaqlaeng mbouj caiq fukfat; 30% lwgbingh yienznaeuz ndaej ginggvaq ywbingh hoizsoeng, saeklaeuq dwgliengz youh yaek fanfoek ae'ngab, 1～2 bi cij bingh ndei; 10% lwgbingh fanfoek lai baez fatbingh, doeklaeng yaek fazcanj daengz cihgi'gvanj ae'ngab.

Youq ndaw gwndaenj ngoenznaengz, gyahcangj wngdang baexmienx deng lwgnyez ciepcuk goeklah, hableix guengciengx, baujciz dohraeuj dohcumx ndawranz, saeklaeuq fatyienh gij binghyiengh vaizngeiz haenx gibseiz boiqhab canghyw vaiqdi duenqbingh ywbingh.

## Lwgnyez Baenz Cihgi'gvanj Ae'ngab Miz Gij Binghyiengh Lawz

Cihgi'gvanj ae'ngab youq ndaw lwgnyez miz itdingh fatbingh beijlwd. Gaengawq gij doengjgeiq swhliu ndaw guek rog guek caeuq gij liuzhingzbingyoz diucaz biujmingz, lwgnding ae'ngab daih dingzlai dwg youq 6 bi gaxgonq hainduj, daih'iek 50% doxhwnj dwg daj 3 bi gaxgonq hainduj. 3 bi gaxgonq caeuq 10 bi gvaqlaeng, lwgsai fatbingh lai gvaq lwgmbwk, sai mbwk doxbeij daih dingzlai baugau ciepgaenh 2 : 1. Aenvih cihgi'gvanj ae'ngab yaek hawj simndang cangqheiq lwgnyez daiq daeuj yingjyangj youqgaenj, mizseiz engqlij miz sengmingh yungyiemj dem, ndigah liujgaij gij binghyiengh caeuq daegdiemj cihgi'gvanj ae'ngab fatbingh seiz, gibseiz duenqbingh ywbingh gig youqgaenj.

Cihgi'gvanj ae'ngab dwg gij bingh aenvih hozgyongx caeuq cihgi'gvanj doiq gak cungj gikcoi caeuq doxgaiq bienqwngq fanjwngq demgiengz, saiheiq fatseng gvangqlangh bienq gaeb cix fatseng haenx. De ndaej youz yizconz、 lahdawz、 gij yw caeuq cingsaenz daengj lai cungj yinhsu yinxhwnj.

Baenz bingh cihgi'gvanj ae'ngab ndaej gip ndaej menh, lwgnding baenz bingh gaxgonq ciengz miz gij lizsij gwnz saidiemheiq deng lahdawz 1~2 ngoenz; bouxlwg hung baenz bingh gip, sawqmwh fatseng, dingzlai youq gyanghwnz roxnaeuz haetromh fatbingh. Miz mbangj lwgbingh youq mwh caengz fatbingh miz gij binghyiengh mug rih、 haetcwi、 conghhoz humz、 aekndaet、 daengxndang naiqnuek, daih'iek geij miux、 geij faen cung、 geij diemj cung roxnaeuz 1~2 ngoenz okyienh diemheiq gunnanz, daegbied dwg cuengqheiq diemheiq sinhoj guhcawj, caemhcaiq dingqnyi gij sing ae'ngab miz daegdiemj haenx, okyienh aen aek mboep loemq, doengzseiz buenx gikcoi yinxhwnj baenzae, miz myaizhau fugfauz, boux yiemzcungh haenx ciengzseiz mbouj ndaej ninz bingz, saeknaj indot, simnyap mbouj onj, daengx da aj bak, saeknaj hausaksak. Aenndaeng doenghyaeb, naengbak lwgfwngz lwgdin hoengzndaem, daengx ndang ok hanhheu, yienh'ok gij yiengh cuengq heiq daegbied gunnanz. Mizseiz ae'ngab haenqrem yinxhwnj ndangnoh aendungx duenhgwnz indot. Itbuen mbouj fatndat, hoeng boux deng lahdawz yaeuhfat haenx buenx miz fatndat. Haemq lai lwgnyez fatbingh le ndaej gag hoizsoeng roxnaeuz gwn gij yw gya'gvangq cihgi'gvanj le ndaej hoizsoeng. Mbangj lwgbingh baenz ae'ngab seiz okyienh diemheiq gunnanz youqgaenj, supyangj gvaqlaeng lij miz hoengzndaem, yungh gij yw anhcazgenj gya'gvangq cihgi'gvanj 3 baez roxnaeuz bizciz gizsu, binghyiengh lij mbouj raen miz hoizsoeng, lienzdaemh 6 diemj cung doxhwnj ndaej heuhguh "ae'ngab lienzdaemh". Neix dwg aen yienghsiengq yungyiemj youqgaenj ndeu, ndaej yinxhwnj gipsingq diemheiq doekbaih、simlig doekbaih daengj doengh cungj binghgyoebfat cix dai bae.

Boux ciengzgeiz fanfoek fatbingh, ndaej miz aek yiengh doengj, ciengz buenx hungmaj doeklaeng caeuq yingzyangj gazngaih. Itbuen daeuj gangj, lwgnyez cihgi'gvanj ae'ngab yawhlaeng haemq ndei, daengz seiz vunzhung daihgaiq miz dingzlai binghlaeh gij binghyiengh daejcwng de cienzbouh siusaet, hoeng mbangj bouxbingh louz miz gij goengnaengz bwt gazngaiz mbaeu, binghlaeh yiemzcungh ndaej cauxbaenz diemheiq doekbaih caeuq gij goengnaengz simdaeuz mbouj caezcienz.

## Gij Yienzaen Ciengzseiz Raen Lwgnyez Fatseng Cihgi'gvanj Ae'ngab

Gij yienzaen lwgnyez baenz cihgi'gvanj ae'ngab gig fukcab, seizneix fatyienh haujlai yinhsu caeuq yaeuhfat ae'ngab mizgven, hoeng gaenbonj yienzaen lij caengz rox. Yihyoz fuengmienh dawz cihgi'gvanj ae'ngab faen baenz 5 loih lajneix.

(1) Ae'ngab oklaeng baihndaw: Ceij saidiemheiq lwgnyez lahdawz binghdoeg roxnaeuz sigin sawj mbangj giz cihgi'gvanj fanjwngq demgiengz cix yaeuhfat baenz ae'ngab. Cungj ae'ngab neix lai raen youq gij lwgnding 3 bi gaxgonq. Binghdoeg lahdawz youq baenz cungj ae'ngab neix daegbied youqgaenj. De itbuen fatbingh mbouj miz aen geiqciet mingzyienj, goekgominj sawqnaeng yaemsingq, fuengzcug ndawde ciengzseiz mbouj miz binghsij gominj, caz $IgE$ ndaw lwed suijbingz mbouj sang.

(2) Ae'ngab oklaeng baihrog: Ceij lwgbingh daj ndaw hoengheiq sup haeuj faenjva doenghgo、faenx ndaw ranz 、naeng doenghduz、nonnengz、bwn、faiqmienz、meizgin、bauhswj、vayozbinj、hoenzyouz、youzcaet daengj doxgaiq cix fatbingh. Linghvaih, lij caeuq gij binjcungj gijgwn haenx mizgven, cujyau dwg gak loih danbwzciz lumjbaenz cijvaiz、gyaeqgaeq、bya gungq daengj. Gij doxgaiq gwnzneix gangj haenx yinxhwnj baenz bingh ae'ngab heuhguh goekgominj. Lwgnyez baenz cihgi'gvanj ae'ngab oklaeng baihrog dingzlai cungj miz gij yinhsu yizconz, lumjbaenz ndaw fuengzcug miz cihgi'gvanj ae'ngab、gominjsing bizyenz、sinzmazcimj daengj bouxbingh daejcaet gominj, guh doxgaiq bienqwngq naengnoh sawqniemh miz hangh ndeu roxnaeuz lai hangh yangzsing, fatbingh miz geiqciet singqcaet mingzyienj, ndaw lwed caz $IgE$ suijbingz itbuen haemq sang. Gij cihgi'gvanj boux daejcaet gominj haenx cawqyouq gij yienghceij ciugaep gominj, youq doxgaiq bienqwngq roxnaeuz lahdawz gikcoi lajde couh yaek cauxbaenz ae'ngab.

(3) Doxgyaux ae'ngab: Gawq miz aen yinhsu gominj, youh miz aen yinhsu lahdawz, ciengzseiz binghyiengh haemq naek, gij yaugoj aeu yw daeuj ywbingh mbouj ndei, yawhlaeng mbouj ndei.

(4) Gijyw yinxhwnj ae'ngab: Lumjbaenz ahswhbizlinz、ywsiuyienzin、cinghmeizsu、yizsenhdanjgenj daengj hix ndaej yinxhwnj baenz ae'ngab, itbuen lwgbingh cungj miz gij ginglig aenvih moux cungj yw yaeuhfat baenz ae'ngab.

(5) Yindung yinxhwnj ae'ngab: Yindung caeuq cingsaenz yinhsu hix dwg gij yienzaen youqgaenj yaeuhfat lwgnding baenz ae'ngab, yindung haenqrem gvaqlaeng 10 faen cung ndawde okyienh diemheiq gunnanz caeuq ae'ngab, caemhcaiq youq $30 \sim 60$ faen cung cugciemh siusaet, mbouj guh yindung haenqrem couh mbouj baenz ae'ngab.

Gyahcangj bingzseiz sijsaeq cazyawj bouxlwg, liujgaij gij goekgominj aiq dwg haenx, gaemdawz gij geiqciet fatbingh, yawhfuengz lahdawz, anbaiz yindung habdangq, baexmienx yungh gij yw aiq yinxhwnj baenz ae'ngab haenx.

## Gijmaz Dwg Goekgominj Sawqnaeng Caeuq Duet Gominj Ywbingh

Goekgominj sawqnaeng couhdwg dawz mbangj di doxgaiq aiq yinxhwnj gominj fanjwngq haenx, dawz de bienq cingh guhbaenz raemx cimq, ginggvaq bienq saw le youq gwnz naengnoh bouxbingh veh riz roxnaeuz dajcim haeuj laj naeng bae cazyawj. Danghnaeuz gij gvaengxlaengx naengnoh giz dajcim hoengzfoeg mauhgvaq 0. 5 lizmij, couhdwg yangzsing fanjwngq, eiqsei couh gangjmingz boux vunzbingh neix doiq cungj doxgaiq neix gominj.

Baexmienx gij doxgaiq gikcoi roxnaeuz doxgaiq bienqwngq gaenq cingqsaed roxnaeuz hozngeiz haenx, dwg gij banhfap youqgaenj bae ywbingh ae'ngab. Hoeng doiq mbangj di doxgaiq bienqwngq mbouj miz banhfap baexmienx, beijlumj mbangj di doxgaiq bienqwngq suphaeuj haenx, cix lij ndaej aeu duet gominj bae yw.

Yw duet gominj couhdwg dawz gij doxgaiq gominj boux goekgominj sawqnaeng dwg yangzsing haenx daez cingh, boiq guhbaenz raemx noengzdoh mbouj doengz, yienzhaeuh yungh gij fuengfap ciuq gonq laeng cugciemh demlai vih bouxbingh dajcim haeuj laj naeng bae yw duet gominj, boux dinj de 3～6 ndwen, boux nanz de 12～18 ndwen raen yaugoj. Raen yaugoj le itbuen veizciz 3～5 bi.

Gij doxgaiq duet gominj seizneix gaenq boiq baenz haenx miz song loih, loih ndeu dwg gij doxgaiq cab ndaw hoengheiq, lumjbaenz namhfaenx、 nonnengz、 faiqmienz、 faenjva、 meizgin、 bauhswj daengj; lingh loih ndeu dwg gijgwn, lumjbaenz bya、 gungq、 gyaeq daengj.

Mbangj boux lwgbingh baenz ae'ngab ciepsouh ywbingh le ndaej bienq ndei, engqlij ndei caez.

## Lwgnding Heuaeuj Dwg Vih Gijmaz? Wnggai Baenzlawz Guh

Lwgnding okyienh heuaeuj, ciengzseiz raen naengbak、 ribfwngz yienh'ok saek aeuj amq. Okyienh heuaeuj cungj dwg naeuz cingzgvang yiemzcungh, gij heuaeuj lwgnding gipsingq fatseng haenx wngdang naemj daengz loek gwn yasiuhsonhyenz dengdoeg roxnaeuz yungh gij yw doiqndat hamz miz feihnasihdingh yinxhwnj, mwhneix gyahcangj aeu sikhaek umj lwgnyez bae yihyen cingj canghyw duenqbingh, aeu gibseiz ywbingh. Youq seiz lwgnding fatyienh ciengzgeiz naengbak, ribfwngz, satbyai genga cungj heuaeuj, dwg gij binghyiengh lwgnyez sengcingz baenz binghsimdaeuz ciengz raen. Cungj lwgbingh neix yingzyangj fatmaj haemq yaez, hungmaj beij boux lwgnding cingqciengz caemh nienzgeij haenx doeklaeng. Heuaeuj aeu byai lwgfwngz, lwgdin, gezmozda caeuq naengbak ceiq yienhda, ciengz youq daejnauh, gwn cij roxnaeuz hozdung gvaqlaeng gyanaek; lwgnding mizseiz okyienh fwtfat diemheiq gunnanz, heuaeuj gyanaek, ok hanh, boux haenqnaek haenx ndaej gingmaez (caeurumz). Vihneix, bohmeh wngdang haeujsim cazyawj, danghnaeuz lwgnyez youq doekseng gvaqlaeng mbouj nanz roxnaeuz youq mwh daejnauh le okyienh heuaeuj, mwh gwn cij buenx miz heiqgaenj roxnaeuz diemheiq gunnanz, couh aeu singjgaeh dwg mbouj dwg sengcingz baenz binghsimdaeuz heuaeuj, wnggai daiq lwgnyez bae yihyen cingj canghyw duenqbingh.

## Gijmaz Dwg Binghconhgiz

1967 nienz, canghyw Yizbwnj heuhguh Conhgizfucoz, soujsien sijveh gij bingh Kawasaki (Binghconhgiz). Gaenh geij bi neix daeuj Binghconhgiz youq guek raeuz fatbingh cugciemh gyalai, gij yienzaen baenz cungj bingh neix caengz rox. Gaengawq rog guek yenzgiu, baenz cungj bingh neix aiq aenvih lengiuzgin lahdawz, binghdoeg lahdawz cauxbaenz, dwg cungj bingh bonjndang menjyiz ndeu. Ciengz raen lwgnding lwgnding baenz, 4 bi doxroengz ciemq 80% baedauq, lwgsai lai gvaq lwgmbwk, Yizbwnj lwgbingh ceiq lai. Cungj bingh neix sawj daengx ndang doenghmeg iq daegbied dwg gvanhcang doenghmeg fatseng daengx caengz sailwed fatyienz, cauxbaenz doenghmeg foeg, bienq gaeb, dimzsaek, ndaej cauxbaenz lwgnding gipsingq simdaeuz gazlaengz dai bae, fwtdai, ndigah simsailwed sonjhaih ceiq yiemzcungh, gak aen daepdungx cungj aiq deng sonjhaih. Gyoengq yihyoz cien'gya gaenq ceijok, seizneix Binghconhgiz dwg gij bingh simsailwed ngoenzlaeng baenz wzgoh ciengz raen ndawde aen ndeu.

Binghconhgiz geizcaeux cungj miz fatndat, laebdaeb noix cix 5 ngoenz, ceiq nanz 4 aen singhgiz, ndangraeuj ciengz sang daengz 39℃ doxhwnj,

yungh gangswnghsu ywbingh mbouj mizyauq. lwgnding baenz bingh le
mbouj nanz song da gezmoz cungj dwg lwed, ndaej laebdaeb daengz
ndangraeuj doekdaemq roxnaeuz engq nanz. Fatbingh gvaqlaeng mbouj nanz
okyienh naengbak hoengzfwg、 hawqdek, conghbak caeuq nemmueg
conghhoz gyuemluemz comz lwed, caemhcaiq linx lumj makdumh. Fatbingh
gvaqlaeng 3～4 ngoenz gwnz naj、 ndangdaej、 genga yawj ndaej raen miz
raizhoengz, roxnaeuz yienh'ok naeng hwnj nengz lumj mazcimj. Baenzbingh
geizcaeux youq fwngz、 din lwgnyez okyienh raizhoengz caeuq foeg ndongj,
aenhoz linzbahgez foeg hung naenx loq in. Youq fatbingh 10～20 ngoenz le,
dang gij geiz gipsingq baihgwnz gangj haenx biujyienh ok siudoiq seiz,
ndangraeuj doekdaemq, hainduj gij mueg byai lwgfwngz lwgdin duet naeng.
Youq seiz fatndat caz bwzsibauh swng sang, loq lwedhaw, hezsiujbanj
demlai youq baenzbingh song sam ngoenz le haemq mingzyienj. Lwedcaem
caeuq C fanjwngq danbwz swng sang yienhda. Seizneix yungh cauhswngh
sinhdungduz genjcaz ciengzseiz yawj ndaej raen, cungj bingh neix doxgyoeb
gvanhcang doenghmeg deng sonjhaih. Cungj bingh neix gij gvanhcang
doenghmeg deng sonjhaih daih dingzlai lwgnyez youq 3～6 ndwen ndawde
siudoiq, boux haenqnaek de lumj gvanhcang doenghmeg baezfoeg haenx
dauqfuk seizgan engq nanz. Cungj bingh neix dai bae beijlwd daemq,
daih'iek dwg 0.5%～1%（siujsoq lwgnyez aenvih simdaeuz dimzsaek dai
bae、 gvanhcang doenghmeg baezfoeg dek dai bae）. Gaenh geij bi neix yihyoz
yenzgiu ceijok, doengh boux vunzbingh seiznyez baenz gvaq Binghconhgiz
haenx aiq dwg gij yienzaen moux di vunzbingh caeux couh fatseng gij bingh
gvanhcang doenghmeg, gvaqlaeng caiq gya gij yinhsu yungyiemj bingh
gvanhsinhbing gizyawz dem, beijlumj binghlwedlauz sang、 cit ien caeuq
hezyaz sang, boux baenz Binghconhgiz aiq haemq yungzheih baenz gij bingh
gvanhcang doenghmeg seiz vunzhung. Ndigah Binghconhgiz doiq lwgnding
sonjhaih ceiq youqgaenj de dwg gvanhcang doenghmeg, boux yiemzcungh de
sonjhaih sengmingh lwgnyez. Gyahcangj fatyienh lwgnyez fatndat naeng
hwnj nengz wnggai ra canghyw yawj bingh. Dangqnaj, doiq yw cungj bingh
neix youh miz le cungbyoengq moq, youq cungj bingh neix mwh gipsingq
（seiz fatndat） yungh daihliengh megcingx dajcim lwedvunz bingjcungj
giuzdanbwz daeuj yw, ndaej mizyauq bae gyangqdaemq gij beijlwd fatseng

gvanhcang doenghmeg binghbienq, caemhcaiq ndaej gemjmbaeu gvanhcang doenghmeg deng sonjhaih youqgaenj cingzdoh, fuengzre cauxbaenz gvanhcang doenghmeg baezfoeg. Boux lwgnyez yungh lwedvunz bingjcungj giuzdanbwz ywbingh haenx doiqndat gig vaiq, dingzlai lwgnyez youq gwn yw ngoenz ndeu le ndangraeuj gyangq daengz cingqciengz, riengzlaeng gizyawz binghyiengh hix gig vaiq ndaej gaijndei.

Lwgnding baenz Binghconhgiz, ceiq youqgaenj dwg ndaej geizcaeux duenqbingh, yawhbienh ndaej mizyauq ywbingh, aenvih daih dingzlai lwgnding baenz Binghconhgiz ndaej fukcangq, ceng'aeu caenhliengh caeuxdi caz cungj bingh neix dwg ywbingh ceiq youqgaenj.

## Gijmaz Dwg Daiq Caeux Buekdoengh? Dwg Mbouj Dwg Cungj Aeu Yungh Gij Yw Dingj Simlwd Mbouj Cingqciengz Daeuj Yw

Daiq caeux buekdoengh, hix heuhguh geizcaeux buekdoengh roxnaeuz geizgonq sousuk, dwg aenvih gizbuekdiemj senjvih doufangzgez caixvaih youq cingqciengz doufangzgez gikdoengh dabdaengz gaxgonq ciengjgonq (daezgonq) fat ok gikdoengh, cix sawj simdaeuz daezgonq buekdoengh baez ndeu. Gaengawq gizdieg gizbuekdiemj senjvih, de ndaej faen baenz fangzsing、fangzsiz gyaugaiq caeuq sizsing caeuxbuek 3 cungj, youq seiz lwgnding caeuxbuek sizsing dwg ceiq lai raen. Caeuxbuek mbouj sang gvaq 5 baez/faen dwg dingjlingz fatseng, 6 baez/faen doxhwnj dwg fatseng deih, caeuxbuek danghnaeuz moix gek 1 aen、2 aen、3 aen ······ Cingqciengz dousing buekdoengh okyienh baez caeuxbuek ndeu ne, ciuq gonqlaeng heuhguh song lienz lwd、sam lienz lwd、seiq lienz lwd daengj. Danghnaeuz song aen caeuxbuek lienzdaemh okyienh cix heuhguh baenz doiq caeux buek, lienzdaemh okyienh 3 aen caeuxbuek cix dwg simdoengh vaiq gvaqbouh. Dang gyahcangj fatyienh lwgnyez miz gvaq caeuxbuek seiz, wnggai louzsim bae yihyen cingj canghyw genjcaz simdaeuz lwgnyez dwg mbouj dwg miz bingh, aenvih simdaeuz lwgnyez sengcingz baenz binghsimdaeuz、binghnohsim, simdaeuz muegndaw danzlig senhveiz demmaj daengj binghsimdaeuz okyienh daiq caeux buekdoengh seizgei lai, ciengzseiz yaek okyienh caeuxbuek song lienz lwd、baenz doiq caeuxbuek caeuq fwtfat simdoengh vaiq gvaqbouh. Hoeng daiq caeux buekdoengh hix ciengzseiz raen gij lwgnding ndangcangq roxnaeuz lwgnyez baenz binghsimdaeuz mbouj miz gicizsing de, vuenh coenz vah daeuj gangj, boux miz caeuxbuek haenx mbouj dwg naeuz cungj miz binghsimdaeuz, aenvih lwgnding cingsaenz gaenjcieng roxnaeuz baenz gij bingh daengx ndang wnq, daegbied dwg gij bingh lahdawz lumjbaenz gwnz saidiemheiq lahdawz、benjdauzdij fatyienz、 saimbei lahdawz、sigin yinxhwnj oksiq daengj cungj ndaej okyienh daiq caeux buekdoengh. Linghvaih, simdaeuz cienzdauj hidungj lwgnding caengz maj caezcienz hix ndaej okyienh caeuxbuek, riengz nienzgeij demmaj, caeuxbuek ndaej siusaet.

Gij lwgnding saekseiz fatseng caeuxbuek haenx ndaej mbouj miz binghyiengh, couhcinj deihdeih fatseng lwgnding hix mbouj rox gangj ok mbouj cwxcaih, gyahcangj sijsaeq cazyawj ndaej raen lwgnding ciengzseiz biujyienh mbouj cwxcaih、simnyap、haengj daejnauh、ok hanh、maij ninz mbonq, gyahcangj fatyienh meglwd lwgnding mbouj caezcingj, wngdang daiq lwgnyez bae ra canghyw genjcaz miz mbouj miz binghsimdaeuz, guh sinhdenduz genjcaz doekdingh dwg cungj caeuxbuek lawz, cawz gijneix caixvaih miz mbouj miz gij sinhdenduz wnq mbouj doengz bingzciengz, cangzgveih bae guh X sienq ciuq aek caeuq cauhswngh sinhdungduz, liujgaij simdaeuz buekdoengh dwg mbouj dwg cingqciengz caeuq simdaeuz dwg mbouj dwg gya'gvangq, mwh miz bizyau wngdang guh bienqdoengh sinhdenduz genjcaz, seizgan nanz（24 diemj cung）lienzdaemh geiqloeg sinhdenduz, genjdanh heuhguh Holter 24 diemj cung bienqdoengh sinhdenduz gamcaek, genjcaz miz mbouj miz fwtfat simlwd mbouj cingqciengz, yawhbienh gibseiz ywbingh.

Youq mwh yw daiq caeux buekdoengh, yawj binghcingz caeuq gij yienzaen baenzbingh, mbouj itdingh cungj aeu sawjyungh gij yw dingj simlwd mbouj cingqciengz, daegbied wngdang louzsim doengh boux caz mbouj ok binghbienq haenx. Gij lwgbingh baenz binghsimdaeuz mbouj miz gicizsing haenx, caeuxbuek youq yindung gvaqlaeng siusaet haenx, mbouj aeu yungh gij yw dingj simlwd mbouj cingqciengz haenx, hoeng wnggai sijsaeq cazyawj, dinghgeiz bae yihyen guh simsailwed hidungj genjcaz. Gij caeuxbuek ndaej gag siusaet haenx, danghnaeuz luenh yungh gak cungj yw dingj simlwd mbouj cingqciengz, gij mauzbingh lai leih noix. Fanzdwg gij caeuxbuek youz binghsimdaeuz yinxhwnj haenx, wngdang youq canghyw cijdauj baihlaj sawjyungh gij yw dingj simlwd mbouj cingqciengz, caemhcaiq wngdang dinghgeiz genjcaz sinhdenduz daeuj fuengzre gij fucozyung yw dingj simlwd mbouj cingqciengz haenx okyienh.

## Gijmaz Dwg Simdoengh Vaiq Gvaqbouh? Baenzlawz Rox Lwgnding Fatseng Simdoengh Vaiq Gvaqbouh Yiemzcungh

Boux lwgnding ndangcangq haenx simdiuq, moix faen cung baujciz youq ndaw gvaengxlaengx 120 ～ 140 baez/faen. Youq mwh lwgnding baenz binghsimdaeuz roxnaeuz gij bingh wnq, roxnaeuz miz fatndat, simdiuq ndaej gyavaiq, mauhgvaq aen gvaengxlaengx cingqciengz, heuhguh simdoengh vaiq gvaqbouh. Ginggvaq canghyw dingqbingh caeuq sinhdenduz genjcaz, ciengzseiz dwg dousing simdoengh vaiq gvaqbouh, itbuen mbouj doiq gij sengmingh lwgnyez cauxbaenz haephangz. Danghnaeuz simlwd beij dousing simdoengh vaiq gvaqbouh lij gyavaiq, yihyoz fuengmienh ciengzseiz heuhguh fwtfat simdoengh vaiq gvaqbouh: Cungj ndeu heuhguh sizsangsing simdoengh vaiq gvaqbouh; lingh cungj heuhguh sizsing simdoengh vaiq gvaqbouh, seiz lwgnding ciengz ndaej fatseng fwtfat sizsangsing simdoengh vaiq gvaqbouh, danghnaeuz mbouj ndaej gibseiz yw, aiq cauxbaenz sengmingh yungyiemj.

Bohmeh baenzlawz rox lwgnding fatseng simdoengh vaiq gvaqbouh yiemzcungh ne? Youq bingzciengz cingzgvang, lwgnding fatbingh seiz, ndaej cazyawj daengz lwgnyez daejnga'nga youq mbouj onj、heiqgaenj、rueg、mbouj ngah ndoet、saeknaj hausak daengj, boux haemq yiemzcungh haenx okyienh saeknaj heuaeuj、gyangz、dungx raeng、aendaep foeg hung、simdaeuz bujbienq bienq hung, megdiuq gengoenh nanz ndaej lumh daengz、mbouj miz banhfap geq cingcuj, ndaej raen sailwed aen hoz buekdoengh vaiqvit. Bungz daengz gij cingzgvang gwnzneix gangj haenx, wnggai vaiqdi umj lwgnyez bae yihyen yawjbingh, baengh sinhdenduz genjcaz ndaej doekdingh dwg sizsangsing simdoengh vaiq gvaqbouh, roxnaeuz dwg sizsing simdoengh gvaqbouh. Ginggvaq gibseiz duenqbingh ywbingh, fwtfat simdoengh vaiq gvaqbouh itbuen cungj ndaej gamhanh.

## Seiz Lwgnding Fatyienh Simdaeuz Miz Cabyaem Wnggai Baenzlawz Guh

Simdaeuz miz cabyaem dwg ceij gij sing'yaem sing simdaeuz cingqciengz bouxvunz caixvaih. Itbuen daeuj gangj, danghnaeuz cabyaem gig yiengj, simdaeuz dingzlai dwg miz bingh. Yihyoz fuengmienh dawz gij cabyaem simdaeuz faen baenz 6 gaep, 1~2 gaep cabyaem simdaeuz gvihaeuj mbaeu, 4~5 gaep dwg cabyaem simdaeuz haemq yiengj. Mwh simdaeuz miz cabyaem okyienh youq mwh simdaeuz sousuk, heuhguh geiz sousuk cabyaem; simdaeuz miz cabyaem okyienh youq mwh simdaeuz mbehai, heuhguh geiz mbehai cabyaem.

1~2 gaep geiz sousuk simdaeuz miz cabyaem, youq seiz lwgnding gig ciengz raen, cix mbouj cungj dwg miz binghsimdaeuz. Simdaeuz miz cabyaem yienznaeuz dwg gij baengzgawq youqgaenj duenqbingh gij simdaeuz lwgnyez ndawde aen ndeu, hoeng danghnaeuz cabyaem dwg geiz sousuk 1~2 gaep, gij singqcaet de unqswnh、yiengh lumj boqrumz, cabyaem miz gughanh, riengz ndangdaej gaijbienq cix miz bienqvaq, lai raen youq ndokaek baihswix giz ndoksej daihsam、daihseiq roxnaeuz gizbyai simdaeuz, cungj simdaeuz cabyaem neix heuhguh sengleixsingq cabyaem roxnaeuz heuhguh cabyaem fouzhaih. Gij daegdiemj cungj sengleixsingq cabyaem neix dwg, itbuen lwgnding youq gij cingzgvang dingjlingz lajde, lumjbaenz youq guh dijgenj seiz roxnaeuz youq mwh yawj gij bingh wnq fatyienh simdaeuz miz cabyaem, bohmeh mbouj fatyienh lwgnyez miz gij biujyienh binghsimdaeuz, canghyw ginggvaq gwzgvanh nyinhcaen genjcaz hix mbouj fatyienh gij baengzgawq miz binghsimdaeuz.

Seiz lwgnding okyienh sengleixsingq cabyaem (cabyaem fouzhaih), dwg aenvih lwed lae vaiq; caiq miz couhdwg gij lwgnding youq bi ndeu dauqndaw aiq aenvih conghgyaeqluenz roxnaeuz diuz daujgvanj doenghmeg caengz haep, bwt doenghmeg giz yenzcuih siengdoiq gaeb yinxhwnj. Cungj cabyaem neix gaenriengz nienzgeij demlai ndaej siusaet, ndigah cungj lwgnyez neix couh mbouj suenq dwg boux baenz binghsimdaeuz.

Gyonj daeuj gangj, dang bohmeh rox simdaeuz lwgnyez miz cabyaem seiz, gaej gaenjcieng, hoeng hix mbouj ndaej mbouj guenj, wnggai daiq lwgnyez bae yihyen genjcaz, caenh'itbouh guh sinhdenduz、bakaek X gvangh caeuq cauhswngh sinhdungduz daengj genjcaz, youz canghyw daeuj duenhdingh dwg sengleixsingq cabyaem, roxnaeuz dwg binghleixsingq cabyaem（simdaeuz cabyaem simdaeuz miz bingh cix miz ok haenx）. Danghnaeuz dwg sengleixsingq cabyaem, gaej dawz lwgnyez dangguh bouxbingh, wnggai hawj de caeuq boux lwgnyez cingqciengz ityiengh gwndaenj, sawj de cangqheiq hungmaj.

## Baenzlawz Rox Lwgnding Miz Binghsimdaeuz

Gij binghsimdaeuz seiz lwgnyez ceiq ciengz raen haenx dwg sengcingz baenz binghsimdaeuz. Lwgnyez sengcingz baenz binghsimdaeuz caeuq lwgnyez ndangcangq bingzseiz biujyienh miz giz mbouj doengz. Boux lwgnding sengcingz baenz binghsimdaeuz haenx yungzheih dwgliengz、fatndat、baenzae, yungzheih baenz feiyenz daengj bingh lahdawz, caemhcaiq diemheiq caeuq simlwd cungj beij lwgnyez cingqciengz vaiq, gwn cij mbouj ndei, ciengzseiz dwg gwngwn dingzdingz, buenx miz heiqgaenj, diemheiq sinhoj, miz mbangj lwgnding naengbak fat aeuj, daejnauh seiz engqgya aeuj. Bohmeh caiq haeujsim yawjyawj aen aek baihswix lwgnyez swhgeij dwg mbouj dwg beij baihgvaz sang di. Lwgnyez danghnaeuz miz gij cingzgvang gwnzneix, itdingh aeu daiq lwgnyez bae yihyen genjcaz, yawhbienh mingzbeg doekdingh miz mbouj miz sengcingz baenz binghsimdaeuz.

Linghvaih, lwgnyez ngamq doekseng seiz mbouj miz binghsimdaeuz, dwg aenvih baenz le moux cungj bingh yinxhwnj binghsimdaeuz, ciengzseiz heuh de guh binghsimdaeuz ngoenzlaeng, lumjbaenz binghdoegsingq simnoh yatyienz、binghsimnoh daengj. Lwgnding biujyienh baenz mbouj miz cingsaenz、nyapnyuk、gyaez daej、hanh lai、naj hausak、henz bak fat heu、gwn cij mbouj ndei、mbouj miz rengz, maij boemz youq gwnz ndang bouxlaux, mbouj nyienh doengh, seizhaenx gyahcangj wngdang gibseiz daiq lwgnyez bae yawj bingh, gaej ngaiznyed seizgan, baexmienx ndaej ngaiznguh ywbingh.

# Seiz Lwgnding Miz Gij Bingh Lawz Ndaej Yinxhwnj Simdaeuz Gya'gvangq

Gij bingh ceiq ciengz raen seiz lwgnding yinxhwnj simdaeuz gya'gvangq haenx dwg binghsimdaeuz, ndawde sengcingz baenz binghsimdaeuz ciemq vih daih'it, fatbingh beijlwd haemq sang, ciemq lwgnding seng lix 7‰~ 8‰. Gij sengcingz baenz binghsimdaeuz yiemzcungh haenx, ciengzseiz yinxhwnj lwgnding doeksheng gvaqlaeng mbouj nanz couh dai bae. Sengcingz baenz binghsimdaeuz youq seiz lwgnding ndaej yinxhwnj simdaeuz gya'gvangq, couhdwg aensim baihswix baihgvaz ndawde miz doengloh caeuq faenriuz mbouj doengz bingzciengz, simdaeuz lwgnding miz cabyaem, hoeng itbuen cingzgvang mbouj biujyienh ok heuaeuj, dang lwgnding daejnauh haenqrem roxnaeuz baenz feiyenz cix ndaej raen heuaeuj. Gij ciengz raen de miz sizgenh gwz giepnoix, fangzgenhgwz giepnoix, doenghmeg daujguenj caengz haep. Linghvaih, lwgnding youq lahdawz binghdoeg Gohsazgiz B cuj le, ndaej baenz binghdoegsingq binghnohsim roxnaeuz binghnohsim yinxhwnj simdaeuz gya'gvangq; boux lwgnding bi ndeu baedauq baenz muegndaw danzlig senhveiz demmaj, simdaeuz engqgya gyanaek; lwgnding youq gwnz giekdaej sengcingz baenz binghsimdaeuz, aenvih sigin lahdawz ndaej yinxhwnj muegndaw simdaeuz fatyienz lahdawz, simdaeuz caemh gya'gvangq.

Lwgnding aenvih baenz gij bingh wnq hix ndaej yinxhwnj simdaeuz gya'gvangq, lumj binghnaek feiyenz yinxhwnj cung lwed simlig doekbaih seiz simdaeuz gya'gvangq, gij bingh haemq youqgaenj haenx ndaej yinxhwnj simdaeuz gya'gvangq, baenz gij bingh lawhvuenh yizconz lumjbaenz simdaeuz dangz romcwk ciengzseiz miz gij biujyienh simdaeuz gya'gvangq、 simlig doekbaih. Giepnoix veizswnghsu $B_6$, lwgnding hix ndaej okyienh simlig doekbaih caeuq simdaeuz gyadaih.

Cingj gyahcangj louzsim, danghnaeuz canghyw naeuz mwngz nyi, simdaeuz lwgnyez gya'gvangq, couh aeu gibseiz bae yihyen sijsaeq genjcaz simsailwed hidungj dwg mbouj dwg miz bingh, roxnaeuz aenvih gij bingh wnq yinxhwnj simdaeuz gya'gvangq.

## Seiz Lwgnding Vihmaz Baenz Binghndokunq

Binghndokunq dwg cungj bingh giepnoix yingzyangj seiz lwgnding youq bi ndeu dauqndaw ceiq ciengzseiz raen ndeu. Ndaw ndang lwgnyez veizswnghsu *D* mbouj gaeuq yinxhwnj gai linz lawhvuenh mbouj doxdaengh caeuq goetndok gaijbienq, doengzseiz yingjyangj gij goengnaengz cujciz gi'gvanh sinzgingh、ndangnoh、cauh lwed、menjyiz daengj. Gij veizswnghsu *D* ndang vunz aeuyungh haenx miz song cungj laizloh, cungj ndeu dwg daj ndaw daeuj, naengnoh ginggvaq gij swjvaisen nditrongh ciuq, naengnoh habbaenz veizswnghsu *D*; lingh cungj dwg daj rog daeuj, daj ndaw gijgwn roxnaeuz yw ndaej daengz veizswnghsu *D*. Gij cujyau yienzaen ciengz yinxhwnj lwgnding baenz binghndokunq dwg youq rog ranz hozdung noix, supaeu swjvaisen mbouj gaeuq, daegbied youq dieg baihbaek guek raeuz, aenvih aen geiqciet mbwn nit raez, gij seizgan nditrongh ciuq dinj, gyahcangj lau lwgnyez okrog bae dwgliengz, ca mbouj lai daengx aen seizdoeng mbouj ok dou ranz, mbouj raen daengngoenz, ndigah daengz bilaeng 3~4 nyiedfaenh binghndokunq fatbingh ceiq lai. Linghvaih, aenvih lwgnding gwn gijgwn ndawde itbuen hamz miz veizswnghsu *D* gig noix, roxnaeuz aenvih gai linz beijlaeh mbouj habcik, cungj yungzheih baenz binghndokunq. Lumjbaenz ndaw cij vunz gai linz beijlaeh habngamj (2：1), yungzheih supsou; ndaw cij vaiz hamz gai linz yienznaeuz lai, hoeng gai linz beijlaeh dwg 1.2：1, mbouj yungzheih supsou. Seiz lwgnding hungmaj riengjvaiq, danghnaeuz veizswnghsu *D* caeuq gai boujcung mbouj gaeuq couh yungzheih baenz binghndokunq. Caiq miz, lwgnding ciengz baenz saidiemheiq deng lahdawz、feiyenz、oksiq roxnaeuz baenz binghdaep caeuq binghmak cungj yaek yingjyangj supsou caeuq leihyungh veizswnghsu *D* caeuq gai cix baenz binghndokunq.

## Binghndokunq Miz Maz Biujyienh? Baenzlawz Yawhfuengz Binghndokunq

Lwgnding youq geizcaeux baenz binghndokunq, goetndok bienqvaq mbouj yienhda, ciengz raen sinzgingh cingsaenz yienghsiengq biujyienh, lumj simgaenj、ok hanh lai、hanh daegbied haeu, gyanghwnz doeksaet, gyanghwnz daej、okyienh aen'gyaeuj giz ninz swiz ndoq. Binghndokunq geiz hozdung cujyau dwg goetndok gak cungj gaijbienq.

(1) Aen'gyaeuj: Lwgnding 3 ndwen gvaqlaeng miz ndokgyaeuj bienq unq, aiq okyienh lumj aen binghganghgiuz, aennawz gya'gvangq; aen'gyaeuj bienqyiengh dingzlai raen boux lwgnding 8~9 ndwen doxhwnj, baenz aen'gyaeuj fuenghingz, aen'gyaeuj baenz yiengh anmax caeuq cih Sawgun "十"; hwnj heuj nguh, 10 ndwen le cij hwnj heuj.

(2) Najaek: Ndoksej baenz roix caw, gij ndoksej najaek lumj naed cawbuenz doed hwnjdaeuj; henz ndoksej fan coh rog, gij yiemzcungh de aiq raen aekgaeq、aekaenlaeuh (ndokaek duenhlaj miz aen gumz loemq coh ndaw), cungj yingjyangj gij goengnaengz diemheiq, apbik simdaeuz.

(3) Gij goetndok genga: 6 ndwen gvaqlaeng lwgnding baenz binghndokunq geiz hozdung haemq naek, ndaej raen miz goenhfwngz caeuq goenhga; daengz mwh hag byaij roen, aenvih ndok bienq unq, ndaej okyienh diuzga baenz yiengh cih $O$ (bingzciengz heuh dwg ga'gvaengz) caeuq diuzga yiengh cih $X$. Gizyawz goetndok gaijbienq lij miz ndoksaen goz、ndokbuenz benj bingz daengj.

Linghvaih lij miz gij ndangnoh daengx ndang soengrungq, biujyienh baenz aenhoz mbouj miz rengz, lwgnding naengh、ndwn、byaij beij lwgnyez cingqciengz nguh, noh dungx mbouj miz rengz, sawj aendungx bongzraeng lumj dungx duzgoep. Lwgnding baenz binghndokunq guh lwedsaw swnghva genjcwz, gij hezgai、hezlinz、genjsing linzsonhmeiz de cungj mbouj doengz bingzciengz, goetndok $X$ sienqbenq genjcaz miz gaijbienq daegbied.

Mwh mwngz fatyienh lwgnyez miz gij biuhyienh hozdungsing binghndokunq gwnzneix gangj haenx, wnggai umj lwgnyez bae yihyen cingj canghyw guh'ok duenqbingh, caemhcaiq gaengawq binghcingz naekmbaeu caeuq hozdung cingzgvang gietdingh gij fuengfap gwn yw caeuq ywliengh, neix dwg ceiq ancienz mizyauq, aenvih ciengzgeiz gwn daihliengh veizswnghsu $D$ roxnaeuz boux doiq veizswnghsu $D$ gominj haenx, ndaej yinxhwnj dengdoeg. Veizswnghsu $D$ mbouj dwg ywbouj.

Binghndokunq boux lwgnding ndaej yawhfuengz, yawhfuengz binghndokunq dwg daj mboengq doekseng hainduj, aeu gij lwgnding bi ndeu dauqndaw guh cungdenj. Mehmbwk youq seiz mizndang caeuq seiz gueng cij aeu lai dak daengngoenz, aeu lai gwn gijgwn hamz miz veizswnghsu $D$、gai、 linz caeuq danbwzciz daengj yingzyangj fungfouq haenx, roxnaeuz moix ngoenz gwn veizswnghsu $D$ 5000～10000 danhvei, doengzseiz gwn ywgai, moix ngoenz 800～1000 hauzgwz. Geiz lwgnding aeu dizcang aeu cij daxmeh daeuj guengciengx, gibseiz demgya gijgwn bangbouj, lai guh gij hozdung rog ranz, bohmeh roxnaeuz gizyawz vunzlaux ndaw ranz lai daiq lwgnyez cigciep roxnaeuz youq dieg yaemliengz dak ndit, gij seizgan ngoenz ciuq ndit daj moix ngoenz 10 faen cung, cugciemh gya raez daengz moix ngoenz 2 diemj cung doxhwnj. Lwgnding veizswnghsu $D$ yawhfuengz yunghliengh, moix ngoenz 400 danhvei, lwglon 3 ndwen baihnaj yunghliengh gyaboix, aeu doengzseiz haeujsim bouj gai.

Gij giengzvaq cijvaiz hamz miz veizswnghsu $A$、veizswnghsu $D$ seizneix gwnz haw gai haenx gig ndei. Aenvih ndaw cijvaiz gij hamzliengh veizswnghsu $D$ gig noix, gij hamzliengh veizswnghsu $A$ hix mbouj gaeuq, dawz veizswnghsu $A$、veizswnghsu $D$ gij liengh sengleix aeuyungh haenx demgya daengz cijvaiz singjsien bae, cawj goenj, gij hamzliengh cungj veizswnghsu $A$、veizswnghsu $D$ ndaw cungj cijvaiz neix hix mbouj gemjnoix, ndigah, lwgnding moix ngoenz gwn cungj cij neix 2～3 bingz, couh mbouj yungh caiq gya gwn gij yw veizswnghsu $A$、veizswnghsu $D$ guhbaenz, couh ndaej yawhfuengz veizswnghsu $A$、veizswnghsu $D$ giepnoix caeuq gvaqliengh dengdoeg.

## Aeu Fuengzre Lwgnding Baenz Binghndokunq, Gij Yunghliengh Veizswnghsu $D$ Geijlai Habcik

Yawhfuengz lwgnding baenz binghndokunq, wngdang daj mwh seiz lwgnding youq ndawdungx couh louzsim. Couhdwg daxmeh youq seiz mizndang aeu haeujsim gwnndoet, lai dak ndit, youq daiqndang 3 ndwen doeklaeng, ceiq ndei moix ngoenz gwn youzdaepbya; lwgnyez doekseng le wngdang genhciz aeu cij daxmeh guengciengx; doekseng 2 aen singhgiz le couh aeu hainduj gya youzdaepbya. Moix ngoenz aeu yungh gijliengh veizswnghsu $D$ dwg 400～600 gozci danhvei.

Mbangj di gyahcangj vihliux yawhfuengz lwgnyez baenz binghndokunq, nyinhnaeuz veizswnghsu $D$ gwn ndaej yied lai yied ndei, engqlij mbangj boux canghyw doiq lwgnding binghndokunq haemq mbaeu roxnaeuz binghndokunq ok hanh lai haenx moix ndwen dajcim veizswnghsu D 30 fanh danhvei, lienzdaemh 2~3 baez, yienzhaeuh caiq gwn, seizgan nanz le couh yinxhwnj veizswnghsu D lai gvaqbouh roxnaeuz dengdoeg.

Gij binghyiengh geizcaeux veizswnghsu D dengdoeg dwg loq fatndat, siengjgwn gemj doiq, mbangj haengj gwn, dungxfan, rueg, simnyap, daejnauh, cingsaenz mbouj hoengh, oksiq roxnaeuz haexgaz nem aennawz baihnaj doedok. Gvaqlaeng cugciemh okyienh hozhawq, nyouh deih caeuq gyanghwnz nyouh lai. Miz mbangj lwgnding okyienh duetraemx engqlij soemj dengdoeg dem, lwgbingh ciengz yungh fwngz bek gyaeuj, gij lwgnding nienzgeij haemq hung haenx ndaej lwnh gyaeuj in. Boux dengdoeg haenqnaek haenx, ndaej okyienh cingsaenz naenxhaed, ngah ninz, gij rengz ndangnoh doekdaemx, ndaw nyouh okyienh sibauh lwed, couhlienz gij goengnaengz aenmak doekbaih; boux ciengzgeiz menhsingq dengdoeg haenx, saisiuvaq, daepmak, goetndok, sailwed caeuq naengnoh cungj bienqbaenz gai. Aenndang lwgnding hungmaj caeuq ukgyaeuj fatmaj cungj deng gazngaih. Gij lwgbingh yienghneix bietdingh aeu dingz gwn youzbya caeuq gai, wnggai sikhaek bae yihyen yawjbingh.

## Vihmaz Lwgnding Yungzheih Dungxin

Dungxin dwg gij binghyiengh wzgoh ciengz raen. Lwgnyez nienzgeij haemq iq haenx dungxin seiz dingzlai mbouj rox gag gangj okdaeuj, ciengzseiz biujyienh baenz raq daejnauh, simnyap mbouj onj, mbouj siengj gwnndoet, mizseiz lij rueg dem, dungxin dingj mbouj hawj naenx daengj binghyiengh.

Dungxin ndaej aenvih daepmak ndaw dungx gicizsing roxnaeuz goengnaengzsingq gazngaih yinxhwnj, hix ndaej aenvih gij gi'gvanh rog dungx roxnaeuz daepmak binghbienq yinxhwnj, lumj gwnz saidiemheiq deng lahdawz, feiyenz daengj.

Gij yienzaen ciengz raen yinxhwnj dungxin youq lajneix:

(1) Gwnndoet mbouj habdangq: Aenvih gwnndoet mbouj habngamj, gwn youz lai roxnaeuz gijgwn caep lumj gaiqnaehang, binghgizlingz daengj, lwgnding gwn daiq lai le yinxhwnj sojgangj "dingz gwn" cix cauxbaenz

dungxin. Lwgnyez bingh biujyienh baenz siengj gwn gemjdoiq, bak miz heiqhaeu, lwgnding iq ciengzseiz rueg ok gij gaiq cij roxnaeuz gijgwn caengz siuvaq haenx, aendungx bongzraeng, simnyap daejnauh. Seizneix danghnaeuz lwgnyez mbouj haengj gwn, itdingh gaej apbik de gwn, itdingh aeu gwn di yw bangcoh siuvaq haenx.

(2) Dungxsaej hwnjgeuq: Aenvih dwgliengz roxnaeuz siuvaq gazngaih yinxhwnj, hix aiq aenvih gwnndoet mbouj seuqcingh baenz bingh duzdeh yinxhwnj. Boux lwgnyez bingh biujyienh baenz baenz raq dungxin, haemq haenq, moix baez lienzdaemh seizgan mbouj nanz, itbuen ginggvaq geij faen cung daengz geijcib faencung gag ndei. Mizseiz lwgnyez doengzseiz okyienh rueg 1~2 baez, genjcaz aendungx seiz, daengx aen dungx unqnem, cix mbouj miz giz naenx in maenhdingh, mizseiz mbouj miz giz naenx in. Danghnaeuz dungxin haenq seiz, ndaej gwn yw hoizsoeng hwnjgeuq lumjbaenz gepdenhcez. Gwnz dungx cuengq daehraemxraeuj. Danghnaeuz ndaw haex caz ok gyaeq duzdeh, wnggai gwn yw gyaep non (yunghliengh wnggai youz canghyw daeuj dingh).

(3) Gij bingh vaigoh: Gij bingh saejgungz fatyienz、diuzsaej gazlaengz、dungxsaej dauqdaeb caeuq dungxsaej senjnod cungj aiq baenz dungxin, caemhcaiq haemq haenqrem. Ndigah saeklaeuq fatyienh lwgnyez dungxin haemq haenqnaek, caemhcaiq lienzdaemh mbouj ndaej hoizsoeng roxnaeuz buenx miz fatndat rueg ok daengj, cungj wnggai gibseiz bae yihyen yawjbingh, guh caenh'itbouh genjcaz fuengzre ngaiznguh binghcingz.

## Lwgnding Iq Dungxraeng

Lwgnding ngamq seng seiz aendungx mboepmbep, daej geij sing le ciemhciemh bongz hwnjdaeuj, gwn cij le couh lumj aengiuz bongzbad nei, 2 diemj cung gvaqlaeng youh mboep liux, couhcinj dwg gig raeng seiz aendungx hix dwg unqnem, neix couhdwg aendungx lwgnding cingqciengz baenzneix bienqvaq. Danghnaeuz aendungx raeng hwnjdaeuj itcig mbouj siubae, roxnaeuz youh raeng youh ndongj, roxnaeuz dwg youh raeng youh rueg, roxnaeuz dwg lumh daengz gaiq foeg ndongj, cix cungj dwg miz bingh, caemhcaiq ciengzseiz dwg gij vwndiz yiemzcungh: Miz mbangj dwg bienqyiengh, hix miz mbangj dwg gij biuhyienh binghnaek.

Bienqyiengh yinxhwnj dungxraeng haenx miz mbouj miz conghhaex
（mbaetyouq）, ndanggyang dungxsaej hungloet （gij dungxsaej hung lai, baiz
haex mbouj ok）, sainyouh bienqyiengh ndawde baenz rongznyouh hungloet
roxnaeuz aenmak cwk raemx hungloet, aepdaep bienqyiengh foeggawh,
muegmuengx hung caeuq muegdungxsaej foeg hung, rongzgyaeq foeg hung,
neix cungj dwg gij bienqyiengh dungxraeng ciengzseiz raen haenx, cungj itcig
raeng mbouj siubae, dingzlai aeu guh soujsuz.

Gij ceiq ciengz raen baenzbingh yinxhwnj dungxraeng de dwg feiyenz、
dungxsaej fatyienz, daegbied dwg bingh mwh geizlaeng haenqnaek, cungj
yinxhwnj dungxraeng, lumj binghlwedbaih ca mbouj lai cungj miz
dungxraeng yiemzcungh. Cungj dungxraeng neix itbuen dwg cap guenj haeuj
conghhaex baiz heiq couh ndaej, hoeng mizseiz vanzlij dungxraeng, hoeng
mboujlwnh baenzlawz yiengh doengh gij bingh neix cix mbouj wnggai guh
soujsuz. Danghnaeuz dungxraeng bonjndang gaenq baenz le gij vwndiz
aeumingh, apbik diemheiq demgya supsou gij doxgaiq doeg, mizseiz hix miz
vunz dawz dungxsaej heh geij aen congh'iq baiz heiq.

## Lwgnding Iq Okhaex Daiq Lwed Roxnaeuz Haexlwed

Lwgnding iq okhaex daiq lwed roxnaeuz haexlwed cungj mbouj dwg gij
yienhsiengq cingqciengz, wnggai ra canghyw yawjbingh. Lwgnding ngamq
seng ndwen ndeu dauqndaw ok haexlwed, gij ceiq ciengz raen de dwg
"lwgnding ngamq seng gag ok lwed". Aenvih gij goengnaengz aendaep
lwgnding mbouj caezcienz, giepnoix veizswnghsu $K$, mizseiz couh
yungzheih gag ok lwed, dungxsaej doengh ndaej haenq di, roxnaeuz gij atlig
conghhaex baiz haex hung di, cungj sonjsieng gig iq mbouj cigndaej gangj
neix couh aiq yinxhwnj ok lwed. Itbuen ok lwed hix mbouj lai, caemhcaiq
ndaej gag dingz. Aenvih dingzlai lwgnding ngamq seng cungj aiq baenzneix,
ndigah ndaw yihyen seng lwgnyez cangzgveih cungj daj cim veizswnghsu $K$
ndeu, baexmienx ok lwed.

Lwgnding iq、lwgnding ngamq seng rueg, mbouj gwn cij, doengzseiz
haexlwed cix aeu ngeix daengz gij vwndiz youqgaenj, couhdwg saej
baenqcienq. Lwgnding ngamq seng dungxsaej baenqcienq mbouj ndei mizseiz
sawqmwh niuj ndaet yinxhwnj dungxsaej saeklaengz couh rueg raemx

henjheu, yinxhwnj saej vaihdai couh ok haexlwed, ndigah rueg doxgaiq yiemzcungh, cingsaenz mbouj ndei, okyienh haexlwed, couhcinj ok haexlwed gig noix, hix aeu vaiq bae yihyen guh soujsuz, nguh lai le fatseng saej vaihdai couh mbouj yungzheih dauqfuk dem lo.

Caiq miz dwg lwgnding gig ndei, cij dwg okhaex daiq lwed, cix ciengzseiz dwg haexgaz cengq byoengq. Haeujsim yungh di ganhyouzsonh daeuj yw couh ndaej. Neix dwg conghhaex miz di dek, dwg gij sieng rog laemzseiz, lij caengz ndaej duenqbingh dwg conghhaex dek, gag yietnaiq ngoenz ndeu couh ndei.

## Lwgnding Haexgaz —— Mbouj Okhaex Roxnaeuz Okhaex Sinhoj

Lwgnding ngamq seng、lwgnding iq wnggai moix ngoenz okhaex $2\sim3$ baez, hainduj 3 ngoenz dwg haex ndawdungx ndaem, gvaqlaeng ok haex henj, cungj dwg saw baenz giengh, mizseiz miz geij aen dipcij roxnaeuz miz heiqbop. Gij lwgnding gwn cijvaiz haenx ngoenz ndeu baedauq couh aiq ok haex baenz diuz loq sauj saek henjoiq, gij lwgnding gwn cij daxmeh haenx haex lij dwg saek henjgeq baenz giengh, cij mboujgvaq dwg baezsoq gemjnoix, moix baez baizok soqliengh gya'gvangq. Danghnaeuz ngoenz ndeu mbouj baiz haex couh wnggai naemj daengz baenz haexgaz, lauheiq miz vwndiz. Haexgaz miz 2 aen hamzngeih: It dwg baiz haex baezsoq noix roxnaeuz gek nanz lai (lwgnding ngoenz ndeu doxhwnj mbouj baiz haex couhdwg haexgaz). Ngeih dwg baiz haex seiz gunnanz, haex co ndongj roxnaeuz conghhaex daiq ndaet baiz mbouj ok. Youq yihyoz fuengmienh faen baenz sibgvenq haexgaz caeuq gicizsing haexgaz. Gicizsing haexgaz haemq mingzbeg, cungj dwg conghhaex roxnaeuz caetconq mizdi mauzbingh, lumjbaenz conghhaex gaeb, lahdawz foeg in roxnaeuz sengcingz gij saejlaux hungloet daengj, ginggvaq canghyw genjcaz couh rox, gyahcangj swhgeij hix ndaej yungh gij madfwngz caz conghhaex lai cat di youz ndeu (youzhom、lauzmou cungj ndaej) yungh lwgfwngziq menhmenh cap haeuj conghhaex lwgnyez bae, ndaej swyouz cap haeujbae cix dwg cingqciengz, cap haeujbae gunnanz caemhcaiq yinxhwnj lwgnding daejnauh haenq cix aiq dwg gicizsing binghbienq, wnggai ganjgip daiq lwgnyez bae yihyen yawjbingh.

Sibgvenq haexgaz lumjnaeuz mbouj ndei lijgaij. Lwgnding ngamq seng、 lwgnding iq doekseng okdaeuj mbouj nanz miz gijmaz sibgvenq rwix? Gizsaed neix cix mbouj geizheih, baiz haex yienznaeuz dwg sengleix yienhsiengq, hoeng seizlawz baiz haex, ngoenz baiz geijlai baez, cungj dwg gij sibgvenq bouxvunz. Seiz lwgnding ngamq seng mbouj bae sonlienh dazyinx, de aiq seizseiz baiz haex, roxnaeuz yiemz baiz haex mazfanz、 mbouj cwxcaih cix mbouj nyienh okhaex. Haex youq ndaw caetconq seizgan nanz le, raemx deng supsou bienq hawq caemhcaiq ndongj, baiz okdaeuj seiz yinxhwnj indot, couhlienz conghhaex cengq byoengq, lwgnyez engq mbouj nyienh baiz, hoeng aenvih dungxraeng mbaet ndaej hojsouh mbouj ndaej mbouj baiz, yienghneix baiz ok bouhfaenh haex ceiq ndongj haenx ndaej daengz itdingh gejrungq le couh mbouj caiq baiz dem lo, gij lwyawz haenx ngoenzcog caiq baiz, yienghneix youh supsou raemx ngoenz ndeu, gij haex lw roengzdaeuj haenx youh ndongj lo. Yienghneix baenz le baedauq bienq rwix, guhbaenz le gij sibgvenq haexgaz. Lwgnding haexgaz danghnaeuz mbouj niujcingq, couh aiq baenz ciuhvunz sibgvenq haexgaz, daengz geq seiz aiq aenvih baiz haex yunghrengz yinxhwnj nohsim gazlaengz dai roxnaeuz uk ok lwed cix dai youq ndaw diengzhaex.

Lwgnding haexgaz baenzlawz guh? Sien aeu genjcaz aen vwndiz miz mbouj miz gicizsing, danghnaeuz haengjdingh dwg sibgvenq haexgaz couh wnggai sonlienh ywbingh. Lwgnding baiz haex baenzlawz lienh? Miz cungj fuengfap ndeu heuhguh "sam duenh baiz haex sonlienh", couhdwg heuh lwgnyez moix ngoenz dinghseiz okhaex, iugouz 5 faen cung baiz liux, iugouz baez ndeu baiz sat. Gangj hwnjdaeuj genjdanh, hoeng lwgnyez mbouj rox gij mingling mwngz, raeuz ciengzsaeq banhfap dwg: Duenh daih'it, dinghseiz （moix haemh yaek ninz seiz） "ruengh" lwgnyez okhaex, miz mbangj daxmeh rox boqsauq roxnaeuz ciengqgo roxnaeuz roengz mingling, hawj lwgnyez baiz haex. 5 faen cung mbouj ok, couh cap ci ganhyouzsonh ndeu （ndaw bouqyw ndaej cawx） roxnaeuz cap diuz genj ndeu （3 lizmij raez lumj gyaeuj yiemzbit nei, gag soek）, cap haeuj conghhaex bae, dazyinx de okhaex. Neix dwg duenh daihngeih. Cij baiz haex 5 faen cung mbouj caiq baiz okdaeuj lo, mbouj rox de dwg mbouj dwg gaenq baiz hoengq, caiq cap diuz genj ndeu, neix dwg duenh daihsam. Danghnaeuz caengz baiz sat couh bietyienz caiq baiz di haex ndeu, lauheiq lij caengz baiz liux, yienghhaenx couh ngoenzcog caiq gangj lo. Fanjcingq moix haemh couhdwg sam duenh neix, itbuen aen singhgiz ndeu couh baenz gvilwd, genhciz ndwen ndeu couh lienh baenz sibgvenq ndei. Haeujsim danghnaeuz baez "ruengh" couh ndaej baiz haex, duenh daihngeih cap diuz genj couh baexmienx bae; danghnaeuz diuzgenj duenh daihngeih cij baiz ok di raemxniu ndeu caeuq gij diuzgenj yienzlaiz, diuzgenj duenh daihsam hix baexmienx bae lo. Hoeng itdingh aeu itcig genhciz dinghseiz baiz haex.

## Gij Yienzaen Yinxhwnj Lwgnding Oksiq Miz Gijlawz? Lwgnding Baenz Oksiq Baenzlawz Guh

Gij yienzaen yinxhwnj lwgnding oksiq, ciengz raen miz geij cungj lajneix.

### 1. Lahdawz

Ndaej youz ndaw saej deng lahdawz yinxhwnj, hix ndaej youz rog saej gizyawz deng lahdawz yinxhwnj.

（1）Sigin caeuq binghdoeg cungj ndaej yinxhwnj binghdungxsaej cauxbaenz oksiq. Gij sigin ceiq ciengz raen de dwg dacangzganjgin. Binghdungxsaej youz dacangzganjgin yinxhwnj haenx, dingzlai youq seizhah riuzhengz, boux lwg baenzbingh ndaej miz fatndat、oksiq caeuq rueg daengj binghyiengh; haex baenz yiengh gyaeq cawj dang, miz gij heiq gyaeqgaeq haeu; boux haenqnaek de okyienh duetraemx caeuq soemj dengdoeg. Nou sienghanz ganjgin caeuq licizganjgin hix naej yinxhwnj oksiq, cungj baihnaj dwg haex yienghraemx, cungj baihlaeng dwg haex nonglwed. Oksiq aenvih binghdoeg lahdawz lumj lunzcang binghdoeg yinxhwnj haenx, dingzlai fatseng youq 9~12 nyied, youh heuhguh seizcou oksiq. Cungj bingh neix fat bingh gip, ciengz miz fatndat haenq（38~40℃）, rueg, haex baenz yienghraemx, mbouj miz heiq haeusing.

（2）Rog saej deng lahdawz lumjbaenz gwnz saidiemheiq lahdawz、feiyenz caeuq binghlwedbaih daengj cungj ndaej yinxhwnj oksiq, daegbied lai raen boux lwgnding iq.

### 2. Guengciengx Mbouj Habdangq

Aeu gij cij daxmeh guengciengx lwgnding, haex baenz giengh saw, ngoenznaengz aiq okhaex 5～6 baez, cijaeu ndangnaek lwgnding ngoenz beij ngoenz demgya, couhdwg gij yienhsiengq cingqciengz, mbouj yungh gwn yw roxnaeuz bae yihyen yawjbingh. Gij lwgnding gwn cijvaiz danghnaeuz gueng cij baezsoq daiq lai roxnaeuz soqliengh hung lai roxnaeuz daiq caeux demgya gijgwn bangbouj, couh yungzheih cauxbaenz gij goengnaengz siuvaq luenhlab cix yinxhwnj oksiq.

Lwgnding oksiq seiz, aenvih okhaex baezsoq lai, daihliengh raemx riengz haex baiz ok rog ndang, danghnaeuz doengzseiz lij rueg, mbouj ndaej gwn roxnaeuz ndoet raemx cix cauxbaenz ndaw ndang giepnoix raemx, couhdwg duetraemx. Duetraemx seiz biujyienh baenz aennawz baihnaj caeuq conghda mboeploemq, nemmueg conghbak hawqsauj, naengnoh saetbae danzsingq, boux engq yiemzhaenq de, saeknaj caeuq naengnoh bienq mong, simyaem daemq, simlwd demgya vaiq. Megdiuq saeq menh, gen ga bienq liengz, hezyaz doekdaemq cix okyienh gij yienhsiengq daima.

Lwgnding aenvih oksiq saetbae daihliengh raemx, cauxbaenz duetraemx, nyouh noix, sawj gij huqfeiq soemj ndaw ndang lawhvuenh haenx mbouj ndaej gibseiz baiz okdaeuj cix yinxhwnj soemj dengdoeg. Gij binghyiengh de dwg cingsaenz nyieg, ngunh ninz, diemheiq vaiq, naengbak hoengzgeq, gij heiq cuengq ok haenx miz gij heiq makbingzgoj naeuh.

Danghnaeuz lwgnyez okyienh gij binghyiengh gwnzneix gangj, wngdang guh gij cawqleix lajneix:

(1) Gaemhanh gwnndoet, camhseiz gimq gwn 4～6 diemj cung, mbouj gimq raemx, caenhliengh vaiqdi hoizfuk cij daxmeh caeuq gijgwn yienzlaiz gaenq sug haenx, youz noix daengz lai, daj saw daengz gwd, gueng gijgwn caeuq nienzgeij lwgnyez dox hab'wngq haenx.

(2) Aenvih gij yienzaen yinxhwnj oksiq mbouj doengz, gij yw wngqyungh hix mbouj doengz, wnggai youq canghyw cijdauj lajde yungh yw. Linghvaih, ndaej demgya gwn gij yw yujmeizswngh、youzsonh danbwz caeuq gij yw sanghgizganjgin daengj.

## Gij Yienzaen Yinxhwnj Lwgnding Foegraemx Miz Gijlawz

Foegraemx youh heuhguh foegfouz, dwg aenvih naengnoh caeuq gij cujciz laj naeng cwk raemx lai gvaqbouh yinxhwnj. Mwh raeuz fatyienh lwgnding foegraemx seiz sien ngeix daengz dwg mbouj dwg baenz bingh makdaep. Dwg mbouj dwg lwgnding baenz foegraemx cungj dwg aenvih bingh makdaep cij yinxhwnj ne? Neix dwg gij vwndiz gyoengq gyahcangj soj gvansim haenx. Seizneix dawz gij yienzaen yinxhwnj lwgnyez foegfouz haenx faen gangj youq lajneix:

(1) Aenmak miz bingh: Neix dwg gij bingh baenz foegfouz ceiq lai raen haenx. Gij foegraemx bingh makdaep yinxhwnj haenx heuhguh aenmak foegraemx, gij daegdiemj de dwg maj doekroengz, hix couhdwg gangj gij foegraemx cungj bingh neix yinxhwnj haenx ciengzseiz youz buengzda、 naj hainduj, yiengq baihlaj fazcanj baenz daengx ndang foegraemx. Baenz binghmak bingh gyoebhab seiz foegraemx ceiq mingzyienj, biujyienh baenz foegraemx mboep roengz, couhdwg aeu lwgfwngz naenx roengzbae ndaej okyienh aen mbaeploemq ndeu. Ciengzseiz doengzseiz buenx miz dungx raemx caeuq daehraem foegraemx. Cungj lwgnyez bingh neix genjcaz raemxnyouh ndaej okyienh daihliengh nyouh danbwz. Ndaw nyouh bouxlwg baenz binghmak gipsingq ndaej cazok sibauh caeuq gvanjhingz.

(2) Binghsimdaeuz: Gak cungj binghsimdaeuz yinxhwnj rengzsim doekbaih seiz ndaej okyienh foegfouz. Aenvih gij yienzaen simdaeuz yinxhwnj foegraemx heuhguh simgoek foegraemx, gij daegdiemj de dwg maj doxhwnj, hix couhdwg naeuz foegraemx sien fatseng youq gwnz ga, doeklaeng cugciemh hwnj doh ndang. Bouxlwg baenzbingh doengzseiz lij buenx miz simdoengh vaiq lai、 diemheiq gaenjgip caeuq daepmak foeg hung.

(3) Yingzyangj mbouj ndei: Aenvih mbangj di binghhmenhsingq, lumj binghfeigezhwz roxnaeuz oksiq nanz, cauxbaenz supsou mbouj ndei roxnaeuz guengciengx mbouj habdangq cauhbaenz yingzyangj giepnoix. Bouxlwg cawzliux yingzyangj mbouj ndei、 byom caeuq lwedhaw caixvaih, youq byai genga okyienh foegraemx mboeploemq.

(4) Binghdaep: Daep bienq ndongj caeuq binghganhyenz haenqnaek seiz, aendaep mbouj ndaej habbaenz lwedgiengh danbwz, sawj lwedgiengh gyauhdij iemqhaeuj doekdaemq cix fatseng foegraemx. Youq mwh daep bienq ndongj geizlaeng ndaej okyienh dungx raengxraemx, engq gyanaek le daengx ndang foegraemx.

(5) Bingh neifwnhmi: Lumjbaenz gij bingh sengcingz ngawz iq,

couhdwg aenvih gyazcangsen fatmaj mbouj caezcienz sawj gij goengnaengz gyazcangsen doekdaemq. Cungj bingh neix youh heuhguh binghgwzdingh, bouxlwg okyienh raemxniu foegfouz, mbouj dwg mboeploemq, bouxlwg doengzseiz buenx miz ciliz daemq.

Gyonj daeuj gangj, bungz daengz bouxbingh foegraemx, wnggai giethab fatbingh cingzgvang, gaengawq mwh dijgwz genjcaz gij cingzgvang mbouj doengz bingzciengz caeuq giz foegfouz、gonqlaeng bouhloh, caiq giethab raemxnyouh genjcaz, lwedgiengh danbwz dinghliengh, gij beijlaeh bwzdanbwz caeuq giuzdanbwz, gij gezgoj goengnaengz aenmak caeuq goengnaengz aendaep guh faensik, yawhbienh guh'ok gamqbied cazbingh.

## Gij Biujyienh Miniu Hidungj Lwgnding Deng Lahdawz Caeuq Vunzhung Miz Gijmaz Mbouj Doengz

Miniu hidungj lwgnding deng lahdawz, gij biujyienh de caeuq miniu hidungj vunzhung deng lahdawz cungj mbouj doxdoengz. Miniu hidungj lwgnding deng lahdawz seiz ciengzseiz mbouj miz gij binghyiengh nyouh deih、nyouh gaenj caeuq oknyouh seiz indot daengj, ciengzseiz cij biujyienh baenz fatndat haenq, itdingh aeu caz nyouh, danghnaeuz ndaw nyouh okyienh danbwz、bwzsibauh caeuq giuznong, couh ndaej duenqbingh dwg miniu hidungj deng lahdawz. Caz nyouh gaxgonq sien swiq seuq vaiyinh, louz duenh nyouh cungqgyang, yawhbienh cawz bae aenvih vaiyinh mbouj seuq cix yinxhwnj raemxnyouh mbouj cingqciengz.

Lwgsau aenvih sainyouh haemq dinj, sigin yungzheih ciemqhaeuj, ndigah beij lwgsai yungzheih baenz miniu hidungj deng lahdawz. Lwgsau wnggai ngoenznaengz swiq vaiyinh, caenhliengh noix daenj roxnaeuz mbouj daenj vaqhaidangz, baenzneix gemjnoix gij seizgei deng lahdawz. Saeklaeuq miniu hidungj deng lahdawz, wnggai gibseiz bae yihyenz ywbingh, gwn gangswnghsu, lai gwn raemx, caj genjcaz nyouh le caiq genhciz gwn yw aen singhgiz ndeu couh ndei.

### Lwgnding Nyouhlwed Caeuq Nyouhnong

Nyouhlwed nyouhnong mbouj ndaej yawjlawq, itbuen cungj wnggai bae yihyen ywbingh.

Lwgnding ngamq seng nyouhlwed ciengzseiz aenvih veizswnghsu *K* mbouj gaeuq. Lwgding ngamq seng gag ok lwed, okhaex hix aiq miz lwed, nyouhlwed mboujgvaq dwg oklwed mbangj di biujyienh. Gag ok lwed itbuen gag dingz, mbouj youqgaenj law, hoeng sengcingz rongznyouh roxnaeuz aenmak baenz baezfoeg hix aiq ok lwed, cix yaek aeu bae yihyen nyinhcaen caz baez ndeu.

Lwgnding sawqmwh nyouhlwed roxnaeuz dwg ndaw nyouh cungj miz daihliengh hungzsibauh, cix dingzlai dwg miniu hidungj mbouj cingqciengz, baudaengz lai aenmak (lai aen mak ndeu)、song diuz guenj soengq nyouh caeuq rongznyouh foeg、gezsiz daengj. Aenmak giuziq baenz binghmak caeuq gominjsing binghmak aen nienzgeij lawz hix cungj ndaej baenz.

Nyouhnong roxnaeuz nyouh hoemz hix ciengz biujsiq gi'gvanh miniu hidungj miz bingh, hoeng hix dwg mbouj cingqciengz guhcawj, lumjbaenz lai aenmak cwk nong、rongznyouh hungloet foeggawh fatyienz. Mizseiz biujmienh lumj nyouhnong gizsaed cix mbouj dwg nyouhnong lahdawz. Cungj ndeu dwg nyouhcij, couhdwg ndaw nyouh miz gij doxgaiq lumj cij naeuh nei, dwg bingh linzbah hidungj roxnaeuz baezfoeg sawj cungj sailinzbah ndaw dungx dimzsaek cauxbaenz; lingh cungj dwg nyouh genjsing, oknyouh seiz dwg nyouh saw, 5 faen cung le sawqmwh bienq hau caemhcaiq hoemz. Neix dwg nyouh youq ndaw hoenqheiq yangjva, gietnaed caemyaemz, caek meiq ndeu sikhaek couh ronghcingx lo, cungj cingzgvang neix caeuq ndangdaej mbouj miz saekdi gvanhaeh, mbouj yungh yousim.

## Lwgnding Ndiknyouh Caeuq Mbouj Miz Nyouh

Lwgnding iq baiz nyouh youq ndaw vajnyouh, nyouh mbouj baenz gong、ndiknyouh caeuq mbouj rox nyouh ndaemq ciengz deng yawjlawq. Mboujguenj lwgsai lwgmbwk oknyouh cungj wnggai baenz diuzsienq, nyouhsienq wnggai miz itdingh doxliz. Danghnaeuz baenz ndwen cungj caengz raen gvaq saek baez vajnyouh sauj roxnaeuz caengz raen gvaq nyouhsienq, lwgnyez aiq miz mauzbingh, bohmeh wnggai dawzdeuz vajnyouh cazyawj lwgnyez ok nyouh cingzgvang, dwg doekdingh lwgnyez dwg mbouj dwg miz nyouhsienq.

Ndiknyouh hix heuhguh mbouj rox nyouh ndaemq, dwg ceij giz bak

oknyouh cungj dwg mbaeqmbat, uet hawq le geij faen cung youh caiq
mbaeq, vihneix vajnyouh cungj dwg cumxcam. Lwgnyez daejnauh yungh-
rengz aiq ok di nyouhsienq dinj ndeu, mbouj yungh rengz seiz sikhaek
dingzcij. Cungj ndiknyouh neix miz song cungj cingzgvang: It dwg bak
rongznyouh mazmwnh soengrungq guenj nyouh mbouj maenh, miz le couh
lae okdaeuj. Aenvih aenmak mbouj dingz dwk iemqok nyouh, ndigah bak
oknyouh cungj dwg mbaeqmbat. Linghvaih cungj ndeu dwg bak rongznyouh
deng saek, aiq dwg gaeb roxnaeuz hwnjgeuq, raemxnyouh deng mbaet youq
ndaw rongznyouh baiz mbouj ok, nyouh daiq lai, rongznyouh raeng, atlig
sang cij caenx nyouh okdaeuj, hix dwg baenz caek baenz caek caenx ok,
cungj neix heuhguh nyouh cwklouz. Song cungj cingzgvang neix cungj dwg
biujyienh baenz ok nyouh mbouj baenz gong hoeng vajnyouh cungj dwg
mbaeq, hoeng cungj ndeu dwg rongznyouh foeg hung, ndaw dungx aen giuz
ndongj hung ndeu, lingh cungj dwg aendungx gig mbaep, laj saejndw lumh
mbouj daengz rongznyouh bongzraeng, naenx aendungx hix mbouj baiz ok
nyouh. Linghvaih, lij miz cungj lwgnding ndeu, miz baenz gong nyouh
cingqciengz, nyouhsienq hix cingqciengz. Hoeng vajnyouh hix cungj dwg
mbaeq, lwgnyez ngamq ok gong nyouh ndeu, uet hawq le, sikhaek youh
yawjraen bak nyouh miz nyouh mbaeq okdaeuj, seiqhenz cungj dwg miz
raemx mbaeq. Neix dwg diuz saisoengnyouh senjvih bienqyiengh yinxhwnj
baiz nyouh mbouj cingqciengz, miz diuz saisoengqnyouh ndeu daj aenmak
cigciep yinx daengz sainyouh mbouj ginggvaq rongznyouh nohroxsukroxmbe.
Cungj cingzgvang neix ciengzseiz raen dahlwgnding, ciengz deng loek
nyinhnaeuz caeuq gij sibgvenq vwndiz lwgnyez hung nyouhraix ityiengh.
Gyanghaemh mbaeq, gyangngoenz hix mbaeq, daihgaiq couhdwg bak
saisoengqnyouh senjvih. Gyonj daeuj gangj, mboujguenj cungj ndiknyouh
lawz cungj wnggai ra canghyw yawj, caemhcaiq dingzlai aeu guh soujsuz.
Oknyouh mbouj baenz gong dingzlai dwg sinzgingh hidungj mbouj
cingqciengz, engqlij mbouj ndaej guh sinzgingh soujsuz, hix aeu guh miniu
gi'gvanh soujsuz, baenzneix daeuj gaemhanh baiz nyouh.

　　Mbouj miz nyouh dwg ceij gij vajnyouh lwgnyez ngoenz ndeu doxhwnj
cungj dwg hawq, neix hix miz 2 cungj cingzgvang: Cungj ndeu dwg caen
mbouj miz nyouh, ciengz dwg gwn raemx daiq noix, roxnaeuz dwg daima、

aenmak doekbaih, yiengh laeng lai dwg gij vwndiz yiemzcungh. Caen mbouj miz nyouh seiz rongznyouh duenhlaj aendungx dwg hoengq, at mbouj ok nyouh, cap daujgvanj hix cuengq mbouj ok nyouh. Lingh cungj dwg nyouh cwklouz, dwg miz nyouh baiz mbouj okdaeuj. Rongznyouh mbat lumh gig raeng, youq laj saejndw lumh daengz aen gengndongj ndeu. Naenxat ndaej baiz nyouh, cap guenjnyouh baiz ok daihliengh nyouh, caiq lumh aendungx aenndongj siusaet. Danghnaeuz lwgnyez itbuen cingzgvang cungj gig cingqciengz, fatyienh seizgan nanz le mbouj miz nyouh ndaej lai hawj raemx gwn, lwgnding ndaej gwn raemx, gig vaiq couh miz nyouh, dangyienz mbouj miz vwndiz, cij dwg hawj raemx mbouj gaeuq. Mboujnex, mboujguenj cungj mbouj miz nyouh lawz cungj aeu bae yihyen genjcaz.

## Vihmaz Miz Mbangj Lwgnding Ciengzseiz Nyouhraix

Haujlai gyahcangj aenvih lwgnyez ciengzseiz oknyouh cuengq mbonq cix gyaeujin, daegbied dwg dang nienzgeij lwgnyez cugciemh demmaj cix nyouhraix lij seiz mbouj seiz fatseng cix ngeizvaeg. Nyouhraix youq yihyoz fuengmienh heuhguh "laeuhnyouh", dwg ceij gij lwgnding saiminiu mbouj miz gij bingh gicizsing neix, youq ninz seiz mbouj roxnyinh gag baiz nyouh. Itbuen aeu 3 bi dingh guh nienzlingz gyaiqhanh, youq 3 bi gaxgonq lwgnyez aenvih sinzgingh cunghsuh fatmaj caengz caezcienz, gij goengnaengz baiz nyouh aen rongznyouh dan dwg youz ukngviz fanjsehuz genjdanh gaemhanh, gij sinzgingh cunghsuh gaugaep mbouj ndaej naenxhaed cunghsuh ndokngviz baiz nyouh, ndigah ndaej fatseng laeuhnyouh, mbouj dwg binghyiengh. Gij lwgnyez 3 bi gvaqlaeng haenx, cunghsuh sinzgingh hidungj fatmaj cugciemh baeyiengq caezcienz, gaenq ndaej seizbienh gaemhanh sainyouh noh suk mbe, ndigah mbouj wnggai laeuhnyouh. Danghnaeuz 3 bi gvaqlaeng vanzlij ciengzseiz fatseng, roxnaeuz 5 bi gvaqlaeng vanzlij mizseiz ninz mbouj gagrox baiz nyouh, wnggai yawj baenz mbouj cingqciengz, heuhguh binghlaeuhnyouh. Aenvih de mbouj miz sinzgingh hidungj caeuq miniu hidungj binghbienq, ndigah hix heuhguh goengnaengzsingq laeuhnyouh.

Binghlaeuhnyouh ndaej faen baenz 2 loih: ①Yienzfatsingq bingh-laeuhnyouh, ceij bouxlwgbingh daj seiziq hwnj caengz ndaej youq ninz le gaemhanh baiz nyouh; ②Ciepfatsingq laeuhnyouh, ceij lwgnyez miz aen duenhmbaek ndeu gaenq ndaej youq haeuj ninz le gamhanh oknyouh, hoeng gvaqlaeng youh laeuhnyouh.

Lwgnyez ganciep fatseng gij bingh laeuhnyouh itbuen youq haeuj ninz le mbouj nanz couh laeuhnyouh, geij hwnz baez ndeu roxnaeuz moix hwnz baez ndeu, lai daengz moix hwnz 5～6 baez. Cungj lwgnyez neix dingzlai mbouj yungzheih heuhsingj, mizseiz couhcinj hemq singj, lij ciengzseiz biujyienh ndaej "moengjdoengj", seizbienh ndwn youq gwnz congz、gwnz namh engqlij baiz nyouh roengz ndaw haiz bae dem. Gvaqlaeng couh ninz, cienzbouh cungj mbouj rox. Miz mbangj lwgnding cingsaenz gig gaenjcieng fan bae boek dauq mbouj ndaej ninzndaek, nanz le, caj ngamq haeuj ninz, rongznyouh gaenq raeng cix mbouj ndaej gagrox singj, ndigah ok nyouh cuengq mbonq. Aenvih nyouhraix mbonq cix sawj lwgnyez najmong、yieplau, cingsaenz rapdawz gyanaek, miz ok gij sinzvanz rwix.

Cazok binghlaeuhnyouh gig yungzheih, hoeng gij youqgaenj de dwg ndaej mbouj ndaej ra daengz goekbingh. Dangqnaj doiq gij yienzaen bingh goengnaengzsingq laeuhnyouh miz di yawjfap lajneix:

(1) Gij goengnaengz gaemhanh baiz nyouh fatmaj doeklaeng: Dingzlai miz gij lizsij gyadingz yizconz, gij goengnaengz gaemhanh baiz nyouh lwgbingh fatmaj haemq menh, hoeng daengz itdingh nienzgeij le dingzlai ndaej swhgeij gaemhanh. Ciengz raen gij rongznyouh doengh boux lwgnyez neix yungzliengh rongznyouh haemq iq, baiz nyouh baezsoq haemq lai, caeuq cinwngz mbouj miz gvanhaeh, cungj neix lai raen yienzfatsingq binghlaeuhnyouh.

(2) Gij yinhsu vanzging cingsaenz, lumjbaenz baegnaiq gvaqbouh, gij vanzging diegyouq fwt bienq, ndaq hoenx gvaqbouh, baiz nyouh yinhlienh mbouj hableix roxnaeuz yaek ninz seiz moux cungj yienzaen (lumjbaenz sim'angq gvaqbouh、doeksaet gvaqbouh daengj) sawj moux giz bizciz aen'uk lwgnyez vuenheij gvaqbouh, cix yingjyangj gij goengnaengz naenxhaed ok nyouh. Cungj laeuhnyouh neix bouhfaenh dwg yienzfatsingq, hoeng hix miz ganciep fatbingh.

(3) Gaenh geij bi daeuj doiq aen gocwngz bouxvunz ninzndaek guh yenzgiu nyinhnaeuz, boux lwgnyez baenz gij binghlaeuhnyouh haenx miz haeuj ninz gihci gazngaih. Lumjbaenz miz mbangj lwgnyez ninz daegbied

caem, ndaej cauxbaenz gij goengnaengz cunghsuh sinzgingh hidungj gazngaih cix okyienh laeuhnyouh.

(4) Ganciep fatbingh youq baenzbingh gvaqlaeng. Lumjbaenz daengx ndang nyieg, youh lumj youq bingh sainyouh deng lah yw ndei le gaenq baenz diuzgen fanjse roxnaeuz biujyienh baenz ganciep fatseng "binghguennaengz".

Doiq gij yienhsiengq mbouj ndaej gamhanh baiz nyouh haenx, wnggai sien faen cingcuj gij singqcaet de. Gij yienzaen gwnzneix gangj haenx cungj dwg goengnaengzsingq cix mbouj dwg gicizsing. Wngdang louzsim caeuq mbangj di binghleixsingq gaijbienq gamqbied, lumjbaenz diuzceuq deng naeng duk、 bak sainyouh fatyienz、 gyaeuj diuzceuq deng duk fatyienz、 nonnengz、 sainyouh deng lahdawz、 bagmou、 ndokngviz fatyienz roxnaeuz ndokngviz sonjsieng miz bingh gvaqlaeng louz roengzdaeuj、 ndoksaen dek roxnaeuz ndoksaen dek ndumjyouq、 binghnyouhboed、 binghnyouhdangz、 binghmak menhsingq、 aenmak fatyienz daengj.

Yw gij goengnaengzsingq binghlaeuhnyouh de wnggai aeu gij daidu gaenxmaenx, dingzlai binghlaeuhnyouh ndaej yw ndei, caemhcaiq daih dingzlai lwgnyez daengz seizcoz gaxgonq ndaej gag dingzcij. Ywbingh fuengmienh cujyau miz geij diemj lajneix:

(1) Itbuen ywbingh. ① Siucawz cingsaenz rapdawz gujli caemhcaiq bangcoh lwgnyez laebhwnj saenqsim, gungganq cwzyinganj, mbouj wnggai yungh gij banhfap haephangz 、 fokndaq caeuq fadceih. ②Laebhwnj gij cidu gwndaenj hableix, ciuqseiz guhhong yietnaiq, baexmienx doengxngoenz naetnaiq roxnaeuz vuenheij gvaqbouh. ③Yinhlienh gij sibgvenq baiz nyouh, yaek ninz seiz baiz nyouh, gyanghwnz dinghseiz heuh singj ok nyouh, laebhwnj diuzgen fanjse ndei. Haeuxcaeuz、 yaek ninz seiz caenhliengh noix gwn raemxdang.

(2) Daegbied ywbingh. ① Cimcit: Cim camx gij hezvei gvanhyenz、 heiqhaij、 samyaemgyau daengj. ② Yungh yw ywbingh: Doiq gij lwgnyez simgaenj caeuq ninz caem gvaqbouh haenx ndaej faenbied aeu yw mbouj doengz, lumjbaenz ywcaek、 gezcaujdingh、 luzcihsingj (yizniudingh) daengj; ywdoj yw cujyau dwg bouj mak ik heiq guhcawj, ndaej aeu yw sanghbyauhsiuh gya gemj.

（3）Aenheuhsingj. Doenggvaq "aen raubauq nyouhraix" roxnaeuz
"aenheuhsingj" gag guh, daeuj hwk singj lwgnyez baiz nyouh, habyungh
youq gij lwgnyez nienzgeij haemq hung haenx.

Daj seiziq yungh gij fuengfap cingqdeng bae guengciengx, sonlienh
lwgnyez guh baenz gij sibgvenq ok nyouh gig youqgaenj; aeu louzsim gij
gyauyangj vanzging hableix; boux miz bingh gicizsing haenx, wnggai
caeuxdi yw ndei.

## Daehraem Lwgnding Foeg Miz Gijmaz Vwndiz

Daehraem lwgnding ngamq seng caeuq lwgnding iq ciengzseiz haemq
hung youh foeg, neix dwg gij lwgnding itbuen foegfouz. Neix dwg gij
fanjwngq mwh doekseng lwgnding ngamq seng, hoeng aenvih naengnoh aen
daehraem rungq lai, ndigah siu foeg gig menh, miz mbangj daengz saek
ndwen song ndwen cij siu foeg caez, mbouj miz gvanhaeh.

Gyaeqraem muegsiu cwk raemx caeuq diuzsai lwgcing foegraemx, dwg
daehraem cwk raem, hix heuhguh suijdan. Laj naengnoh daehraem mbouj
foeg, mbiengj ndeu (mizseiz song mbiengj) hung lumj aen giuzluenzgyaeq,
lumh dwk haemq raeng miz danzsingq, yungh soujdendungz daj baihlaeng
ciuq baez ndeu cienzbouh dwg saekhoengz daeuqrongh, caemhcaiq yinzrwd,
cungqgyang miz aen ngaeuz ndeu couhdwg gyaeqraem, mbouj in mbouj
humz, yienghceij hung iq ca mbouj lai cungj mbouj bienq. Gaxgonq gangj
gvaq gyaeqraem yienzbonj youq ndaw dungx lwgnyez, doekseng gaxgonq daj
ndaw dungx doekdaemq daengz ndaw daehraem, yienzhaeuh doengloh
saekred. Miz mbangj caengz cienzbouh saekred, youq ndaw luengq dungx lij
louz diuz guenj iq gig saeq ndeu, dungx raemx cugciemh ndonj haeuj ndaw
daeh seiqhenz aenraem bae（heuhguh gyaeqraem muegsiu）couh baenz
gyaeqraem muegsiu cwk raemx. Itbuen bi ndeu baedauq ndaej gag haep caez,
gig siujsoq mbouj haep red hix mbouj yingjyangj ndangcangq. Hoeng daiq
hung le mbouj ndeiyawj, byaij loh hix mbouj fuengbienh, engqlij apbik
gyaeqraem fatmaj, hix aeu guh soujsuz gietcug diuz sai doengloh（yihyoz
fuengmienh heuhguh sai muegsiuguenjdoed）. Gij fuengfap caeuraemx guenq
yw sawj diuz sai doengloh fatyienz saekred cungj mbouj baenghndaej.

Youq giz luengq dungx roxnaeuz gyaeqraem doxhwnj miz suijdan, heuhguh diuzsai lwgcing foegraemx, caeuq muegsiu gyaeqraem cwk raemx ityiengh, cij dwg diuz doengloh depgaenh gyaeqraem haenx gaenq haep ndei, raemxdungx haeuj mbouj daengz ndaw daeh gyaeqraem siumueg bae, cij youq baihgwnz seizbienh giz ndeu cwk raemx baenz foeggawh iq, gawq mbouj fuengzngaih ndangcangq hix mbouj indot, ndaej caj gag ndei. Mbouj ndei seiz ndaej gietcug gij doengloh sai muegsiuguenjdoed. Gyonj daeuj gangj, suijdan doiq ndangcangq mbouj miz haih, ndigah mbouj miz bizyau youq seiz lwgnding ywbingh.

Miz cungj daehraem foeg hung ndeu gig yungyiemj, caeklaiq gig noix raen, couhdwg gyaeqraem baenz baezfoeg. Lwgnding doekseng seiz couh raen mbiengj gyaeqraem ndeu foeg hung miz gaiqndongj, daegbied dwg baihnaj gyaeqraem foeg ndongj. Danghnaeuz ngoenz dem ngoenz gya'gvangq ciengzseiz dwg baezdoeg yakrwix, itdingh aeu caeux gvejcawz bae, mboujnex miz sengmingh yungyiemj. Siujsoq gyaeqraem baenz baezfoeg youq seiz lwgnding ok lwed, lumh hwnjdaeuj hix dwg unqnem, hoeng dendungz ciuq yawj mbouj daeuqrongh, seizneix wnggaiq ganjgip bae ra canghyw yawjyawj, bizyau seiz ndaej guh soujsuz damqcaz, aenvih saeklaeuq dwg baezfoeg yakrwix, seiz lwgnding caeux guh soujsuz ndaej yw ndei caez, nguh le caiq yw gij seizgei fukfat caeuq senjnod gig sang, ciengzseiz sawj lwgnyez gig vaiq couh dai bae.

## Lwgnyez Ga In Cungj Miz Gij Yienzaen Lawz Yinxhwnj

Lwgnyez iq ciengzseiz naeuz ga in, gij yienzaen ciengz raen haenx miz geij cungj lajneix:

(1) Fatmaj vaiq, couhdwg sojgangj majhung in, gij rapdawz diuzga lwgnyez naek gvaqbouh, byai ndok diuzga comz lwed, ndaej yinxhwnj ga in, cungj indot neix dingzlai fatseng youq gyanghwnz.

(2) Aenvih binghndokunq gvaqlaeng louz roengzdaeuj, song diuz ga loq bienqyiengh, baenz ga yiengh $O$ roxnaeuz diuzga yiengh $X$, roxnaeuz sainyinz gyaeujhoq soengrungq cauxbaenz gvanhcez ietbae gvaqbouh, gizroengzrengz roxnaeuz diuzsienq rapnaek mbouj cingq, sawj gij gvanhcez gyaeujhoq dingj rengz mbouj doxdaengh, neix hix dwg gij yienzaen cauxbaenz ga in.

（3）Gwnz saidiemheiq lahdawz roxnaeuz gizyawz mbangj di bingh, hix ndaej yinxhwnj yaepyet vazmoz gvanhcez gyaeujhoq fatyienz cix yinxhwnj ga in.

Gij yienzaen gwnzneix yinxhwnj ga in cungj ndaej gag ndei, mbouj yungh daegbied yw, engq mbouj yungh gwn gizsu, hoeng ga in seiz, wnggai habdangq gemjnoix hozdung.

Gij daegdiemj ga in gwnzneix gangj haenx dwg, indot dwg yaepyet couh ndei, mbouj yingjyangj lwgnyez guhcaemz, giz indot mbouj nding mbouj foeg, hix mbouj miz hozdung deng hanh, ciengzseiz yietnaiq le indot gemjmbaeu. Mwh roeb daengz gij yienhsiengq lwgnding ga in seiz buenx miz fatndat, hohga foeggawh in laebdaeb miz song sam aen singhgiz mbouj ndei, wnggai gibseiz bae yihyen caenh'itbouh cazbingh.

## Lwgnding Baez Daej Couh "Lumzheiq" Dwg Vih Gijmaz

Mbangj lwgnyez iq youq mbouj habhoz、fatheiq roxnaeuz loq deng siengrog daejnauh le okyienh diemheiq camhdingz, beksingq heuhguh "lumzheiq", youq yihyoz fuengmienh heuhguh mbaetheiq. Cungj cingzgvang neix sawj gyahcangj daegbied gaenjcieng caeuq yousim. Cungj bingh neix faen baenz 2 loih：①Dan dwg mbaetheiq：Loih neix haemq ciengz raen. Lwgnyez moix baez bungz gij yienzaen yinxyaeuh, daej hemq le couh okyienh diemheiq camhdingz, heuaeuj ndaej miz ndaej ndwi, binghyiengh haemq mbaeu, gig vaiq hoizfuk yienghgaeuq. ②Mbaetheiq yiemzcungh：Cungj bingh neix dingzlai raen gij lwgnyez iq 2 bi dauqndaw, gig noix youq 6 ndwen dauqndaw fatbingh, 3～4 bi le cugciemh gemj mbaeu, daengz 6 bi le gig noix raen. Gij biujyienh de dwg, lwgnyez moix baez bungz daengz fatheiq、yieplau、indot roxnaeuz loq deng siengrog seiz, youq okyienh gamjcingz bauqfat haenqrem（couhdwg fatheiq）、daejnauh le sikhaek camhdingz diemcaw, saeknaj caeuq naengbak heuaeuj, saetbae eiqsik, daengx ndang sohneng, ndang goz, okyienh hwnjgeuq, gvaqlaeng ndangnoh soeng, hoizduk yienghgaeuq, boux mbaeu haenx diemheiq camhdingz laebdaeb 0. 5～1 faen cung, boux haenqnaek de ndaej dabdaengz 2～3 faen cung, ngoenznaengz ndaej okyienh geij baez roxnacuz gcij ngocnz baez ndeu.

Cungj bingh neix caeuq lwgnyez baenz bagmou giz mbouj doengz de miz geij diemj lajneix: ①Youq mbaetheiq yiemzcungh gaxgonq itdingh miz yienzaen yinxyaeuh gikcoi, hoeng baenz bagmou mbouj miz gij yienzaen yinxyaeuh mingzyienj. ②Aeu sawqmwh dingz diemheiq guh giz hwnjdin, riengzlaeng okyienh heuaeuj caeuq saetbae eiqsik; hoeng baenz bagmou heuaeuj ciengzseiz dwg youq hwnjgeuq gvaqlaeng cij okyienh. ③Mbaetheiq yiemzcungh ciengzseiz okyienh ndang goz, hoeng baenz bagmou seiz noix raen. ④Diemheiq cingqciengz le eiqsik couh hoizfuk cingqciengz, hoeng baenz bagmou le ngunh ninz. ⑤Naujdenduz cingqciengz, hoeng baenz bagmou cix okyienh naujdenduz mbouj cingqciengz.

Gij yienzaen cungj bingh neix mbouj daiq cingcuj, mbangj boux yozcej daezok caeuq gij lwedhaw noix dez miz gvanhaeh. Hawj lwgnyez gwn ywdez le bienq ndei.

Gij bingh neix yawhlaeng ndei, mbouj ciep fat gij bingh bagmou caeuq gij bingh gvaqlaeng miz ciliz doeklaeng haenx, wnggai yiengq gyahcangj gejhoiz gij gocwngz bingh, sawj gyoengqde ndaej liujgaij cungj bingh neix, gemjnoix gyoengqde simvueng.

## Baenzlawz Geizcaeux Fatyienh Gij Goengnaengz Gyazcangsen Doekdaemq

Gij bingh goengnaengz gyazcangsen sengcingz daemq youh heuhguh binghgwzdingh roxnaeuz binghngawziq. Gij lwgnyez baenz cungj bingh neix le youh ngawz youh iq, gawq miz ciliz gazngaih youh miz hungmaj gazngaih. Gij cujyau yienzaen cauxbaenz goengnaengz gyazcangsen daemq dwg gyazcangsensu habbaenz mbouj gaeuq. Gyazcangsensu giepnoix cigciep yingjyangj cujciz aen'uk hungmaj caeuq goetndok sengmaj fatmaj. Doiq gij lwgnding baenz binghngawziq neix, danghnaeuz ndaej geizcaeux fatyienh、 geizcaeux duenqbingh, gibseiz aeu gyazcangsensu ywbingh, couh ndaej daihdaih gemjnoix bingh gvaqlaeng, ndaej hawj ciliz、 goetndok vunzbingh fatmaj dabdaengz cingqciengz.

Youq seiz lwgnding ngamq seng caeuq seiz lwgnding, gij goengnaengz gyazcangsen gemjnoix biujyienh baenz lai cungj lai yiengh, gig yungzheih deng yawjlawq, lumjbaenz gvaqgeiz doekseng, doekseng ndangnaek mauhgvaq 4 ciengwz, sengleixsingq vuengzbiu gyaraez. Gij haemq miz daegdiemj de dwg guengciengx gunnanz, lumjbaenz gwn cij dwgrengz, mbouj nyienh gwn, ndwnj menh, saekwk, yungzheih gwn cij loenghoz. Miz mbangj lwgnding diemheiq sinhoj, naengnoh fatnit, daraiz, dinfwngz liengz daengj gij bingh mbouj dwg daegbied de. Ceng mbouj geijlai sojmiz lwgnyez baenzbingh haenx doekseng le cungj miz haexgaz, dungxraeng, ninz lai, daej noix, daej seiz sing hep daengj.

Mwh gyazcangsensu giepnoix youqgaenj, lwgnyez couh okyienh gij linzcangz biujyienh denjhingz haenx, lumjbaenz saeknaj daegbied, couhdwg saeknaj henjgywg, naj foegfouz, da doxliz gvangq, giuzndaeng bingz, linx gvangq, byoemgyaeuj noix, biujcingz ngawzngwd, hwnj heuj nguh, aennawz haep doilaeng; aenndang daegbied, couhdwg ndangdaej daemqdet, gen ga dinj, ndangdaej raez daengj. Gij rengzndang, ukgyaeuj de fatmaj cungj doeklaeng gvaq gij lwgnyez doengzbi.

Gyonj daeuj gangj, danghnaeuz ndaej dawz binghngawziq yawjnaek cukgaeuq bae, couh aiq ndaej caenhliengh caeuxdi fatyienh bouxbingh, gibseiz ywbingh, gemjnoix gij haemzhoj bouxbingh caeuq gyaranz.

## Lwgnding Fwtdai

Yawj mingz rox ngeih, fwtdai couhdwg gig geizheih sawqmwh dai bae. Neix dwg cungj cingzgvang gig dwglau ndeu. Ciengzseiz dwg boux lwgnding ndangcangq simhai ndeu, yaek ninz seiz gwnndoet guhcaemz cingqciengz, daej miz rengz, riu ndaej angqyangz, haetlaeng fatyienh gaenq dai. Mwh caengz dai mbouj raen saekdi binghyiengh, dai le hix yawj mbouj ok mauzbingh, seihaiz genjcaz hix caz mbouj ok gij bingh cauxbaenz dai bae. Saefueng yihyozgyah heuhguh lwgnding fwtdai. Gizsaed gizneix miz mbangj lwgnding aenvih rueg doxgaiq loek sup haeuj ndaw bwt roxnaeuz ndaw hoznyongx cix cauxbaenz mbaetheiq dai bae, hoeng cungj cingzgvang neix caeuq fwtdai gig nanz faenbied, gyanghwnz fatseng hix cungj nanz liuh ndaej daengz, mizseiz dai le fatyienh ndaw bak lwgnding miz cij, hoeng yaek dai seiz cungj aiq rueg gaemz cij ndeu, couhcinj dwg rueg ok loek sup cix dai bae, hix mbouj itdingh aeu ndoet cij haeuj ndaw bwt roxnaeuz ndaw hozgyongx bae. Ndoet daengz conghhoz couh ndaej yinxhwnj conghhoz hwnjgeuq, mbouj ndaej diemheiq cix mbaet dai. Genjcaz seiz, ndaw hozgyongx dauqfanj mbouj miz cij, ndaw hozgyongx miz cij hix aiq dwg lwgnyez gaenq dai le guh vunzgoeng diemheiq seiz caenx okdaeuj caiq ndoet haeujbae, mwhhaenx lwgnyez gaenq mbouj miz naengzlig fanjwngq. Lenzhozgoz Veiswngh Cujciz doengjgeiq, moix bi daih'iek miz 1 fanh lwgnding fwtdai hoeng mbouj miz yienzaen. Moix 350 boux lwgnding miz boux ndeu fwtdai. Ndawde Fazgoz aen doengjgeiq ndeu lwgnding bi ndeu dauqndaw gij vunzsoq dai ndawde 20% dwg yienzaen mbouj cingcuj. Guek raeuz lij mbouj miz yiengh doengjgeiq neix, hoeng yawj daengz gij lwgnding Yizbwnj baudau haenx dai bae couh noix ndaej lai, yienghneix couh siengj daengz vunzcungj mbouj doengz, lauheiq vunz vangzcungj dai bae haemq noix. Gizsaed gig aiq dwg vunz vangzcungj ganqciengx lwgnyez sibgvenq yungzheih gibseiz fatyienh gwn cij loeng ndoet couh ndaej hoizsoeng. Lwgnyez Saefueng dandog ninz aen mbonq iq, boux gaugaep di lij ninz youq aen fuengz ndeu; hoeng lwgnyez baihdoeng dingzlai dwg mehlwg ninz youq itheij, lwg gwn cij loenghoz mbaetheiq ciengzseiz cak dwk, saeklaeuq doengh di daxmeh couh sikhaek singj, couhlienz lwgnding mbaeumbaeu rueg saek gaemz daxmeh cungj singjgaeh raixcaix. Neix doiq yawhfuengz lwgnding fwtdai haengjdingh miz cozyung gig daih. Dangyienz hix miz vunz baebingz daxmeh lwgnding caemh mbonq, lwgnyez gamz gyaeujcij ninz dwk deng daxmeh aeu cij saek dai. Neix ciengzseiz dwg daxmeh coz naetnaiq gvaqbouh, yaepseiz saetbae singjgaeh. Gyonj daeuj gangj, miz vunz 24 diemj cung ciuqgoq lwgnding, gibseiz fatyienh diemheiq bienqvaq, dwg seizneix aen banhfap baengh ndaej bae fuengzceih lwgnding fwtdai.

Yienznaeuz gij yienzaen fwtdai dwg mbouj liujgaij, hoeng miz mbangj mizgven yinhsu wnggai louzsim, lumjbaenz doengxhwnz lwgnding fatndat sawqmwh caeurumz mbaetheiq, vihliux gyanghwnz noix gueng baez cij ndeu couh youq yaek ninz seiz gueng cij daiq lai cauxbaenz ninz le rueg ok mbaetheiq. Saidungx lwgnding dauq lae youq Saefueng nyinhnaeuz dwg gij cujyau yinhsu gyanghwnz fwtdai. Danghnaeuz lwgnding ciengz roenx cij (boenz cij), caemhcaiq ciengz loenghoz saekwk, caiqlij gaenq geij baez baenz feiyenz, neix couh aiq miz saidungx dauq lae. Baenzneix lwgnding gyanghaemh ninz ceiq ndei dawz gyaeuj congz daiz sang, nyengq 45°.

Dangyienz, ngeizvaeg dwg dauq lae wnggai ra canghyw yawjbingh, hoeng dauq lae mbouj itdingh aeu guh soujsuz, hoeng gij dauq lae mbouj yungh guh soujsuz haenx doengzyiengh ndaej yinxhwnj fwtdai. Linghvaih, lwgnding bonjlaiz couh miz feiyenz、binghsimdaeuz, roxnaeuz binghnaek roxnaeuz soujsuz gvaqlaeng sainyieg, hix wnggai singjgaeh aiq fwtdai. Baenzlawz singjgaeh? Ceng'aeu lwgnyez rueg le couh miz vunz dingqnyi; lwgnyez youq ndaw denz dieb din gaeu gyaeuj, cijaeu dingqnyi sikhaek bae yawjyawj; lwgnyez sawqmwh ok sing, lumjnaeuz ae youh lumjnaeuz riu, hix aeu sikhaek yawjyawj. Mizseiz lwgnyez bonjlaiz miz sing, sawqmwh caemrwgrwg, couh aeu singjgaeh raixcaix. Lwgnyez moix baez diemheiq cungj aeu haeujsim, yawj lwgnyez seiz haeujsim diemheiq dwg mbouj dwg gveihcwz, dwg mbouj dwg sangjswt. Saeknaj heuaeuj hausak, fan da hau, caeudoengh, yungh rengz cak cungj aiq miz rueg cij loeng ndoet haeuj. Wnggai vaiqdi umj lwgnyez hwnjdaeuj bongxbongx, cigdaengz diemheiq cingqciengz、singdaej hung, saeknaj hoengzmaeq caiq lox de ninz. Fatyienh mbaetheiq seiz aeu sikhaek sawj lwgnyez gyaeuj nyengq gvaq mbiengj ndeu, hai bak, lwgfwngz iet haeuj ndaw bak cingcawz gij cij、raemx、myaizniu ndaw bak; yienzhaeuh ganjgip yungh bak boq aenbak lwgnyez, ndaej boq aek hwnjdaeuj cij ndei, lienz boq sam seiq gaemz, ndaej yawjraen saeknaj bienq hoengz, couh suenq ciengjgouq ndaej baenz, lwgnyez ndaej daej okdaeuj couh suenq lix lo. Itbuen dan dwg mbaetheiq, lwgnyez bonjlaiz ndangcangq mbouj miz bingh, couh suenq dwg ciengz saeh liuh mbouj daengz ndeu gaenq gvaqbae. Miz vunz naeuz bak doiq bak ndoet myaiz okdaeuj yw ndei mbaetheiq, ciengeiz gaej hwnjdangq ngaiznguh seizgan. Gohyoz cwngmingz bak ndoet mboujdanh mbouj ndaej ndoet ok myaiz dauqfanj nguh saeh, yihyen yungh aensupyinx ndoetmyaiz mizseiz cungj ganj mbouj gib. Geiq ndei, lwgnding mbouj diemheiq、heuaeuj, ganjgip boq heiq, heiq ndaej boq haeuj ndaw bwt, lwgnyez couh miz seizgei cienj ndei. Danghnaeuz 3 gaemz heiq saeknaj mbouj cienq hoengz, cix ganjvaiq umj lwgnyez bae yihyen. Aen gocwngz umj soengq caeuq gwnz roen, mbouj dingz boq heiq, cijaeu miz di heiq boq haeujbae hix ndaej ngaiznguh gij seizgan uk dai. Faen miux aeu ceng, seizgan couhdwg sengmingh. Youq gizneix cungj dwg ceij caeuxdi soeng gij heiqyangj ndaw hoengheiq haeuj ndaw bwt bae, sawj lwed yangjva, mbouj ginggvaq canghyw duenqbingh dai bae gaxgonq baenzlawz cungj mbouj ndaej dingz boq heiq. Gij fuengfap vunzgoeng diemheiq gig lai, doiq lwgnding iq gij ceiq ancienz mizyauq de dwg bak doiq bak boq heiq. Seizneix dwg ciengjgouq, mbouj yungh giengzdiuh aiq dawz gij bingh bouxlaux cienzlah lwgnding, lix gonq caiq gangj.

## Mwngz Rox Gij Loihhingz Caeuq Roenloh Cienzlah Binghdoegsingq Ganhyenz Lwi

Binghdoegsingq ganhyenz dwg cuj binghlah youz mbouj doengz binghdoeg binghyienz yinxhwnj, youq seiz lwgnding haemq lai raen, gij binghganhyenz binghdoeg seizneix gaenq rox haenx miz gyazhingz、yizhingz、 bingjhingz、dinghhingz caeuq vuhingz.

Mboujlwnh cungj binghdoeg lawz cauhbaenz ganhyenz, cujyau ciemqfamh aendaep, cauhbaenz sibauhdaep bienqsingq、vaihdai, sibauh fatyienz giz gyoebgyonj de cimqnyinh. Linzcangz biujyienh cujyau miz siengj gwn gemjdoiq、dungxfan、mbwq youz、mbouj miz rengz、daep foeg hung caeuq goengnaengz aendaep mbouj doengz bingzciengz, mbangj lwgnyez okyienh fatndat vuengzbiu.

Gij goekbingh gyazhingz caeuq vuhingz ganhyenz dwg bouxbingh gipsingq, cujyau doenggvaq gij roenloh haex —— bak cienzlah. Gij goekbingh yizhingz ganhyenz cujyau dwg bouxbingh gipsingq、menhsingq nem boux raek binghdoeg, gij roenloh cienzlah de miz: ①Soengq lwed caeuq gij doxgaiq aeu lwed guhbaenz nem sawjyungh gij cusegi roxnaeuz gyaeujcim uqlah; ②Gwndaenj maedcaed ciepcuk; ③Meh lwg cigciep riuzlah. Gij roenloh cienzlah bingjhingz caeuq dinghhingz ganhyenz doxdoengz.

Aenvih binghgoek mbouj doengz, gak yiengh linzcangz ginggvaq、 riuzhengz daegcwng caeuq cienjgvi gak mbouj doxdoengz. Gak yiengh ndawde cix mbouj miz gyauca menjyiz, hix couhdwg naeuz danghnaeuz baenz gvaq gyazhingz ganhyenz le, lij ndaej baenz yizhingz、bingjhingz、 dinghhingz roxnaeuz vuhingz ganhyenz.

Mboujlwnh yiengh ganhyenz binghdoeg lawz yinxhwnj gij ganhyenz, gij binghhyiengh linzcangz de caeuq ywbingh dwg daihdaej doxlumj. Faenhingz dwg bingyenzyoz cazbingh, itdingh aeu doenggvaq sizyensiz genjcwz cijndaej faenbied.

## Lwgnyez Augang Yangzsing Dwg Vih Gijmaz

Miz mbangj lwgnding youq genjcaz goengnaengz aendaep seiz dingjlingz fatyienh Augang yangzsing, hoeng bingzseiz cix mbouj biujyienh ok gijmaz binghhyiengh daegbied, vihneix haujlai gyahcangj cungj gig gaenjcieng, nyinhnaeuz lwgnding baenz le binghganhyenz. Yienghhaenx Augang yangzsing dauqdaej dwg vih gijmaz ne?

Augang yangzsing couhdwg yizhingz ganhyenz biujmienh gangyenz (HBsAg) yangzsing, byaujsi ndangvunz gaenq deng binghdoeg yizhingz ganhyenz lahdawz, ndaw ndang vunz miz binghdoeg yizhingz ganhyenz, de aiq dwg doenggvaq soengqlwed、 gij doxgaiq aeu lwed guhbaenz caeuq sawjyungh gij hongdawz dajcim、 gyaeujcim uqlah, gwndaenj fuengmienh maedcaed ciepcuk caeuq gij roenloh meh lwg cigsoh cienzlah yinxhwnj.

Augang yangzsing ndaej mbouj ndaej yinxhwnj binghganhyenz, neix caeuq soqliengh binghdoeg ciemqhaeuj ndang vunz、 gij rengzdoeg hung iq binghdoeg nem vanzging seiqhenz bienqvaq mizgven.

Danghnaeuz danhangh Augang yangzsing, hoeng conjanhmeiz、 mizgven yizhingz ganhyenz gizyawz hanghmoeg genjcaz cingqciengz, lwgnyez mbouj miz gij binghhyiengh linzcangz, cix mbouj ndaej genjdanh doekdingh dwg yizhingz ganhyenz, hoeng cijndaej heuhguh "boux raek dawz binghdoeg yizhingz ganhyenz".

Danghnaeuz Augang yangzsing, doengzseiz youh miz conjanhmeiz swng sang, linzcangz biujyienh baenz siengj gwn gemjdoiq、 dungxfan、 mbwq youz、 fatndat、 vuengzbiu、 mbouj miz rengz、 aendaep foeg hung daengj, caz yizhingz ganhyenz gizyawz hanghmoeg genjcaz mbouj doengz bingzciengz, cijndaej doekdingh dwg yizhingz ganhyenz. yizhingz ganhyenz yungzheih yienh'ok menhsingq ginggvaq, siujsoq bouxbingh ndaej cugciemh fazcanj baenz daep bienq ndongj, engqlij daep baenz ngaiz.

Youq guek raeuz lahdawz gij binghdoeg yizhingz ganhyenz gij beijlwd yangzsing haemq sang. Seizneix lij caengz miz gij soujduenh mizyauq haenx gaj mied gij binghdoeg yizhingz ganhyenz. Vihliux sawj lwgnyez iq ndaej cangqheiq hungmaj, doekseng gvaqlaeng dajcim yizhingz ganhyenz yizmyauz dwg gij cosih yawhfuengz ceiq ndei.

Gij lwgnding dan dwg Augang yangzsing hoeng gizyawz cungj cingqciengz itbuen mbouj yungh yw, hoeng dang gij goengnaengz menjyiz ndangdaej doekdaemq seiz couh aiq fatbingh, vihneix bingzseiz aeu anbaiz ndei gij gwndaenj lwgnding, lai haeujsim yietnaiq, guhhong yietnaiq dox giethab, baujciz simcingz vuenheij, boujcung danbwzciz、dangzloih、 byaekheu caeuq gijgwn hamz veizswnghsu haenx, noix gwn gijgwn youz, dinghgeiz fukcaz gij goengnaengz aendaep, danghnaeuz gaenq fazcanj baenz yizhingz ganhyenz cix aeu haeuj yihyen bae ywbingh, guh bauj daep caeuq ywbingh dingj binghdoeg.

## Gijmaz Dwg Song Doiq Buenq? Gij Linzcangz Eiqngeih Dwg Gijmaz

"Song doiq buenq" dwg genjcaz yizhingz ganhyenz gangyenz caeuq gangdij, dwg cungj fuengfap doekdingh cazbingh yizhingz ganhyenz ndeu. Ndawde, baudaengz yizhingz ganhyenz biujmienh gangyenz ( *HBsAg* )、 yizhingz ganhyenz biujmienh gangdij ( *HBsAb* )、yizhingz ganhyenz *e* gangyenz ( *HBeAg* )、yizhingz ganhyenz e gangdij ( *HBeAb* )、caeuq yizhingz ganhyenz haedsim gangdij ( *HBcAb* ) 5 aen cijbyauh. Gij linzcangz eiqngeih youq lajneix:

*HBsAg* yangzsing: Byaujsi lahdawz binghdoeg yizhingz ganhyenz.

*HBsAb* yangzsing: ①Byaujsi lahdawz binghdoeg yizhingz ganhyenz; ②Ciepndaem yizmyauz le mizok yaugoj; ③Duenhdingh yizhingz ganhyenz yw ndei.

*HBeAg* yangzsing: Ganciep byaujsi binghdoeg raemhcauh, miz gij singqcaet cienzlah.

*HBeAb* yangzsing: ①Okyienh nguh, ganhyenz menhsingq dingzlai dwg yangzsing; ②Byaujsi binghcingz siengdoiq dingzsat, gij singqcaet cienzlah de siengdoiq gemjnoix.

*HBcAb* yangzsing: Byaujsi lahdawz binghdoeg yizhingz ganhyenz, sang ndik dinghdoh seiz byaujsi binghdoeg yizhingz ganhyenz raemhcauh.

## Gijmaz Heuhguh Gezhwz Lahdawz? Wnggai Baenzlawz Yw

Lwgnding lahdawz gezhwzgin le, ndaej okyienh gezhwzginsu sawqniemh yangzsing, mizseiz hix mbouj miz daengx ndang binghhyiengh (lumjbaenz fatndat、ok hanhheu daengj). Youq ndaw bwt ingj siengq, roxnaeuz daengx ndang gizdieg gizyawz hix ra mbouj raen aen binghcauq gughanh, cungj biujyienh neix heuhguh gezhwz lahdawz.

Danghnaeuz lwgnding mbouj miz gijmaz yienzaen yinxyaeuh cix okyienh cingsaenz mbouj hoengh、simnyap maij daej、ninz mbouj onj、siengj gwn gemj doiq、ndang naek mbouj gya、loq fatndat、yungzheih naetnaiq、ciengzseiz dwgliengz baenzae daengj, ndawranz youh miz boux baenz binghgezhwz, miz gij lizsij maedcaed ciepcuk, wnggai daegbied singjgaeh lwgnyez dwg mbouj dwg gaenq deng lahdawz gezhwz, ceiq ndei daiq lwgnyez bae yihyen guh caenh'itbouh genjcaz, lumjbaenz guh daeuqyawj aek roxnaeuz ingj siengq aenbwt nem guh gezhwzginsu sawqniemh. Danghnaeuz lwgnyez caengz ciepndaem gvaq gajgaimyauz, hoeng gezhwzginsu sawqniemh yangzsing (hoengzfoeg gengndongj cizging 10~15 hauzmij), roxnaeuz ciepndaem gvaq gajgaimyauz, gezhwzginsu sawqniemh giengz yangzsing (hoengz foeg gengndongj cizging youq 15 hauzmij doxhwnj), hoeng mbawsiengq aenbwt caengz raen miz mbouj doengz bingzciengz, couhdwg gezhwz lahdawz.

Lwgnyez baenz gezhwz lahdawz le, danghnaeuz nienzgeij haemq hung, mbouj miz gij lizsij ciepcuk gezhwz, ndangdaej hix mbouj miz gij biujyienh mbouj cwxcaih, ndaej mbouj yungh gwn yw, hoeng aeu cazyawj, moix buenq bi daengz bi ndeu daeuqyawj aek genjcaz baez ndeu; danghnaeuz lwgnyez miz di cingzgvang mbouj soeng, lumjbaenz loq fatndat、bienqbyom、mbouj miz rengz daengj, daegbied dwg miz gij lizsij maedcaed ciepcuk gezhwz, youh mbouj ciepndaem gajgaimyauz; roxnaeuz youq mwh gij binghlah gipsingq (lumj mazcinj) gvaqlaeng; roxnaeuz doengz gij bingh wnq yaek gwn gizsu ywbingh (lumjbaenz gij bingh gezdi cujciz roxnaeuz binghlwed) seiz, wnggai gwn yiyenhcingj fuengzre ywbingh, yunghliengh dwg moix ngoenz moix ciengwz ndangnaek 10 hauzgwz, baez ndeu gwn, aeu lienzdaemh gwn 6~8 ndwen, yienghneix cij ndaej miz gij cozyung yawhfuengz.

## Lwgnyez Linzbahgez Fatyienz

Linzbahgez fatyienz gizneix gangj haenx dwg ceij gwnzhoz lajhangz linzbahgez fatyienz. Itbuen gangj lwgnyez linzbahgez fatyienz dwg ceij lwgnyez hung daengz seiz haeujhag baedauq, lajnaeng mbiengj lajhangz gwnzhoz miz aenfoeg, gig ndongj, daih'iek lumj gyaeqroeg daengz gyaeq roeggap hung, lumh dwk gig in, cienq gyaeuj mizseiz hix in. Daengx ndang dingzlai loq fatndat, mbouj siengj gwn, cingsaenz mbouj ndei, mbouj nyienh hozdung. Itbuen ngoenz daih'it gig mbaeu, ngoenz daihngeih foeg ndaej engq hung, fatndat engq sang. Ngoenz daihsam engq in engq foeg, fatndat engq sang, cingsaenz engq mbouj ndei engq mbouj nyienh doengh. Ngoenz daihseiq ngoenz daihhaj daihdaej mbouj miz daih bienqvaq, hoeng cingsaenz siengj gwn lai ndei di. Ngoenz daihroek ngoenz daihcaet doiq ndat, in gemjmbaeu, hoeng foeg mbouj siu, gvaqlaeng mbouj fatndat mbouj in, gwndaenj hozdung cingqciengz, cij dwg gaiqfoeg lij youq, lumh dwk lij miz di in. Itbuen gvaq song aen singhgiz le aenfoeg sukiq, mbouj lau naenx, mbouj in, hoeng vanzlij lumj gyaeqroeg hung. Cienzbouh sukgemj daengz gij yienghceij yienzlaiz daihgaiq aeu yungh ndwen ndeu, doeklaeng lij lw aen giethoh hung lumj duhbap nei, ndaej hozdung, linzbahgez mbouj in, couh suenq dwg cienzbouh hoizfuk cingqciengz lo. Gwnzneix dwg cienzbouh gocwngz linzbahgez fatyienz gipsingq. Yw roxnaeuz mbouj yw cungj aeu ciuq aen gvilwd neix bienqvaq. Yw dwg baujcwng gij gvilwd swhyienz dingjhoenx, mbouj aenvih gij rengzdingjbingh saek boux vunz mbouj gaeuq cix fatseng binghlwedbaih; roxnaeuz gyaraez le gij seizgan hoizfuk. Gij rengzdingjbingh lwgnyez itbuen daeuj gangj haemq daemq, caemhcaiq gak boux cabied gig hung, itbuen cungj wnggai aeu yw dingj sigin daeuj bangcoh lwgnyez dingj sigin, lij cingqcaen miz aenvih linzbahgez fatyienz cix fatseng binhlwedbaih. Hoeng, gijyw baenzlawz cungj mbouj ndaej daj goekgaen bae gaijbienq gij fazcanj gvilwd binghcingz.

Gij lwgnyez geij ndwen daengz bi ndeu baedauq lajhangz linzbahgez fatyienz ciengzseiz mbouj doengz gij bienqvaq lwgnyez hung gwnzneix gangj haenx. Haidaeuz couh lumh mbouj daengz gaiq foeg lumj aen'gyaeq nei, cix dwg cienzbouh lajhangz foegnding ndongjndat, fwngz baez bungq couh miz diemj hau ndeu, lwgnding simnyap、mboujnyienh gwn、fatdat, couhlienz fatndat haenq caeurumz dem, yihyoz fuengmienh heuhguh lajhangz fatyienz lumj rongzrwi, dwg linzbahgez fatyienz le aenvih dingjhoenx (menjyiz) mbouj cingzsug cix sawj gij cujciz seiqhenz cungj deng baeg le fatyienz. Hix dwg ngoenz beij ngoenz naek, 3～7 ngoenz satdingz le cix cugciemh siudoiq. Hoeng lwgnyez iq, rengzdingjbingh daemq, binghcingz haemq naek, itdingh aeu bae yihyen ywbingh.

Linzbahgez fatyienz hix beij 10 bi gonq noix lai lo. Daegbied dwg doenghbaez linzbahgez fatyienz ciengzseiz doeklaeng bienq unq baenz aennong, gag naeuh dek roxnaeuz deng bik heh ok cuengq nong, hoeng ngoenzneix cungj linzbahgez fatyienz aeu heh ok haenx gaenq gig noix raen. Cijaeu aennong mbouj raeng、mbouj ndongj、mbouj in, hix couhdwg naeuz nong baihndaw mbouj haenq, couh mbouj yungh guh soujsuz, caj de gag supsou. Couhcinj dwg heh le ndaej song aen singhgiz ndawde cungj ndei caez, hoeng boux lwgnyez ndeu, heh ok gig haemzhoj, moix ngoenz vuenh yw gig haemzhoj, moix ngoenz lij aeu cienvunz soengq bae yihyen, ndaej noix saet lai, linghvaih, heh ok cungj lij yaek louz aen biuj ndeu, hawj gwnz naj louz aen loengcawq ndeu.

## Lwgnding Dungxsaej Dauqdaeb

Dungxsaej dauqdaeb lai raen gij lwgnding 6 ndwen daengz bi ndeu, aeu dungx in daejnauh guh gij binghyiengh youqgaenj. Lwgnding bonjlaiz yienghyiengh cungj cingqciengz, sawqmwh daejnga'nga nauh dwk, gwn hix mbouj ndaej, umj hix mbouj ndaej. Nauh yaep ndeu、dingz yaep ndeu, dingz yaep ndeu youh caiq nauh, geij diemj cung mbouj bienq ndei, seizneix aiq raen rueg ok roxnaeuz haexlwed. Raen haexlwed daihgaiq couh ndaej haengjdingh dwg saej dauqdaeb lo, itdingh aeu vaiq bae yihyen.

Saej dauqdaeb dwg duenh saejiq ndeu gag daep haeuj ndaw dungxsaej doxlienz bae. Saejlaux nyinhnaeuz dwg haex, yienghneix couh siengj caenx de roengzbae baiz ok conghhaex, yienghneix couh yied dauq yied lai、yied dauq yicd ndact, hacd ndact lc mboujdanh dungxsacj mbouj doeng, vanzlij yaek haed ndaet sailwed sawj dungxsaej bienq ndaem vaihdai, ndigah dungx in, haexlwed, dungxsaej doxcaenx yaep ndeu, lwgnyez couh nauh yaep ndeu. Doeklaeng dungxsaej vaihdai le, mizseiz dauqfanj mbouj daej, lwgnyez hix yaek dai lo. Itbuen daeuj gangj, lwgnyez okyienh saej dauqdaeb le daihgaiq 6 diemj cung okyienh haexlwed, 24 diemj cung fatseng vaihdai, ndigah aeu caenhliengh vaiqdi bae yihyen.

Gij dungxsaej dauqdaeb 24 diemj cung dauqndaw seizneix lai yungh gij fuengfap dajheiq daeuj yw. Couhdwg daj conghhaex coh ndaw daj heiq, youq X gvangh baihlaj cazyawj. Yungh heiq dawz gij saejiq dauq haeuj haenx dingj dauqbae, itbuen 90% cungj guh ndaej baenz, hix mbouj yungh youq yihyen ywbingh.

Gij lwgnyez yawj bingh nguh haenx couh mbouj yungzheih dingj okdaeuj, cijndei guh soujsuz. Hai dungx le aeu fwngz naenx doxdauq, danghnaeuz vaihdai couh aeu gvejcawz caiq dawz saej ndei ciep hwnjbae. Yiennaeuz gij suijbingz lwgnyez vaigoh seizneix hix cungj baujcwng hoizfuk cingqciengz mbouj louz bingh gvaqlaeng, hoeng gij cingzgvang fukcab de lauheiq aeu song sam baez soujsuz cijndaej hoizfuk.

Lwgnding daegbied dwg 3 ndwen dauqndaw ciengzseiz daejnauh mbouj youqgaenj, dauqfanj biujyienh baenz yaep ndeu saeknaj hausak, mbouj miz cingsaenz, hoeng hix simnyap mbouj onj, cungj binghyiengh daih'it ciengzseiz dwg haexlwed, caemhcaiq haexlwed soqliengh haemq hung. Saej dauqdaeb itbuen miz 4 aen binghyiengh denjhingz, couhdwg dungx in daejnauh、rueg、haexlwed、ndaw dungx miz gaiqndongj. Cungj lwgnding iq mbouj daej hoeng cingsaenz mbouj ndei neix aen dungx de cix unqnemnem. Daxmeh danghnaeuz sijsaeq lumh aendungx, itdingh ndaej lumh daengz gaiqndongj lumj duenh saejhom co ndeu nei, lai youq gwnz dungx, mbiengj saejndw ndeu, lij miz di hozdung. Neix couhdwg dauq haeuj dungxsaej ndawde gyaeuj ceiq ndaet ndeu. Louzsim daengz diemj neix, couhcinj lwgnyez mbouj nauh hix mbouj nguh bae yihyen.

Mizseiz dungxsaej daupdaeb geiz gig caeux, hainduj dauq ndaej gig soeng, swhgeij hix aiq ndaej doiq okdaeuj. Ndigah mizseiz gig lumj dungxsaej dauqdaeb hoeng bae yihyen genjcaz cix mbouj miz, maranz mbouj nanz youh dauq hwnjbae lo. Ndigah, doiq cungj lwgnyez daejnauh neix itdingh aeu haeujsim cazyawj, mbouj ndaej mbouj dawz haeujsim.

## Lwgnding Dungxsaej Saeklaengz

Dungxsaej mbouj doeng couh heuhguh dungxsaej saeklaengz. Lwgnding ngamq seng dungxsaej fungsaek dwg dungxsaej saeklaengz ndawde cungj ndeu, lwgnding dungxsaej dauqdaeb hix dwg cungj gazlaengz ndeu, raembongz gazlaengz lij dwg dungxsaej gazlaengz. Neix cungj dwg dungxsaej gazlaengz daegbied. Itbuen gangj dungxsaej gazlaengz mbouj miz dungxsaej gazlaengz yienzaen daegbied. Lwgnding biujyienh baenz sawqmwh dungx in daejnauh, dungx raeng、rueg doxgaiq, mbouj miz haex, mbouj ok roet. Haidaeuz cingsaenz lij ndei, gig vaiq couh cingsaenz mbouj hoengh, mbouj nyienh doengh, lwgda gumzloemq, fatndat, bak sauj linx hawq, rueg raemxheu, baez dem baez rueg, lienzdaemh mbouj dingz, danghnaeuz 6 diemj cung mbouj dingz caemhcaiq yied daeuj yied cingsaenz mbouj ndei, couhcinj mbouj dwg dungxsaej gazlaengz hix dwg gij bingh naek lumj yienghneix, caemhcaiq aiq yaek aeu ganjgip guh soujsuz.

Lwgnding iq dungxsaej gazlaengz itbuen cungj dwg dungxsaej gazlaengz gipsingq, itdingh aeu ganjgip soengq bae yihyen. Aenvih gij dungxsaej gazlaengz gipsingq miz mbangj dwg dungxsaej gazlaeng gazgit, couhdwg doengzseiz sailwed hix deng naenxdawz mbouj doeng, 10 lai diemj cung couh ndaej fatseng vaihdai, gig yungyiemj.

Gij yienzaen lwgnding iq dungxsaej saeklaengz gig lai, dingzlai aenvih ndaw dungx doxnem yinxhwnj, danghnaeuz lwgnding gaxgonq gaenq guh gvaq gij soujsuz aendungx cix ndaej ngeix daengz doxnem. Hoeng miz mbangj doxnem bonjlaiz couh miz, dwg sengcingz baenz. Baenzbaenz mbouj guenj baenzlawz yinxhwnj dungxsaej gazlaengz, gij gipsingq haenx couh aeu guh soujsuz.

## Gwn Doxgaiq Rox Mbouj Rox Saekdimz Dungxsaej

Dungxsaej lwgnding iq gig saeq, gwn doxgaiq mbouj ndaej siuvaq rox mbouj rox saekdimz dungxsaej cauxbaenz dungxsaej gazlaengz? Cungj gojnwngzsing neix miz, hoeng gig noix raen. Gaxgonq miz mbouj noix lwgnding aemq youq baihlaeng daxmeh, lwgnyez gaem byoemgyaeuj raez daxmeh gwn daengz bak, baez nanz gwn le mbouj noix byoemgyaeuj.

Byoemgyaeuj dangyienz hix ndaej saekdimz dungxsaej, dingzlai fatseng youq giz doxciep aendungx caeuq saejiq (youhmwnz)、giz doxvuenh saejiq caeuq saejlaux (giz veizmangz). Cungj cingzgvang neix seizneix ca mbouj geijlai mbouj raen dem lo. Hoeng lwgnding gwn di doxgaiq mbouj wnggai gwn haenx, hix ndaej fatseng saej saekdimz. Lumjbaenz lwgnding gwn lwgndae、 makcauj ndaem, cungj miz gvaq dungxsaej gazlaengz, gij engq mbouj wnggai de dwg lwgnyez song sam bi gwn cehgva, lienz naeng gwn yinxhwnj baenzndaek gijgwn saekdimz dungxsaej. Boux lwgnyez hung deng baenzndaek gijgwn saekdimz ciengzseiz ndaej mbouj guh soujsuz cix yw ndei, hoeng boux lwgnding iq deng gijgwn saekdimz ca mbouj geijlai mbouj haidau couh mbouj ndaej dahraix. Ndigah, lwgnding iq gwn doxgaiq bouxlaux aeu guenj, mbouj ndaej seizbienh gwn. Danhfanz dwg gijgwn miz gojgyauh soemj lai haenx lumj makhoengz、lwgndae daengj, gijgwn senhveiz daiq lai haenx lumj gooij、naeng cehgva、haeuxyangz naedduh daengj gij doxgaiq nanz siuvaq haenx cungj mbouj ndaej hawj lwgnyez gwn, gij lwgnding lai hung di (3 bi) ndaej gwn ngaiz hix mbouj wnggai caeuq vunzhung ityiengh!

## Lwgnding Lanzveijyenz —— Muegdungx Fatyienz

Lanzveijyenz dwg gij bingh lwgnyez hung, lwgnding gig noix fatseng. Hoeng lanzveijyenz dwg gij bingh lai fat, lwgnding hix mbouj noix raen. Lwgnding ngamq seng lanzveijyenz gig noix raen. Gij lwgnding song sam bi haenx cix aeu lai louzsim lanzveijyenz lo. Lwgnding lanzveijyenz fatbingh gig vaiq, youh nanz duenqbingh, ca mbouj geijlai cienzbouh cungj dwg miz muegdungx fatyienz le cij caz ndaej okdaeuj cix guh soujsuz, guh soujsuz le yaugoj gig ndei, mbouj miz gij bingh gvaqlaeng louz roengzdaeuj.

Saejgungz dwg gwnz saejgeiq diuz roencap saeq iq ndeu, daihgaiq miz 4 hauzmij co 4 lizmij raez, lwgnding ngamq seng daihgaiq beij neix iq dingz ndeu. Aenvih saeq lai raez lai, loq miz fatyienz diuzsai couh yungzheih deng saek, gij doxgaiq iemqok ndaw saejgungz mbouj ndaej okdaeuj, couh yungzheih deng lahdawz baenz nong. Saejgungz lwgnding gig mbang, sigin gig yungzheih daeuq gvaq saejgungz ciemqfamh muegdungx seiqhenz. Gij rengzdingjbingh muegdungx lwgnding hix daemq, youh aenvih mueg muengxhung dinj, hix mbouj ndaej lumj lwgnyez hung yienghhaenx yungh mueg muengxhung duk rieng baexmienx yiengq muegdungx banhsanq. Ndigah, lwgnding lanzveijyenz senq couh gyoeb baenz muegdungx fatyienz, cazbingh hojnanz, binghcingz hix yungyiemj.

Duenqbingh lwgnding lanzveijyenz mbouj gibseiz, sien dwg aenvih daxmeh gig nanz fatyienh lwgnyez miz bingh, soengq yihyen couh nguh. Lwgnyez hung lanzveijyenz cujyau dwg dungxin, aendungx laj baihgvaz baez naenx couh in. Lwgnding iq dungxin cix mbouj yienhda, aenvih lanzveijyenz dungxin mbouj lumj dungxsaej daupdaeb yienghhaenx baenzraq indot, lanzveijyenz dwg lienzdaemh in haemq mbaeu, ndigah lwgnding fanjwngq mbouj haenqrem. Haujlai seizhaeuh dwg daxmeh yawjraen lwgnding cingsaenz mbouj ndei, gyaez daej, mbouj gwn cij, dungx raeng cij daeuj yawj bingh. Haidaeuz lai yawj neigoh（wzgoh）, canghyw lwgnyez hix nanz caz ndaej ok dwg lanzveijyenz, couh youh ngaiznguh lo. Gizsaed dungxin gaenq dwg muegdungx fatyienz lo, lwgnding lanzveijyenz mbouj yungh camx congh couh yinxhwnj muegdungx fatyienz, caj daengz canghyw vaigoh raen lwgnding seiz, senq couhdwg muegdungx fatyienz, caiq caz giz saejgungz naenx in dwg mbouj gojnaengz lo. Boux canghyw vaigoh ciengzseiz baengh yungh cim cap haeuj ndawdungx caeu ok nong cij cazok lanzveijyenz, seizneix gaenq dwg daengx aendungx miz nong lo, aeu sikhaek guh soujsuz. Daxmeh wnggai hag rox yawj gij bienqvaq cingsaenz caeuq gij siengjgwn lwgnding, daegbied dwg dungx raeng. Bingzseiz lwgnding daej, daxmeh maij umj hwnjdaeuj saeujsaeuj ngauzngauz, roxnaeuz dwg hawj lwgnyez ninz dwk bongxbongx. Danghnaeuz gij binghcingz yied saeuj yied daej、yied bongx yied daej, daihgaiq dwg lau saenqdoengh, vaiq bae yihyen.

## Lwgnyez Ndaw Dungx Miz Gaiqndongj —— Ndaw Dungx Miz Foeg

Aendungx lwgnding wnggai gig unq, daegbied dwg caengz gwn cij, ninzndaek lo, yaeng'yaeng naenx aendungx gak giz cungj ndaej lumh daengz baihlaeng bangxdungx. Danghnaeuz lumh daengz gaiqndongj roxnaeuz gaiq mbouj daiq ndongj, itbuen daeuj gangj dwg mbouj cingqciengz, wnggai sikhaek ra canghyw cazcaz, aenvih aiq dwg gij bingh yakrwix, ngaiznguh mbouj ndaej.

Ndaw dungx miz foeg, cunghyih heuhguh gaiqndongj, ndaw neix gij doxgaiq aiq miz de gig lai. Gij ciengz raen de daj gwnz daengz laj miz aenmamx baihswix、 aendaep baihgvaz、 song mbiengj mak aenvih bingh bienq hung haenx, baihlaj lij miz rongznyouh、 rongzva、 rongzgyaeq. Gij gi'gvanh gwnzneix gangj haenx cungj aiq baenz baezfoeg, cungqgyang aendungx hix ndaej baenz baezfoeg, gij sengcingz de miz daep baenz foeg、 mak baenz foeg、 laeng dungx cizdaihliuz、 rongzgyaeq cizdaihliuz, gyonj daeuj gangj gij haenqnaek、 yakrwix de lai, ndigah lwgnding ngamq seng lumhlumh aendungx lij dwg noix mbouj ndaej. Linghvaih, lwgnding baenz baezdoeg rwix cijaeu gvejcawz ndaej caeux, yaugoj cungj gig ndei, itbuen mbouj yungh valiuz hix gig noix senjnod roxnaeuz fukfat. Seizneix yaek doekseng gaxgonq cazbingh gaenq gig fatdad, doengh gij baezfoeg roxnaeuz gijfoeg gwnzneix gangj haenx cungj ndaej youq doekseng gaxgonq cazbingh, lwgnyez doekseng le sikhaek guh soujsuz. Seiz lwgnding aeu louzsim gaiqfoeg aendungx gig youqgaenj.

## Luengqdungx Bongz (Gidan) Vihmaz Aeu Guh Soujsuz

Luengqdungx foeg dwg ceij aen bongz mbiengj ndeu roxnaeuz song mbiengj dungx caeuq gagoek giz gyaugyaiq, mizseiz okdaeuj mizseiz siusaet, hung iq mbouj doxdaengj. Hung lumj aengyaeq seiz ciengzseiz haeuj mbiengj daehraem ndeu bae, vahsug heuhguh gidan. Aenvih luengqdungx bongz dwg saej daj ndaw dungx haeuj daengz daehraem, giz luengqdungx miz congh iq ndeu cij hawj dungxsaej okdaeuj. Bonjlaiz lwgsai youq ndaw ndang daxmeh seiz, aen gyaeqraem de dwg youq ndaw dungx, doekseng gaxgonq cij daj ndaw dungx haeuj daengz daehraem, yienzhaeuh diuz doengloh neix swhyienz haep. Miz mbangj lwgnyez diuz doengloh neix caengz haep red, dungxsaej hix daj diuz doengloh neix okdaeuj, couhdwg luengqdungx bongz. Mizseiz lwgnding doekseng le gij doengloh canzlw haenx lij ndaej laebdaeb maj ndei. Danghnaeuz dungxsaej ciengzseiz okdaeuj dangyienz mbouj ndaej caiq maj ndei lo. Aencongh luengqdungx caeuq gengx saejndw bongz haenx diegvih mbouj doengz, lwgnding yied hung, luengqdungx deng gij atlig ndaw dungx cungdongj yied hung, ndigah luengqdungx bongz mbouj lumj saejndw bongz yienghhaenx swhyienz ndei, cijmiz soujsuz nyibhab, duenh seizgan ndeu dungxsaej mbouj okdaeuj cij suenq maj ndei bingh ndei. Diuzsaej luengqdungx bongz daj ndaw dungx doeng daengz daehraem diuz doengloh de raez youh goz, mbouj lumj saejndw bongz yienghhaenx cigsoh, yungzheih deng gazlaengz, caemhcaiq yied iq yied yungzheih deng laengz, yied yungzheih vaihdai. Miz mbouj noix vunz cawjcieng lwgnyez doekseng 6 ndwen le guh soujsuz, nyinhnaeuz 6 ndwen ndawde lij miz seizgei swhyienz maj ndei, caemhcaiq 6 ndwen gvaqlaeng gij rengzdingjbingh lwgnyez caemh giengz di. Nanzdauh mbouj rox, 3 ndwen dauqndaw dungx bongz fatseng beijlwd beij 6 ndwen dauqndaw fatseng beijlwd sang boix ndeu, hoeng 2 bi doxhwnj ca mbouj geijlai gig noix miz dungx bongz lo. Dungx bongz dai bae cungj dwg lwgnding iq 3 ndwen dauqndaw. Danghnaeuz bwh miz diuzgen guh soujsuz cix caj daengz 6 ndwen le menh guh, dauqfanj demgya gij yungyiemj lwgnding. Lij miz aen vwndiz ndeu dwg lwgnding iq (daegbied dwg lwgnding ngamq seng) dungx bongz ciengzseiz yinxhwnj gyaeqraem vaihdai, couhcinj dungxsaej mbouj vaihdai, gyaeqraem hix daezgonq vaihdai. Caj lwgnyez majhung le, mbiengj gyaeqraem ndeu cugciemh siusaet. Ndigah, cijaeu vaigoh suijbingz lwgnding gaeuq sang, lij wnggai dizcang caenhliengh vaiqdi guh soujsuz, ndaej youq doekseng le sikhaek guh soujsuz cix engq ndei.

## Sailwed Conghhaex Mbe'gvangq Mbouj Cingqciengz

Conghhaex lwgnding ciengzseiz miz geij aen bongz saekaeuj, cizging daih'iek 0.5 lizmij. Yunghrengz baizhaex couh yienh okdaeuj, mbouj yunghrengz sikhaek siusaet. Yied yunghrengz baiz couh okdaeuj yied lai yied hung, dingz ndeu youq ndaw conghhaex dingz ndeu youq rog conghhaex, mizseiz baenz gien baiz rim 5~6 aen giuz saekaeuj, gig lumj gij gyoenjconh bouxlaux. Neix dwg sailwed lwgnding mbe'gvangq mbouj cingqciengz, daihdaej dwg sailwed cingqciengz (mbouj lumj gyoenjconh dwg megcing fanjlaeuh), ndigah mbouj miz binghyiengh, riengz nienzgeij demlai, sailwed caeuq cujciz seiqhenz bienqvaq, diuz meg gya'gvangq neix daengz nienzgeij hwnjhag gaxgonq daihdaej cungj yawj mbouj raen lo, hoeng mbouj dwg siusaet, gij sailwed gya'gvangq yienzlaiz mbe'gvangq haenx vanzlij miz, dan dwg aenvih lwed cwk noix le cix mbouj yienhda lo.

Miz vunz yousim gij sailwed bongz yienghneix doedok haenx deng mbouj deng dek ok lwed? Cungj gya'gvangq mbouj cingqciengz neix gig ciengz raen, ca mbouj geijlai caengz raen gvaq ok lwed, haex hawqsauj cengq byoengq conghhaex, hix mbouj raen gvaq diuz sailwed neix ok lwed.

## Conghroh —— Conghhaex Foegnong Ngoenzlaeng Deng Lahdawz

Gij conghhaex foeg mbouj miz gij conghhaex gyoebgyonj de dwg sengcingz baenz conghhaex foegnong. Conghhaex cingqciengz, conghhaex foegnong aenvih conghhaex deng lah cix dek naeuh heuhguh conghhaex foegnong ngoenzlaeng lahdawz, itbuen genjdanh heuhguh conghhaex foegnong. Dingzlai dwg seiz lwgnding oksiq, seiqhenz conghhaex foegnong caemhcaiq miz di naeuh, uet caekhaex deih lai dengsieng le cij lahdawz. Aenvih conghhaex miz gij doxgaiq iemqok (raemxnong) noh suk mbe deng lahdawz mbouj yungzheih daj conghhaex lae okdaeuj, yienghneix couh daj giz baksieng gij noh suk mbe doxhwnj banhraih daengz henz conghhaex bae, doeklaeng daj gij naengnoh henz conghhaex conh okdaeuj, cauxbaenz aen conghroh hamj noh suk mbe baihndaw baihrog, gvaqlaeng gij noh suk mbe haepred, gij haex saw ndaw caetconq couh caeuq heiq daj aen conghroh neix baiz okdaeuj. Yiennaeuz haex cujyau daj conghhaex baiz okdaeuj, hoeng cungj miz di caenx haeuj ndaw conghroh, ndigah conghroh mbouj yungzheih ndei. Couhsuenq saekseiz bienq ndei, atlig sang baez mbaet youh yaek laeuh saekdi haex haeuj ndaw conghroh bae cix sawj lahdawz fukfat, nong baiz mbouj ok caiq dingj byoengq aenfoeg yienzlaiz, sawj conghhaex foegnong fukfat. Hix aiq linghvaih daj aen bakmoq ndeu byoengq ok, youh cauxbaenz aen conghroh moq ndeu. Moix aen conghroh cungj gig nanz ndaej ndei caez, ndigah baez dem baez fukfat caemhcaiq conghroh yied daeuj yied lai. Daengz mwh baenz vunzzhung bienqbaenz conghhaex foegnong lai giz doxcap gig nanz yw ndei.

Gij fuengfap ywbingh lwgsai conghhaex foegnong baenz conghroh gij youqgaenj gaenbonj de dwg dawz gij noh suk mbe gatduenh, mbouj caiq hawj haex mbaet haeuj bangxhenz conghhaex cijndaej cieddaej yw ndei, ndei le giet mbangq youh dawz duenh goenq noh suk mbe de giet mbangq sousuk cix lienzciep ndaej ndei caez. Youq giz ndeu gatduenh noh suk mbe, ndei le mbouj yingjyangj gij goengnaengz okhaex saekdi. Yungh dajcim gwn yw、 heh baew gij foegnong cungj dwg gij banhfap camhseiz, nanz cieddaej yw ndei. Gaenh geijcib bi daeuj, guek raeuz ciuq gij fuengfap cunghyih gaijcaenh bienqbaenz gij ywfap "venjsienq" yienhdaih, couhdwg mazmaez dawz diuz sienqsiengbiz ndeu ronz gvaq ndaw rog conghroh, youq mbiengj conghhaex ndeu cug ndaet noh suk mbe, sienqsiengbiz ciemhciemh cug dawz conghroh, dawz noh suk mbe cug goenq, gvaqlaeng gag ndei. Daih'iek 5 faen cung couh ndaej guhbaenz soujsuz, sam haj ngoenz sienqsiengbiz luet doek, moix ngoenz yungh raemxbungzsonh swiq conghhaex, youq ndaw it ngeih aen singhgiz cungj ndei, mbouj miz gij bingh gaenlaeng、 mbouj miz fukfat. Itbuen yw yied caeux yied ndei, geizcaeux hoengzfoeg fatndat wnggai doengzseiz yungh gangswnghsu, geizlaeng naengnoh ndei, hoeng lij miz biuj lumj naed duh iq, wnggai yungh damqcim yoekhai diuzsienqvenj.

Gij yienzaen yinxhwnj conghhaex foegnong baenz conghroh daihdaej cungj dwg lwgnding iq oksiq roxnaeuz gumq nding gvaqlaeng deng lahdawz. Gij sibgvenq uet caekhaex dwg cigsoh yienzaen, daegbied dwg aeu vajnyouh mad caekhaex, vajnyouh co lai, daxmeh youh haengj yungh rengz cat, baexmienx mbouj ndaej uet byoengq nemmueg gwnz nohroxsukroxmbe baihndaw conghhaex. Diemj neix aeu daezsingj gyoengq daxmeh louzsim.

## Lwgmbwk Ngoenzlaeng Conghhaex Conghced Foegnong Baenz Conghroh

Dahlwgnding ngamq seng fatseng ngoenzlaeng conghhaex foegnong baenz conghroh deng lahdawz ciengzseiz daj giz conghced dek naeuh, haex daj bak conghced okdaeuj. Dahlwgnding ngoenzlaeng conghhaex conghced foegnong baenz conghroh, dingzlai dwg lwgnyez ngamq seng song aen singhgiz dauqndaw oksiq, sawqmwh saek ngoenz ndaw conghced baiz ok daihliengh haex saw, conghhaex、 bakconghced hoengzfoeg, conghhaex mbouj caiq baiz haex, haex saw cienzbouh daj conghced baiz ok. Gvaq geij ngoenz le, hoengzfoeg cugciemh siubae, conghhaex hix ndaej baiz di haex, lij miz daihliengh haex daj ndaw conghced conh okdaeuj. Daih'iek ndwen ndeu baedauq, conghhaex baiz haex cingqciengz, baiz ok haex unq baenz yiengh, conghced lij miz di haex daj ndaw conghced conh okdaeuj. Baihrog muegsengsau bak conghced mingzyienj yawjraen miz aen congh luenz ndeu. Henzbien caezcingj, lumjbaenz sengcingz miz ityiengh, gvaqlaeng hix ciengzseiz miz haex roh okdaeuj. Neix couhdwg aen fazcanj gocwngz denjhingz dahlwgnding ngoenzlaeng baenz conghhaex conghced foegnong miz conghroh.

Cauxbaenz cungj conghhaex foegnong miz conghroh neix gizsaed caeuq lwgsai cauxbaenz conghhaex foegnong miz conghroh ityiengh, cij mboujgvaq dwg de daj baihnaj conghhaex dek naeuh, hoeng baihnaj conghhaex caeuq conghced ngamq miz di naengnoh doxgek gig mbang ndeu, daj gizhaenx deng byoengq aen congh ndeu. Aenvih conghced caeuq conghhaex song cungj nemmueg gig gyawj, gig vaiq couh dox maj youq itheij, cauxbaenz aen congh henzbien caezcingj ndeu. Daj seizneix hwnj seiqmienh aen congh neix cungj dwg nemmueg caezcingj, couh mbouj caiq maj ndei lo, hoeng lwgnyez majhung le cix mbouj caiq roh haex. Aenvih ok haex hawq seiz cungj dwg daj conghhaex baiz okdaeuj, cij miz mwh oksiq mizseiz roh saekdi. Aen congh neix ciemhciemh bienq iq, hoeng ciengxlwenx mbouj maj ndei, doiq okhaex, gietvaen, seng lwg cungj mbouj yingjyangj, ndigah mbouj miz bizyau yw.

Hoeng, itbuen gyahcangj cungj mbouj cuengqsim, daegbied dwg geizcaeux, mwh ngamq dek, conghhaex, rog conghced hoengzfoeg naeuhnwd, haex cienzbouh daj conghced okdaeuj, conghhaex dauqfanj mbouj baiz haex, lwgnyez haemzhoj, daejnga'nga, daxmeh dangyienz simgip, maqmuengh canghyw ganjgip nyib ndei. Yienghneix guh mbouj baenz, yied nyib yied yiemzcungh. Seizneix ywbingh cijmiz gaenx swiq conghhaex, ciengxlwenx baujciz conghhaex seuqcingh hawqsauj. Okhaex le couh swiq, yaeng'yaeng dawz raemx mad hawq, doengzseiz gaenxmaenx yw gij bingh oksiq, oksiq dingz le, conghhaex hoengzfoeg naeuhnwd hix cungj ndei lo. Ngoenznaengz mboujdingz dwk yungh raemxbungzsonh swiq conghhaex, yienzhaeuh yungh dienhboqrumz daeuj boq hawq. Hoengzfoeg naeuhnwd cungj sikhaek hoizfuk, haex hix dwg saekseiz roh lo, cijaeu veizciz mbouj oksiq, daihdaej ndaej mbouj roh, genhciz roengzbae doeklaeng couh cienzbouh mbouj laeuh haex dem lo. Hoeng, daxmeh gig nanz ciepsouh cungj gangjfap neix, gig haenq iugouz ywbingh. Doengh boux canghyw miz gingniemh haenx ndaej ancienz bae coih ndei gij conghroh, hoeng mbangj boux canghyw gingniemh mbouj gaeuq, guh saetbaih le couh mbouj cigndaej lo, ndigah aeu siujsim.

## Dahlwgnding Conghced Fungsaek —— Dahrin

Dahlwgnding doekseng le fatyienh bak conghced gig iq, faenhai naengbak conghced yawj mbouj raen bak conghced caeuq muegsengsau, beksingq heuh de guh "dahrin". Neix aiq dwg gij habyaem Vahgun "dahsaed", dwg ceij conghced dwg saedsim. Yihyoz fuengmienh heuhguh conghced fungsaek. Binghleix fuengmienh miz mbangj dwg conghced cienzbouh caengz fatmaj, hix miz mbangj dwg dandan muegsengsau fungsaek. Aenvih itbuen daxmeh doiq gij gezgou baihrog conghced dahlwgnding hix mbouj sug, ndigah gig nanz fatyienh cungj mbouj cingqciengz neix, cigdaengz seizcoz dawzsaeg daeuj le, baenz foeg dungx in cij bae yihyen duenqbingh. Gizneix miz bizyau gangjgangj gij gezgou baihrog conghced lwgnding.

Gij naengbak conghced hung dahlwgnding haemq na hoeng naengbak conghced iq gig mbang, cij dwg di bien gaeb ndeu, mbouj lumj dahsau vunzhung. Faenhai naengbak conghced hung dahlwgnding couh ndaej raen baihndaw cienzbouh dwg gij nemmueg gezgou saekhoengz. Cigsoh yawjraen lwgdej youq gak gwnz song mbiengj naengbak conghced iq giz doxlienz baihlaj lumj naed duhhoengz ndeu nei, caiq baihlaj dwg cenzdingz nemmueg, baihlaj dwg aen congh iq henzbien mbouj gveihcwz ndeu couhdwg muegsengsau caeuq conghced. Baihgwnz conghced miz congh gig iq ndeu couhdwg sainyouh, mbouj haeujsim ciengz yawj mbouj raen. Danghnaeuz dwg conghced fungsaek daengx aen cungqdingz couhdwg bingzrwd, yawj mbouj raen congh muegsengsau henzbien mbouj gveihcwz haenx. Couhlienz baksainyouh hix yawj mbouj raen, aenvih baksainyouh gig iq, mbouj ok nyouh seiz couh haep hwnjdaeuj. Danghnaeuz louzsim gvaq gij baihrog conghced dahlwgnding, couh gig yungzheih yawj ok conghced fungsaek.

Conghced fungsaek hix miz mbouj doengz cingzdoh. Miz mbangj cij dwg muegsengsau fungsaek, loq heh ok congh iq ndeu couh cingqciengz. Hix miz giz baihlaj conghced fungsaek, henzgyawj rongzva lij dwg cingqciengz. Cungj cingzgvang neix soujsuz coihbouj le couh ndaej cingqciengz. Gij caiq yiemzcungh de dwg conghced cienzbouh mbouj miz, couhlienz rongzva doxhwnj hix mbouj cingqciengz, daengzcog dingzlai mbouj senglwg. Cijaeu rongzgyaeq cingqciengz, "dahrin" ngoenzlaeng singq iugouz caeuq singq fatmaj cungj cingqciengz, wnggai vih de guh soujsuz, guh aen conghced gyaj ndeu ndaej gietvaen.

Lij miz cungj bingh ndeu heuhguh cenzdingz dasen foeggawh. Neix dwg ndaw naengbak conghced iq miz cungj sendij iemqok raemxniu ndeu, aenvih sengcingz dimzsaek, raemxniu iemq mbouj ok, mbaet youq ndaw sen'gvaenj cienq baenz aen daehraemxniu gig hung ndeu, cienzbouh dimzsaek conghced, lumjbaenz caengz bozmoz ronghcingx ndeu fungred conghced nei, hoeng mbouj yingjyangj baiz nyouh, neix caeuq conghced bienqyiengh mbouj miz saekdi gvanhaeh.

## Naengbak Conghced Iq Doxnem —— Dahrin Gyaj

Dahlwgnding doekseng le swiq ndaej mbouj ndei, sawj song gep naengbak conghced iq doxnem, seizgan nanz le, couh dox maj youq itheij baenz gaiq naengnoh bingzmienh ndeu, yawj hwnjdaeuj lumjnaeuz mbouj miz conghced, dan youq laj lwgdej miz congh iq baiz nyouh yawj mbouj raen haenx. Miz vunz cosim mbouj rox, hix dawz de yawj baenz "dahrin". Gizsaed gij naengbak conghced iq doxnem youq baihndaw cienzbouh cingqciengz, ndigah dwg "dahrin gyaj".

Yw naengbak conghced iq doxnem (hix heuhguh naengbak conghced iq ndei) gig genjdanh, sijsaeq yawj, sojgangj diuz sienq cungqgyang baenz benq naengbingz cenzdingz miz diuz sienq ndumjyouq ndeu, laj lwgdej miz congh iq ndeu, aeu diuz yaekheuj ndeu, caemj di youz, menhmenh daj laj lwgdej bued mbat ndeu, yied bued congh yied hung, riengz diuz sienq cungqgyang coh baihlaeng bued, gig vaiq bued deuz, ndawde gijmaz cungj cingqciengz, song gep naengbak conghced iq hix mbouj ok lwed. Baezlaeng moix ngoenz swiq seuq couh mbouj doxnem dem lo.

## Lwgnding Aekgaeq Caeuq Aekaenlaeuh

Lwgnding aekgaeq caeuq aekaenlaeuh hix lai dwg sengcingz mbouj cingqciengz, hix miz siujsoq lwgnding dwg saidiemheiq miz bingh ciengzseiz diemheiq gunnanz cauhbaenz. Hix lai caeuq binghndokunq mizgven, youq gwnz giekdaej binghndokunq mbouj cingqciengz gyanaek le maenhdingh roengzdaeuj cix cauxbaenz aen aek bienqyiengh mingzyienj engqlij youqgaenj.

Aekgaeq dwg ceij ndokaek doedok song mbiengj bangxaek mboeploemq lumjnaeuz dwg ndokdingjaek duzgaeq nei. Aekaenlaeuh dwg ndokaek mboep haeujbae baenz congh gumz laeg ndeu, daengx aen aek dwg baihlaeng baihnaj benj. Gij bienqyiengh mbaeu de mbouj yingjyangj gwndaenj caeuq ndangcangq, cij mboujgvaq mbouj ndeiyawj; gij youqgaenj de yingjyangj diemheiq simdaeuz, doiq lauzdung naenglig、naihlig、feihozlieng cungj miz yingjyangj, engqdaengz mbouj ndaej camgya guh hong naek. Gaengawq baihrog mingzyienj cingzdoh, gij mbouj cingqciengz mingzyienj de couh wnggai bae cazcaz, ciuq cingzgvang daeuj gaijcingq. Seiz lwgnding haeujsim yawhfuengz binghndokunq, majhung le camgya gij hozdung yienghsik dijcauh caeuq gij hozdung gya'gvangq aek cungj gag ndei, mbouj yungh daegbied ywbingh.

Lwgnding aekgaeq aekaenlaeuh, cungj ndaej aeu gyaq (swjdap gang) gaijcingq. Gij yenzcwz de dwg daenj swjdap ganggyaq (roxnaeuz swjdap suliu ndongj), bangxnaj dangq aekgaeq miz gaiq demh'at habcik, naed lozsei ndeu dingj dwk, moix ngoenz baenq baez ndeu, riengz dwk lwgnyez majhung cugciemh dawz aekgaeq at bingz. Aekaenlaeuh cix doxfanj, diuz gangsei ndeu vang ronz gvaq ndokaek giz ceiq daemq, yungh lozsei venj youq gwnz bangxnaj swjdap, moix ngoenz naenx baez ndeu, riengz sengmaj menhmenh dawz giz gumzloemq diuq bingz bae, itbuen ceiq noix diuq ndwen ndeu doxhwnj, baexmienx fukfat. Danghnaeuz fukfat lij aeu caiq diuq. Lwgnyez mbouj yungh youq yihyen, daenj buh ok rog hozdung cungj ciuq bingzciengz daenj raek, cij dwg aeu siujsim hohleix, mbouj ndaej caenxat.

Lwgnyez hung bienqyiengh youqgaenj cix ciengzseiz aeu guh soujsuz gaijndei, ndaej yw ndei. Ceiq ndei gaej caj sim bwt dengsieng caiq naemj soujsuz, mboujnex yaugoj couh yaek deng gaeugemj lo.

## Lwgnding Ndoksaen Doed Dauqlaeng（Hwetgoz）Caeuq Ndoksaen Goz（Hwet Lumj Duzngwz Raemx）

Ndoksaen doed dauqlaeng caeuq ndoksaen goz cungj dwg gij bingh lwgnyez hung. Gizsaed lwgnding iq seiz senq couh miz bienqyiengh, hoeng daj baihrog yawj mbouj okdaeuj, saekseiz ingj $X$ gvanghben ndaej fatyienh ndoksaen miz buenq ndoklaeng roxnaeuz gizyawz bienqyiengh. Hoeng ingj $X$ gvanghben dingzlai dwg vihliux feiyenz cix ciuq bwt, mbouj dwg vihliux yawj ndoksaen, canghyw hix mbouj haeujsim yawj ndoksaen, caiq gya ndok lwgnding maj mbouj caezcienz, gij saeh'iq ndoksaen ciengzseiz ciuq mbouj cingcuj, ndigah seiz lwgnyez gig nanz fatyienh miz bienqyiengh. Doxfanj, seiz lwgnding iq fatyienh hwetgungj hwetgoz youh ciengzseiz mbouj miz ndoksaen bienqyiengh, cix dwg goengnaengzsingq diegvih mbouj cingq, haeujsim seiz ndaej baijcingq. Dangyienz hix miz sinzgingh bienqyiengh caeuq ukgyad hix ndaej biujyienh benz ndoksaen bienqyiengh. Fanjcingq gaijcingq ndoksaen bienqyiengh dingzlai dwg gij saeh nienzgeij lwgnding gvaqlaeng.

Seiz lwgnding fatyienh ndoksaen mbouj cingqciengz, mboujguenj dwg mbouj dwg miz ndok binghbienq, ndaej louzsim gaijcingq yienghsiengq, ninz seiz haeujsim baij cingq gij yienghsiengq lwgnyez, bingzseiz umj hix haeujsim ndangdaej, danghnaeuz bienqyiengh gig mingzyienj, yied daeuj yied naek, couh aeu cingj canghyw ciuq diuz ndoksaen $X$ gvanghben. Danghnaeuz ndaw gvanghben bwt ngeiz miz ndoksaen bienqyiengh, vanzlij wngdang caiq ciuq ndoksaen $X$ gvanghben, hawj canghyw yawj dwg mbouj dwg wngdang ywbingh. Seiz lwgnding ndaej yungh dienh gikcoi caeuq dingxgyaq gaijcingq roxnaeuz yawhfuengz gyanaek, gij vunz guh soujsuz de gig noix. Hoeng gij soujsuz lwgnding yiemzcungh haenx miz gij seiqdaeuz yied daeuj yied caeux.

## Sengcingz Ndokgoekga Duetvih

Miz di lwgnding gvanhcez ndokgoekga（ndokgyaeuj）miz di feuz, lwgnyez ndwn hwnjdaeuj gij gyaeuj ndok gagoek（ndokgoekga）youq ndawde baij mbouj onj, gig yungzheih gyod okdaeuj, couh heuhguh ndokgoekga duetvih, hix heuhguh gyaeujndok duetvih. Ndokgoekga okdaeuj le aenvih nohhwet nohbuenz dox bengrag, ndokgoekga couh deng rag daengz baihrog gwnz gyaeujndok. Seizneix lwgnyez hainduj hag byaij loh, yienghneix baez ngauz baez bi lumj duzbit nei, heuhguh yiengh yamq duzbit. Aenvih lwgnyez hainduj byaij loh seiz cungj gig mbouj onj, yiengh yamq duzbit gig nanz deng vunzranz yawj okdaeuj, laihnaeuz lwgnyez hag byaij lohyamqdin mbaeu menh, yienghneix couh ngaiznguh ywbingh lo. Seizgan nanz le ndokgoekga youq baihrog deng ndangnoh apbik bienqyiengh, gyaeujndok ciengzgeiz mbouj miz ndokgoekga, couh maj doh le haenzcik cujciz, caiq siengj soengq ndokgoekga dauq daengz gyaeujndok cix gig gunnanz, caiq gangj gij ndangnoh seiqhenz (daegbied dwg gij nohsoundaw) hix sukdinj lo, soengq hix soengq mbouj dauq. Lwgnyez yied hung yied mbouj ndaej soengq dauq, byaij loh gig yakyawj, caj baenz vunzzhung le hwet hix goz lo, caemhcaiq ciengzseiz hwet in, mbouj ndaej rap naek, baenz le ciuhvunz ndangcanz. Ndokgoekga duetvih danghnaeuz mbiengj ndeu duet ok mbiengj ndeu cingqciengz, song ga raez mbouj ityiengh, baez yawj couh rox mbiengj ndokgoekga ndeu miz mauzbingh; song mbiengj doengzseiz duet okdaeuj, song mbiengj cix yawj mbouj ok cabied, engq nanz fatyienh miz mauzbingh, engq yungzheih deng ngaiznguh cix ndangcanz. Gyahcangj wnggai hag rox genjcaz gij gvanhcez ndokgoekga lwgnding ngamq seng, danghnaeuz caeux rox, gaiq vajnyouh ndeu couh ndaej yw ndei.

Canghyw miz cungj fuengfap genjcaz ndeu, couhdwg mwh lwgnding ninzndaek le, dawz lwgnyez ninzdaengjhai faenhai song diuz ga baij baenz yiengh duzgoep (song gyaeujhoq van baenz 90°, song diuz gagoek ut doxhwnj baenz 90°), yienzhaeuh yaeng'yaeng naenxat song gyaeujhoq dawz song diuz gagoek cuengq bingz, song gyaeujhoq depgaenh mienh mbonq. Gij gvanhcez ndokgoekga cingqciengz haenx gig yungzheih naenx bingz cix mbouj hawj lwgnyez doeksaet deng in singj, danghnaeuz mbouj ndaej naenx bingz, roxnaeuz youq mwh ciepgaenh cuengq bingz roxnyinh miz cungj sing ndeu, lumjnaeuz hoh ndokgoekga miz doxbungq nei, daihgaiq cungj dwg miz ndokgoekga duetvih. Daxmeh guh cungj genjcaz neix ndei gvaq canghyw, aenvih de ndaej fanfoek bae guh geij baez doxbeij, ndaej caj lwgnyez ninz ndaej gig onj seiz caiq guh, fanfoek lai baez cungj mbouj ndaej cuengq bingz roxnaeuz miz sing'yaem, cix cienzbouh ndaej duenqbingh dwg ndokgoekga duetvih, dangyienz ceiq ndei lij dwg bae yihyen ciuq $X$ gvanghben, baez ciuq couh rox. Danghnaeuz lwgnyez iq lai okbae mbouj ancienz, hix ndaej sien ciuq duetvih bae cawqleix, caj lwgnyez it ngeih ndwen le dienheiq ndei di caiq bae yihyen.

Ywbingh lwgnyez ngamq seng ndokgoekga duetvih gij fuengfap ceiq genjdanh de couhdwg dawz vajnyouh daeb ndaej gvangq di, demh youq song diuz ga ndawde, dawz song diuz gagoek iet bingz baenz $90°$ gutgungq, hix couhdwg baij baenz yiengh duzgoep. Yienghneix couh ndaej sawj ndokgoekga doiqcinj gyaeujndok. Riengz lwgnding sengmaj, ndokgoekga ciemhciemh dingj dwk gyaeujndok, yied dingj yied laeg, gvaqlaeng couh dingj onj lo. Saujsu minzcuz miz vunz aemq lwgnding guhhong, song diuz ga baenz yiengh duzgoep, duk dwk caekhaex, aemq youq baihlaeng, hix dwg gij fuengfap ywbingh gig ndei. Daengz buenq bi seiz sien mbouj gip ndwn, bi ndeu seiz byaij loh couh mbouj caiq duet okdaeuj. Danghnaeuz genjcaz cungj dwg mbouj onj cix ndaej raek gaiqgyaq roxnaeuz dwk gij siggau lumj yiengh duzgoep, neix dangyienz aeu youz canghyw bae guh lo. Cijaeu mwh lwgnding ngamq seng nyinhcaen genhciz yungh vajnyouh duk lumj yiengh duzgoep sam seiq ndwen, itbuen dingzlai ndaej yw ndei. 6 ndwen mbouj onj cix wngdang ra canghyw guh aen gyaq niujcingq roxnaeuz yungh siggau dinghmaenh. Hoeng hix miz siujsoq ndokgoekga mbouj dauqma, baenzlawz hix mbouj onj, cijndei guh soujsuz lo.

Mboujlwnh baenzlawz yiengh, ndokgoekga duetvih itdingh aeu youq seiziq ceiq ndei byaij loh gaxgonq yw ndei, coglaeng couh mbouj miz bingh gvaqlaeng louz roengzdaeuj. Danghnaeuz boihseiz fatyienh nguh lai, couh seizseiz fatyienh seizseiz cungj wnggai guh soujsuz. Cijaeu dwg seiz lwgnyez yw ndei, itbuen cungj mbouj miz bingh gvaqlaeng, ndigah mbouj ndaej vut mbouj yw, ceng'aeu caenhliengh caeux ywbingh. Dangyienz yied hung yied mbouj ndei yw, yied yungzheih miz mauzbingh gvaqlaeng.

## Lwgnding Ga Yiengh $X$ Caeuq Ga Yiengh $O$

Ga yiengh $O$ bingzciengz heuhguh ga'gvaengz, ga yiengh $X$ heuhguh ga coh rog, lwgnding hainduj hag byaij loh seiz couh ndaej fatyienh. Seizneix cingqngamj hix dwg mwh binghndokunq fatseng lai, ciengzseiz nyinhnaeuz neix dwg lwgnding giepnoix gai cauhbaenz. Saedsaeh, dwg youq gwnz giekdaej yienzlaiz miz binghndokunq noix gai gyanaek binghcingz caemhcaiq dinghhingz, mbouj bae yw ndaej baenz ciuhvunz mbouj cingqciengz, majhung le mboujdanh yakyawj caemhcaiq ciengz gyonjgyoeb gvanhcez fatyienz caeuq gungj hwet in caiqlij yingjyangj gwndaenj guhhong dem.

Ga yiengh $O$ caeuq ga yiengh $X$ cungj aiq dwg sengcingz cauxbaenz, cungj dwg doengzseiz sengcingz miz binghndok, mbawsiengq $X$ gvangh ndaej raen goetndok bienqvaq, engqlij ndokgahengh miz mauzbingh, gij ndokgahengh bizna, hix aiq dwg binghndok sengcingz moizdoeg cauxbaenz daengj. Lwgndawdungx mbouj cingqciengz ndokgahengh van coh ndaw ciengz raen haenx, seiz lwgnding hix lumj sengcingz diuzga yiengh $O$, hoeng ciuq $X$ gvangh caeuq lumh mienh ndok ndokgahengh cawzliux yiengq baihndaw gutgoz daihdaej cienzbouh cingqciengz, dangyienz couhcinj dwg youq ndawdungx bienqyiengh, danghnaeuz gyoebgyonj binghndokunq noix gai, sawj gahengh deng at gvaqbouh, byaij loh daiq caeux、 daiq lai, hix aiq dawz ndok at vaih baenz ga yiengh $O$ caen, mbouj ndaej gag ndei. Ga yiengh $X$ hix aiq dwg seng daeuj couh baenz, engqlij ndaej youq gwnz giekdaej ndawdungx bienqyiengh gyoebgyonj binghndokunq cix fazcanj. Ndawdungx ndokgahengh van coh ndaw bonjlaiz wnggai dwg ga yiengh $O$, hoeng vihliux byaij loh song din itdingh aeu doxfaen, cijndei sawj gvanhcez gyaeujhoq fan coh rog, doeklaeng gaxgonq dwg ndokgahengh van coh ndaw ga yiengh $O$, byaij loh le song gyaeujhoq fan coh rog baenz ga yiengh $X$, song faj din coh ndaw baenz din daeuqgaeq caiq dawz gij cungsim aenndang ra dauq, couh baenz 3 diuz van. Youq gwnz giekdaej binghndokunq 3 diuz van cungj ndaej gyanaek cix maenhdingh roengzdaeuj, bienqbaenz caensingq bienqyiengh cix mbouj ndaej gag ndei. Vihneix mboujguenj dwg miz mbouj miz bienqyiengh, dwg mbouj dwg ndawdungx bienqyiengh ndaej gag ndei, cungj itdingh aeu yawhfuengz binghndokunq, daegbied dwg bi ndeu song bi ndawde engq youqgaenj. Danghnaeuz fatyienh lwgnyez byaij loh nguh lai, roxnaeuz yienh'ok bienqyiengh mingzyienj, cix wnggai cingj canghyw cazbingh. Danghnaeuz fatyienh caensingq bienqyiengh roxnaeuz dwg fatyienh hozdungsing binghndokunq, mboujguenj yiengh bienqyiengh lawz cungj wnggai gaenxmaenx bae yw. Fuengfap baudaengz noix ndwn、 noix byaij loh, caiq gaenxmaenx di couhdwg gyanghaemh yungh "hwnz gab benj". Yungh gep benjfaex beij ga raez, beij ga loq gvangq di, gab youq song diuz ga ndawde, youq gagoek, dabaeu, gyaeujhoq 3 giz cug hwnjdaeuj, youq cungqgyang gahengh caiq cug baez ndeu, cug ndaet. Moix ngoenz cug ndaet, seizseiz dajhai nunaenx le caiq cugndaet, genhciz buenq bi, itbuen bienqyiengh cungj ndaej gaijcingq, binghndokunq bingzciengz seizneix hix wnggai ndei. Haidaeuz yungh gabbenj seiz, lwgnyez mbouj sibgvenq cix mbouj ndaej ninzndaek. Ndaej sien hawj gwn ywninzonj, ninzndaek le menh cug. Buenqgyang seiz cekhai ruengh nyouh, lox ninz le caiq cug. Aen singhgiz ndeu gvaqlaeng ndaej sibgvenq, yaek caj lwgnyez ninzndaek le caiq cug, singj le couh cek, baexmienx lwgnyez fanjdui, cauxbaenz simleix atlig. Vihliux cek cug yungzheih, ndaej yungh suliu diuzsienq ding youq gwnz dieg benj dinghmaenh, seizseiz baez rag couh hai, baez doiq hwnj couh nem maenh.

Binghndokunq yiemzcungh caeuq bienqyiengh yiemzcungh cix aeu youq yihyen ywbingh, hoeng dingzlai mbouj yungh youq seiz lwgnding guh soujsuz, gaej simgip lai.

## Sengcingz Din Mbouj Cingqciengz —— Din Daezmax Fan Coh Ndaw

Lwgnding doekseng le raen song faj din fan coh ndaw, mienh din duenghroengz, byaidin coh ndaw doxdoiq, cungj bienqyiengh neix cungj gyonj naeuz sengcingz din mbouj cingqciengz. Cungj bienqyiengh neix saedsaeh ndaej faen baenz 3 cungj:

(1) Sengcingz din sukreuq bienqyiengh, ceij cungj din fan coh ndaw duenghroengz neix cienzbouh mbouj ndaej niuj dauq dieggaeuq, swhgeij mbouj ndaej cienq gvaqdaeuj, yungh fwngz buen hix buen mbouj ndaej, hoeng lwgdin lij ndaej doengh, dabaeu caemh miz ndaw gvaengxlaengx iq guh hozdung, gak fuengyiengq cungj loq miz di hozdung. Cungj bienqyiengh neix hix heuhguh din caensingq mbouj cingqciengz, itdingh aeu caeux yw. Seiziq ndaej sien yungh gyaqdin roxnaeuz siggau niujcingq, hix miz vunz cawjcieng geizcaeux guh soujsuz.

(2) Sengcingz sinzginghsing din bienqyiengh, ceij cungj fan coh ndaw

duenghroengz dwg aenvih sinzgingh mazmwnh, sawj gij sinzgingh din fan coh ndaw, yiengq baihlaeng goz haenx mazmwnh mbouj ndaej doengh, cij ndaej youz gij sinzgingh sawj din fan coh ndaw, yiengq baihlaj iet (gut) haenx ceiboiq, haenqrengz bengrag cix baenz bienqyiengh. Cungj din neix mbouj rox gag fan dauq gwnz, hoeng yungh fwngz ndaej baij daengz giz dieg cingqciengz, cungj din bienqyiengh neix seiziq aeu ciengz nunaenx hozdung sawj de bingzyaenz fatmaj, gvanhcez lingzvued, caj lwgnyez hung le caiq guh soujsuz. Soujsuz ceiq ndei youq byaij loh gvaqlaeng mbouj nanz, gaengawq gij yienghceij byaij loh guh gij soujsuz noix mbouj ndaej haenx.

（3）Duetvih din bienqyiengh, swhgeij gak aen fuengyiengq hozdung cingqciengz, cij dwg bingzciengz maij baij baenz gij yienghceij din bienqyiengh. Cungj bienqyiengh neix itdingh aeu seizgan nanz bae maedcaed cazyawj, cijndaej doekdingh gij fanveiz swhgeij ndaej hozdung dwg mbouj dwg cingqciengz, cungj bienqyiengh neix mbouj yungh guh soujsuz, hix mbouj yungh siggau, cij aeu moix ngoenz seizseiz nunaenx buendoengh, bangcoh lwgnyez hozdung, itbuen geij ndwen dauqndaw ndaej hoizfuk cingqciengz, mbouj yingjyangj hag byaij loh.

Gyonj daeuj gangj, din bienqyiengh mbouj dwg binghgip, gij rengzdingjbingh lwgnding ngamq seng haemq daemq, mbouj yungh gip bae yihyen. Wnggai ngoenznaengz yaeng'yaeng nunaenx, nu, buen, gak aen fuengyiengq hozdung, mboujguenj dwg cungj din bienqyiengh lawz, hix mboujguenj ndaej mbouj ndaej buendoengh, fanjcingq hozdung cungj dwg mizik. Buen mbouj doengh mbouj ndaej cengqgengz, ciengeiz gaej ra vunz nyengh buen, ceiqndei youz canghyw conhgoh bae guh.

## Baenzlawz Nyinh'ok Lwgnding Dengsieng Naekmbaeu

Lwgnding haengj doengh, gig geizheih, ndangdaej hungmaj mbouj miz gij diuzgienh gag baujhoh, ndigah gig yungzheih laemx dengsieng. Hoeng, lwgnding ndangdaej iq, lauz na, dengsieng dingzlai hix gig mbaeu. Lwgnding moix ngoenz cungj aiq deng laemx deng bungq, dingzlai mbouj yungh ngoenzngoenz bae yihyen. Hoeng, mbangj di cingzgvang hix mbouj ndaej mbouj fuengz.

Baenzlawz nyinh'ok siengcingz? Daj gij gokdoh gyadingz cawqleix bae faenbied, gij dengsieng haenx faen baenz song daih loih, couhdwg siengrog caeuq siengndaw. Gij sieng daj baihrog yawj ndaej raen haenx heuhguh "siengrog", lumj cax iq heh lwgfwngz byoengq, laemx bungq dengsieng miz congh iq ok lwed doengh gijneix dwg "byoengq sieng"; naeng gyaeuj daemj aen foeg ndeu, hoeng mbouj ok lwed, gvi "mbouj byoengqsieng". Gij sieng baihrog yawj mbouj raen haenx heuhguh "siengndaw". Itbuen ceij gij sieng 3 giz: "Gyaeuj sieng" couhdwg ndokgyaeuj bungq dek ndaw gyaeuj ok lwed, "daepdungx sieng" dingzlai dwg daep mamx saej dungx ndaw dungx dek ok lwed (siujsoq hix aiq fatseng aek ok lwed), "hohndok sieng" cujyau dwg ndok raek. Itbuen gangj siengndaw cungj dwg gij vwndiz yiemzcungh, hoeng hix miz gij binghyiengh siengndaw gig mbaeu mbouj yienhda, mbouj nyinh mbouj rox in geij ngoenz cix gag ndei. Hoeng cungj dingjlingz neix gig yungyiemj. Nyinh'ok siengrog cijaeu mwngz sijsaeq yawj moix giz, sijsaeq lumh moix giz, fatyienh giz in cungj mbouj laeuh. Siengndaw doiq gyaranz daeuj gangj cix aeu miz itdingh cihsiz.

　　Baenzlawz fatyienh siengndaw? Daih'it aeu liujgaij dengsieng seiz gij cingzgvang cauxbaenz sieng. Lwgnding gaem cax geuz doxgaiq raeh, heh fwngz byoengq lo, neix gig cingcuj, cij dwg lwgfwngz byoengq sieng. Cungj dengsieng neix "cauxbaenz sieng dan'it". Lwgnyez laemx bungq deng bwnda aen baksieng iq ndeu ok lwed, hoeng daengx ndang laemx roengzbae, gyaeuj bungq gwnznamh, couh aiq doengzseiz lij miz siengndaw, cungj sieng neix heuhguh "cauxbaenz sieng fukcab". Fanzdwg lai giz aiq deng daemj deng at deng daenh cungj dwg dengsieng fukcab. Dengsieng dan'it dingzlai dwg siengrog, couhcinj cauhbaenz siengndaw bietdingh yungzheih siengj daengz. Lumjbaenz faexgyaengh moeb youq gwnz hwet, dangyienz yaek siengj daengz aenmak aiq byoengqdek, swhyienz louzsim nyouh miz lwed cix bae yihyen. Dengsieng fukcab ciengzseiz mbouj rox gizlawz siengndaw, couh aeu hag di fuengfap genjcaz. Danhfanz miz cauxbaenz sieng fukcab cungj wnggai daj gyaeuj daengz din gak giz cungj lumh baez ndeu, haeujsim miz mbouj miz giz in, miz mbouj miz bienqyiengh. Lwgfwngz aeu cap roengz ndaw buh bae; din fwngz dengsieng gak hohfwngz、moix lwgdin cungj wnggai ragrag; sojmiz doengh gij gvanhcez ndaej doengh haenx cungj aeu doenghdoengh, yawjyawj dwg mbouj dwg cingqciengz. Sojmiz indot、sojmiz mbouj cingqciengz, cungj wnggai engqgya haeujsim genjcaz. Ndaw gyaeuj siengndaw lai fanjyingj youq lwgda hozdung. Lwgda cingsaenz, hozdung cinglingz, daihgaiq mbouj miz vwndiz. Gik byaengq da, lau rongh, cehda baenqdoengh mbouj lingzvued couh aeu louzsim ndaw gyaeuj miz vwndiz. Rwz ndaeng ok lwed engq aeu haeujsim ndokgyaeuj raek. Aek dungx lau lumh lau naenx, ndwn cix daejnga'nga, engqdaengz haenqrengz ae'ngab cungj mbouj gamj, couh yaek naemj daengz daepdungx dengsieng. Genga giz lawz miz saenqdoengh in, caemhcaiq yiengq itdingh diegvih cienzdaz, couh yaek naemj daengz giz neix miz ndok gvanhcez dengsieng. Lumjbaenz, loq bungq giz ga sieng couh hemq gagoek in, roq baihlaeng hix hemq gagoek in, daihgaiq dwg gagoek ndok raek. Ndok raek itbuen mbouj yungzheih yawjlawq, hoeng boux lwgnding "cinghcih ndok raek" (couhdwg mbouj vanzcienz ndok raek) daegbied dwg gij ndokgahengh caeuq ndoksonj gwnz mbaq nem ndokiq din raek cix ciengzseiz deng loeknyinh. Sijsaeq lumhlumh gahengh caeuq lwgdin, haengjdingh mbouj deng laeuh.

Baenzlawz faenbied naekmbaeu? Siengndaw siengrog cungj miz mbaeu miz naek, daj gyahdingz cawqleix gokdoh ndaej dawz dengsieng naek mbaeu faen baenz 3 daengj: It daengj dwg "cingzgvang gaenjgip", mbouj gangj diuzgen sikhaek soengq bae yihyen; ngeih daengj dwg "itbuen sieng naek", aeu soengq bae yihyen ywbingh hoeng cix cinjhawj genjaeu diuzgienh; sam daengj dwg "siengmbaeu", ndaej naemj daengz gyadingz cawqleix, ceiqnoix dwg mbouj yungh youq yihyen. Dengsieng naek mbaeu, itbuen daj 2 fuengmienh cazyawj gij biujyienh lwgnyez: It dwg daengx ndang cingsaenz yienghsiengq, ngeih dwg mbangj giz dengsieng biujyienh. It daengj yungyiemj biujyienh baenz saeknaj hausak roxnaeuz heuaeuj, cingsaenz naiqnuek mbouj nyienh byaengq da roxnaeuz maezmwnh hwnjgeuq, diemheiq gunnanz, megdiuq nyieg mbouj miz rengz cungj dwg aen saenqhauh gip aeu soengq bae yihyen; roxnaeuz dwg baksieng ok lwed mbouj dingz, giz sieng foeggawh gyanaek riengjvaiq, mbangj giz gi'gvanh (lumjbaenz genga) saetbae goengnaengz, mbouj ndaej hozdung; indot gya haenq daengj hix dwg gij diuzgen gaenjaeu soengq bae yihyen. Ngeih daengj siengnaek baudaengz sojmiz cingzgvang sieng le yingjyangj cingsaenz siengj gwn roxnaeuz mbangj giz dengsieng mauhgvaq aen gvaengxlaengx fajfwngz lwgnyez swhgeij, lumjbaenz baksieng haemq hung roxnaeuz aen fanveiz hung foeggawh. Boux lwgnyez siengrog mbouj naek haenx mizseiz camhseiz yawj mbouj ok yienhsiengq youqgaenj, cix aeu seizseiz louzsim siengcingz bienqvaq, daegbied dwg daengx ndang fanjwngq bienqvaq. Itbuen dwg dengsieng gvaqlaeng 2 diemj cung louzsim haexnyouh dwg mbouj dwg cingqciengz, mwhneix cingsaenz dwg mbouj dwg bienq ndei roxnaeuz bienq rwix, danghnaeuz mbouj bienq rwix, cix aeu louzsim 6 diemj cung gvaqlaeng gij cingzgvang gwnndoet caeuq cingsaenz hoizfuk. Itbuen lwgnyez siengmbaeu wngdang guh gij hozdung hoizfuk gwnndoet cingqciengz caeuq gwndaenj cingqciengz. Danghnaeuz mbouj cingqciengz, couh wnggai soengq bae yihyen genjcaz. Sam daengj siengmbaeu dwg ceij mbouj miz saekdi cingsaenz gwnndoet yingjyangj, mbangj giz in hix dwg mbouj yingjyangj cingsaenz. Hoeng baksieng haeujlaeg daengz laj naeng bae caemhcaiq hung gvaq 1 lizmij, Itbuen gyadingz ciengzseiz cawqleix mbouj ndei, lij dwg wnggai bae yihyen cawqleix cij ndei.

## Lwgnding Ndokgen Buenq Duetvih —— Gencueg Duetgengx

Daxmeh bang lwgnyez song sam bi daenj buh, daj bakgenbuh rag fwngz iq lwgnyez okdaeuj, lwgnyez daejnga'nga, gvaqlaeng diuz gen neix caiq mbouj gamj doengh. Neix dwg ndokgen gyaeuj iq hoh gencueg daj gvanhcez gengx ndawde gyod okdaeuj hoeng hix mbouj gyae, ndigah heuhguh ndokgen buenq duetvih. Lwgmbwk fatseng haemq lai, dingzlai dwg song sam bi, daegbied dwg byaij loh mbouj onj, vunzlaux rag faj fwngz ndeu sawqmwh laemx, vunzlaux baez rag, couh duetvih lo. Danghnaeuz mbouj guenj de gvaq geij ngoenz mbouj rox seizlawz youh mbouj siujsim bungq baez ndeu, swhgeij couh ma daengz dieggaeuq lo. Hoeng duetvih seizgan nanz, mbangj giz lai noix hix miz di sieng foegraemx, caiq yietnaiq it ngeih ngoenz couh ciemhciemh gag ndei. Danghnaeuz rox cungj bingh neix, ut diuz gen duenhnaj lwgnyez baenz 90°, mehfwngz swix bouxlaux naenx dwk gizgumz gencueg, fwngz gvaz yaeng'yaeng niuj dawz fwngz lwgnyez, itbuen yiengq baihndaw baenq (baenq coh baihnaj), laj mehfwngz baihswix roxnyinh sing saenqdoengh ndeu, couhdwg gaenq fukvih lo. Cungj gisuz neix mbouj in saekdi. Fukvih le sikhaek hawj lwgnyez gaiq dangz ndeu, heuh de yungh faj

fwngz dengsieng haenx gaem, de sikhaek ndaej ciep gvaqdaeuj, hozdung
cienzbouh swnhleih. Boux miz gingniemh haenx gaenbonj mbouj yungh
genjcaz, hix mbouj duet buh, lox dwk lwgnyez, laeglemx mbat baenq couh
ndei lo, caen dwg canghyw saenzgeiz fwngz baez gaem couh ndei.
Danghnaeuz baenq coh ndaw mbouj yiengj, gaej caiq lai baenq, sikhaek gaij
coh rog baenq, ciengzseiz roxnyinh miz sing, danghnaeuz song mbiengj
cungj ndaej baenq daengz gyaeuj cix mbouj miz gazngaih, couhcinj mbouj
yiengj, hix fukvih lo, couh ndaej aeu dangz hawj de sawqsawq. Danghnaeuz
lij mbouj haengj ciep cix aeu saidiuq dawz gen duenh baihnaj 90° venj youq
gwnz hoz ngoenz ndeu le swhyienz couh ndei lo, neix dingzlai dwg gij
gvanhaeh seizgan daiq nanz gaenq miz di foeg.

Cungj buenq duetvih neix, genjcaz caeuq ingj $X$ gvanghben cungj yawj
mbouj ok mauzbingh, dauqfanj demgya buendoengh sonjsieng, ngaiznguh
seizgan. Hoeng itdingh aeu giengzdiuh gencueg buenq duetvih mbouj dwg
aenvih cej mbouj dwg laemx hix mbouj dwg bungq deng. Danghnaeuz dwg
laemx roengzbae, bietdingh aeu genjcaz duenh gencueg baihgwnz miz mbouj
miz naenx in, ndokgvaengzgiengz miz mbouj miz naenx in,
ndokgvaengzgiengz raek caeuq ndokgoekgen raek gig ciengz raen, ciengeiz
gaej dangbaenz buenq duetvih cix coh soeng mbiengj luenh niuj, baenzneix
couh niuj gij ndok raek engq yiemzcungh lo, itdingh aeu ra canghyw
cazbingh ywbingh.

## Doxgaiq Haeuj Ndaw Hozgyongx Baenzlawz Guh

Lwgnding gaem doxgaiq gwn, gij ceiq yungyiemj de dwg doxgaiq haeuj
ndaw hozgyongx, ndaej geij faen cung doxdauq hawj lwgnyez mbaet dai.
Lwgnyez guhcaemz sim'angq, sawqmwh mbouj miz sing'yaem, fan dahau,
bienq heuaeuj, laemx roengzbae gen ga cak dwk. Boux miz gingniemh de
baez yawj couh rox dwg doxgaiq haeuj hozgyongx bae. Lwgnyez dawz gijgwn
roxnaeuz doxgaiq guhcaemz coq haeuj ndaw bak, mbaet sup heiq sup haeuj
ndaw hozgyongx, saek dawz hozgyongx, ndigah daej mbouj okdaeuj, hix
heuh mbouj ndaej, mbaet ndaej heuaeuj, gen ga luenh doengh. Gij ciengz
raen de lumjbaenz giuzdangz、naed duhdoem、lwggaet、naedcaw、doxgaiq
guhcaemz yiengh lumj aengiuz daengj cungj ndaej sup haeujbae, cienzbouh

saekred hozgyongx. Linghvaih, lumjbaenz ngveih gvehoengz、 bingjganh soiq youz caq、 doxgaiq guhcaemz yiengh benj haeuj ndaw hozgyongx yinxhwnj ae'ngab haenq、 heuaeuj、 cak, ndaej ok sing hoeng mbouj ndaej daej hix mbouj ndaej heuh.

Gij doxgaiq cienzbouh saekred hozgyongx gaenjaeu sikhaek dawz ok, mboujnex ceiq lai cibgeij faen cung couh yaek yinxhwnj lwgnyez simdiuq dingzcij cix dai bae, ciengzseiz ganj mbouj gib soengq bae yihyen. Ciengjgouq cijndaej baengh bouxlaux dangseiz daengzciengz haenx. Fuengfap dwg ganjgip dawz lwgnding dauqdingq riuj hwnjdaeuj, fwngz ndeu yiengq baihlaeng lwgnding haenqrengz gaep song sam baez, ciengzseiz miz doxgaiq ndaej ae okdaeuj. Danghnaeuz yienghneix guh mbouj baenz, couh ganjvaiq dawz lwgnding dauqdingq got hwnjdaeuj, lwgnding naj coh baihnaj, baihlaeng ing youq gwnz aek boux got haenx, song fwngz heux got aendungx lwgnding, haenqrengz ap ndaet haeuj ndaw rungj bae song sam baez, cigdaengz caenxok doxgaiq. Cungj fuengfap neix dwg gij fuengfap mizyauq seiqgyaiq goengnyinh. Lenzhozgoz gaenq daihlig senhconz gvaq. Gij lwgnyez lai hung di hix dwg yungh gij banhfap yienghneix, cij mboujgvaq dwg aen gyaeuj coh baihgwnz got dwk, mbouj ndaej dauqdingq umj dwk. Dauqdingq umj dwk muzdiz dwg lau doxgaiq caenx okdaeuj lwgnyez caiq sup haeujbae.

Gij doxgaiq mbouj cienzbouh saekdimz haenx, gij ceiq ciengz raen de dwg ceh gvehoengz. Itbuen itseiz lij mbouj ndaej mbaet dai, gij fuengfap caenx de hix mbouj yungzheih caenx okdaeuj, aeu caenhliengh vaiqdi soengq bae yihyen, ra canghyw wjbizhouzgoh dawz okdaeuj. Mboujlwnh gijmaz doxgaiq haeuj ndaw hozgyongx, gij beijlwd daivunz gig sang, cujyau dwg seizgan vwndiz. Seizgan nanz le couhcinj diemheiq lij miz, aenvih ciengzgeiz buekmingh cak dwk, simlig doekbaih, dawz ok doxgaiq hix mbouj itdingh ndaej lix.

Doxgaiq haeuj ndaw hozgyongx、 doxgaiq haeuj saihoz bae cungj dwg gig yungyiemj, vunzlaux aeu louzsim baexmienx fatseng. Sien dwg gij lwgnding iq ndaw 3 bi di ndeu hix mbouj ndaej lizhai vunzlaux. Gij doxgaiq guhcaemz、 gijgwn yiengh aengiuz cungj mbouj wnggai hawj lwgnyez dawz, daegbied dwg ngveih duhdoem、 gaiqdangz yiengh aengiuz caeuq gij doxgaiq guhcaemz ndaej coq haeuj ndaw bak haenx cungj mbouj ndaej hawj. Gij doxgaiq gwn haenx iugouz haeuj bak ndaej bienq unq ndaej yungz, mbouj ndaej gwn gij bingjganh, gizgiz youzcij. Gvehoengz engq mbouj dwg lwgnding gwn, cij ndaej gwn gij raemx gvehoengz lawh gvaq haenx. Gizdieg lwgnyez guhcaemz haenx aeu seizseiz cingleix doxgaiq iq, yiengh doxgaiq iq lawz hix mbouj ndaej louz youq gizdieg lwgnding guhcaemz. Neix dwg gij saeh gvanhaeh daengz mingh vunz, ciengeiz mbouj ndaej yiemz mazfanz.

## Loeng Ndwnj Doxgaiq Ndongj Ok Mbouj Ok Saeh

Lwgnding maij gaem doxgaiq coq haeuj ndaw bak bae, ciengzciengz couh ndwnj roengz dungx. Daxmeh dangyienz deng hwk dai lo. Gou raen dah lwgsau bi lai ndeu, mbouj siujsim ndwnj gyaq giceh iq guhcaemz ndeu, 4 lizmij raez, 1 lizmij gvangq, 1 lizmij sang. De baenzlawz ndwnj roengzbae gig nanz siengj ndaej daengz. Hoeng mwh daeuj daengz yihyen lwgnyez lumj mbouj miz saekdi saeh ityiengh, hix mbouj lau. X gvangh raen aen giceh vanzgi youq ndaw dungx gig caezcingj. Dou gienq daxmeh umj baema cazyawj, swnh de swhyienz. Gvaq aen singhgiz ndeu le, daxmeh umj lwgnyez daiq ciiq daeuj genjcaz, naeuz aen giceh vanzgi gaenq riengz haex baiz okdaeuj lo. Linghvaih, raeuz raen loeng ndwnj doxgaiq lai dangqmaz, gaenq geq mbouj cingcuj, miz ndwnj cim, diuzding, cimnaep, gyaeujyienzbit, aen'gyaeuj rau ndangraeuj, lwggaet, ngaenzdih daengj. Cungj dwg gag baiz okdaeuj, mbouj miz saek yiengh aeu guh soujsuz. Lij miz boux lwgnding bi ndeu, daxmeh umj dwk, dawz fag cim naep youq najbuh daxmeh haenx camx haeuj ndaw dungx lwgnyez bae, roxnyinh seiz gaenq 3 ngoenz, daxmeh ra mbouj raen cim, youh ngeix daengz gaenq miz duenh seizgan ndeu baez umj lwgnyez couh daej, ndigah daeuj yihyen genjcaz. X gvangh raen cim youq ndaw dungx caezcingj, aenvih lwgnyez hix mbouj miz gijmaz binghyiengh, baenzlawz lumh hix mbouj in, couh gienq daxmeh mbouj hawj lwgnyez guh soujsuz. Doeklaeng daihgaiq ginggvaq caet bet ndwen, daxmeh sawqmwh fatyienh ndaw haex lwgnyez miz cim. Caiq daeuj yihyen ingj X gvangq caiq yawj cim gaenq siusaet. Doengh gij laeh neix cungj gangjmingz doxgaiq ndwnj roengzbae dingzlai ndaej swhgeij baiz okdaeuj, cix mbouj cauhbaenz haephangz. Cijaeu ndaej doenggvaq saihoz, gij doengloh baihlaj cungj hung gvaq saihoz, cungj ndaej doenggvaq. Gij soem gij oen haenx, dungxsaej bouxvunz gag rox ndoj, ndoj bae ndoj dauq rox dawz oensoem swnh gvaqdaeuj baiz okbae. Mbangj boux lwgnding ndwnj doxgaiq mizseiz doeklaeng gazlaengz youq conghhaex. Lwgnding sawqmwh indot daejnauh, danghnaeuz hozngeiz ndaej dap madfwngz bozmoz caemhcaiq mad youz, cap haeuj ndaw conghhaex de bae lumh. Danghnaeuz lumh daengz couh riengz lwgnyez yunghrengz dazyinx doxgaiq nod roengzdaeuj, yungh lwgfwngz yinx doxgaiq, daj conghhaex caeuq lwgfwngz doengzcaez baiz okdaeuj. Ciengeiz gaej siengj aeu fagnep gab okdaeuj, yienghhaenx yaek sonjsieng conghhaex, hix gig nanz gab okdaeuj. Danghnaeuz fwngz yinx mbouj okdaeuj, couh wnggai bae yihyen cawqleix.

Doxgaiq ndwnj roengzbae dingzlai ndaej baizok, gig noix de hix miz aeu guh soujsuz, hoeng doxgaiq gaz youq ndaw saihoz cix gig yungyiemj, lwgnding sawqmwh daejnauh, heuaeuj, nyapnyuk, wnggai sikhaek bae yihyen yungh gingqsaihoz dawz okdaeuj. Gij ceiq ciengz raen de dwg ngaenzdih, ceh makcauj, gij doxgaiq guhcaemz suliu haenx.

## Lwgnyez Mazmwnh Caeuq Dajcim Le Mazmwnh

Lwgnyez mazmwnh bonjlaiz dwg gij binghlah lwgnding. Gij lwgnding 6 ndwen dauqndaw itbuen mbouj yungzheih deng cienzlah, seizneix lwgnding cungj gwn le yienzdangz yawhfuengz. Caenhguenj lwgnyez mazmwnh dwg gij binghlah dungxsaej, hoeng binghyiengh biujyienh caeuq itbuen dwgliengz cangzyenz siuvaq mbouj ndei ca mbouj lai, caemhcaiq gig vaiq couh ndei, mizseiz gvaq geij ndwen cij fatyienh lwgnyez moux diuz gen ga doengh mbouj lingz, okyienh mazmwnh, ndigah ndawsim vunz bingzciengz lwgnyez mazmwnh couhdwg ndangdaej mazmwnh, dingzlai dwg mbiengj ga ndeu gvez. Saedsaeh dwg, neix gaenq dwg cungj bingh gvaqlaeng lwgnyez mazmwnh lo.

Lwgnyez ciengzseiz aenvih baenzbingh deng dajcim haeuj caekhaex, cingqngamj dajcim le fatyienh lwgnyez diuz ga ndeu mbouj gamj doengh, gvaqlaeng engq fatyienh ga'gvez, yienghneix soujsien naemj daengz dajcim dengsieng caeuq sinzgingh ndokbuenz fatseng sinzgingh sonjsieng mazmwnh. Gizsaed neix gig yungzheih faenbied. Lwgnding mazmwnh dwg binghdoeg ciemqfamh gaknaj ngviz ndoksaen, gaknaj dwg cawjguenj gen ga yindung, mboujguenj nyinhrox; gaklaeng cij guenj nyinhrox. Danghnaeuz dwg lwgnyez mazmwnh (gaknaj ukngviz fatyienz), diuzga lwgnyez (dingzlai dwg din) mbouj rox ning, hoeng nyinhrox cingqciengz. Sinzgingh ndokbuenz dwg youh guenj yindung youh guenj nyinhrox, danghnaeuz dwg dajcim sieng daengz sinzgingh ndokbuenz, couh mboujdanh din mbouj doengh caemhcaiq mazmwnh mbouj rox indot. Mboujguenj dwg lwgnding mazmwnh roxnaeuz dwg sinzgingh ndokbuenz dengsieng, danghnaeuz mbouj yiemzcungh geijlai, daih'iek 6 ndwen daengz bi ndeu cugciemh hoizfuk, hoeng sinzgingh nyinhrox hoizfuk vaiq, sinzgingh yindung hoizfuk menh, ndigah seizgan nanz le sinzgingh ndokbuenz hix aiq biujyienh baenz nyinhrox mizyouq, cij dwg mbouj ndaej vueddoengh.

Mboujguenj dwg lwgnyez mazmwnh roxnaeuz dwg sinzgingh dengsieng, fanjcingq ywbingh cungj ityiengh, aenvih cungj dwg gij bingh gvaqlaeng louz roengzdaeuj, ywbingh doiq sinzgingh bonjndang gaenq mbouj miz banhfap, cij ndaej yw mazmwnh, dangyienz couhdwg haidau. Itbuen ginggvaq soujsuz le cungj ndaej hoizfuk cujyau goengnaengz, hoeng soujsuz itdingh aeu caj mwh swhyienz hoizfuk mbouj miz muengh le cij menh guh. Ciengzseiz aeu gvaq it ngeih bi le, youq aen geizgan neix yungh di yw ciengx sinzgingh ndeu daeuj ywbingh, nunaenx、sonlienh caeuq cimcit daengj, cungj aiq miz di bangcoh, hoeng cungj mbouj haengjdingh miz geijlai yaugoj, ceiqnoix ciengzseiz hozdung gvanhcez doiq daengzcog guh soujsuz baujlouz le diuzgen ndei.

## Aen'uk Denggyad —— Ukgyad

Lwgnding roxnaeuz lwgnding ngamq seng aen'uk dengsieng (lumj mwh doekseng dengsieng roxnaeuz laemx sieng), roxnaeuz miz bingh (naujyenz、naujmozyenz), roxnaeuz uk fatmaj mbouj ndei (uk cwk raemx, uk reuqsuk), lij miz doekseng le mbaetheiq heuaeuj, lwgnding ngamq seng baenz vuengzbiu haenq (hezhingz mbouj doxhuz) daengj cungj aiq yinxhwnj gvaqlaeng baenz ukgyad. Ukgyad saedsaeh gaenq dwg gij bingh gvaqlaeng louz roengzdaeuj. Gij yienzaen baihnaj soj gangj haenx cungj gaenq gvaqbae lo, caiqlij gig nanz bae gyaepcaz cingqsaed, couhcinj rox gij bingh yienzlaiz, doiq yw gij bingh gvaqlaeng hix mbouj miz geijlai yunghcawq. Aen'uk deng gyad caeuq ukgyad itbuen gangj haenx mbouj doxdoengz. Bingzseiz naeuz gyad dingzlai dwg ceij mazmwnh, genga mbouj miz rengz bae hozdung; hoeng ukgyad cix doxfanj, dwg aenvih mbouj gag guhcawj cengqgengz hwnjgeuq cix mbouj ndaej doengh. Ndigah ndaej naeuz itbuen gyad ceij gyad'unq, hoeng ukgyad cix ceij gyadndongj.

Ukgyaeuj dwg guenj daengx ndang, ndigah deng gyad dwg moux diuz gen ga roxnaeuz song diuz gen ga, youh aiq dwg daengx ndang lienz gyaeuj daiq naj cungj bienq gyaengj. Itbuen dwg yied simgip yied ndongj, ninzndaek le cix mbouj ndongj lo, gak giz hoizfuk cingqciengz. Gaengawq mbouj doengz fanveiz, ukgyad ndaej faen baenz mbangj giz caeuq gyuemluemz (daengx ndang) ukgyad.

Gij ceiq ciengz raen de dwg diuz galaj ukgyad, itbuen cungj dwg song diuz galaj mbouj ndaej byaij roen, baez ndwn couh byai din caij gwnznamh, byaij loh song ga doxca, ndwn mbouj onj, yied siengj byaij yied doxca. Siujsoq lwgnding lwgda hix loq nyengq, fwngz hix mbouj cinj, hoeng mbouj miz song diuz ga doedok daeuj. Yiengh uk gyad neix faen miz naek mbaeu. Gij gwnzneix gangj haenx dwg naek, gij ceiq mbaeu haenx mizseiz youq seiz lwgnding yawj mbouj ok, cij raen byaij loh seiz miz di mbouj onj, haengj byaidin caij gwnznamh byaij loh, ndwn onj seiz din hix ndaej cuengq bingz.

Gyuemluemz ukgyad cix seiq diuz genga cungj gyaengjgyat bienq goz, bak da gyaeuj naj cungj mbit, hix dwg ninzndaek le fukdauq, yied siengj hozdung yied gyaengjgyat, itbuen ndwn mbouj hwnjdaeuj, hix naengh mbouj maenh; gwndaenj mbouj ndaej gagleix; hung le gangjvah hix mbouj baenz, gangjvah deng gazngaih. Dangyienz yiengh neix caemh faen baenz naek mbaeu, boux naek haenx mbuj ndaej hwnq mbonq, boux mbaeu haenx ndaej hozdung, hoeng dungcoz lumj bouxlaeujfiz diuqfoux nei.

Yw gij bingh ukgyad cij ndaej baengh yinhlienh. Yihyoz fuengmienh couhdwg fukdauq ywbingh, cujyau lij dwg aeu baengh gyahdingz. Gij yenzcwz ywbingh dwg siengj banhfap nai lwgnyez simdingh, mbouj gaenj, caiq son de yungh ga yungh din menhmenh baij cingq yamq onj. Baez yamq baez yamq gouz onj gouz cinj, mbouj gouz vaiq, cugciemh riengz nienzgeij demmaj, couh ndaej dabdaengz iugouz, hoeng aeu beij gij lwgnyez doengzbi numq geij bi. Gangjdaengz yungh yw roxnaeuz soujsuz cungj dwg gij

fuengfap bangbouj yinhlienh, lwgnyez angq lai, mbouj miz banhfap
simdingh, ndaej yungh ywcaemdingh; ga ndongj lai, mbat doengh couh
saenz, lauheiq yaek guh soujsuz gvej goenq sinzgingh ngviz ndoksaen
goeklaeng; aenvih ciengzgeiz mbouj doengh cix fatseng nyinz suk dinj, ndaej
gyaraez daengj haujlai fuengfap ywbingh, cungj mbouj ndaej gaenbonj
gaijgez ukgyaeuj deng sonjhaih.

## Baezsailwed

Baezsailwed itbuen ceij biujmienh gaiq raizhoengz ndeu, sang gvaq
naengnoh, gig unq, atnaenx le ndaej bienq hau bienq iq. Daix fwngz sikhaek
youh hoizfuk hoengzaeuj baenz gaiq yienzlaiz. Miz hung miz iq, daengx
ndang naengnoh gizgiz ndaej hwnj. Cungj baezsailwed neix yihyoz
fuengmienh heuhguh bwnsaeq baezsailwed, hix heuhguh baezsailwed yiengh
makseq. Lingh miz cungj baezsailwed ndeu youq biujmienh yawj mbouj ok,
cij mboujgvaq laj naeng miz gaiq foeg unq ndeu sang ok naengnoh, mizseiz
laj naeng yawj miz di heu, atnaenx loq bienq iq. Doengzyiengh dwg miz hung
miz iq, dauqcawq ndaej fatseng. Cungj baezsailwed neix yihyoz fuengmienh
heuhguh baezsailwed yiengh haijmenz. Linghvaih lij miz lai cungj
baezsailwed, cungj dwg aenfoeg unq, ndaej dwg hoengz roxnaeuz heu, liz
naeng gig gyawj, mbouj in mbouj humz, mbouj lau cat mbouj lau
doxbungq. Miz mbangj biujyienh baenz naengnoh cingqciengz, roxnaeuz
biujyienh baenz gaiq biujhoengz ndeu; miz mbangj ciemq buenq faj naj,
hawj lwgda aenbak cungj bienqyiengh; hix miz di sawj diuz ga ndeu roxnaeuz
gen cienzbouh bienq hung cauhbaenz din fwngz daiq na cix mbouj fuengbienh
hozdung, neix cij dwg siujsoq.

Baezsailwed yiennaeuz heuhguh baez, hoeng cix mbouj caen dwg
baenzbaez, binghleix fuengmienh dingzlai gvihaeuj gezgou bienqyiengh,
sibauh cungj dwg cingqciengz, cij mboujgvaq dwg cujciz gezgou luenh lo,
gawq mbouj demmaj hix mbouj ciemqfanh gij cujciz seiqhenz, engq mbouj
ndaej senjnod roxnaeuz bienq yak. Miz vunz heuh cungj baez neix guh
baezfoeg gezgou loeng, baudaengz baezsailwed、 baez sailinzbah、
baezcihfangz、baezcenhveiz daengj. Baezsailwed hix miz caencingq
baenzfoeg, engqlij hix miz baenzfoeg yakrwix heuhguh ndaw sailwed naeng

baenzfoeg. Neix dwg gig noix raen, caemhcaiq dingzlai dwg gij baez gaenq baenz vunzhung gvaqlaeng maj haenx.

Baezsailwed aenvih cungjloih laidaih, gizdieg mbouj doengz, doiq gij gwndaenj ndangcangq bouxvunz yingjyangj mbouj doengz, yw gij bingh neix mbouj hanh cungj dog. Itbuen gij baezsailwed saekhoengz sang hwnj youq mbangj giz mbouj hung geijlai ciengz raen haenx, ndaej gag siusaet mbouj louz riz, mbouj yungh yw. Hoeng gag siusaet miz aen gvilwd ndeu: Sien dwg gig iq caemhcaiq bingz, song ndwen le gig vaiq bienq hung caemhcaiq bienq na, 6 ndwen maj daengz ceiq hung, gvaqlaeng cugciemh okyienh raiz hau sai hau, giz hau haenx cugciemh gya'gvangq, gij hoengz haenx gemjnoix, doeklaeng cienzbouh dwg gij naengnoh saek cingqciengz, aen gocwngz de daih'iek dwg $1 \sim 2$ bi. Daih'iek miz $80\%$ baezsailwed ndaej yienghneix gag ndei. Gawqyienz dwg mbouj cingqciengz vihmaz ndaej gag siusaet? Aenvih sojgangj sailwed mbouj cingqciengz cij dwg sailwed baenz yienghmuengx roxnaeuz miz di lumj yiengh haijmenz nei. Yienzlaiz gaenjcij dwg saihoengq, haeuj daengz ndaw lwed cij ndaej yienh'ok dwg baezsailwed saekhoengz. Riengz lwgnding majhung daejnauh yunghrengz sawj hezyaz swng sang, engq lai lwed dienz rim le sailwedmuengx roxnaeuz aen fuengzlweddou mbouj cingqciengz, linzcangz fuengmienh biujyienh baenz baezsailwed riengjvaiq gya'gvangq. Gizsaed aen sailwedmuengx mbouj cingqciengz haenx senq couhdwg aen gvaengxlaengx neix. 6 ndwen gvaqlaeng aen sailwedmuengx mbouj cingqciengz haenx cienzbouh dienz rim ndaw lwed hix mbouj caiq bienq hung. Aenvih gij gyaudoeng aen sailwedmuengx mbouj cingqciengz caeuq sailwed cingqciengz mbouj swnh, lwed haemq niucwk, yienghneix couh miz mbangj sailwedmuengx ndawde lwed gietndaek, saekdimz doengloh, gatduenh gij laizloh lwed lae, cugciemh gietndaek, gaiqlwed gihva le deng supsou, bouhfaenh baezsailwed neix couh bienqbaenz saekhau, saekdimz yied daeuj yied lai, doeklaeng cienzbouh saekred, lwed caiq hix mbouj ndaej haeujbae, sailwedmuengx couhcinj lij mizyouq hix yawj mbouj ok lo. Danghnaeuz miz mbangj sailwedmuengx caeuq megdoengh haemq hung doxdoeng, yienghneix aen seizgei saekred couh noix lo. Ndigah, miz mbangj baezsailwed mbouj ndaej gag ndei. Danghnaeuz youh miz megdoengh iq haemq hung caeuq megcingx iq cungj caeuq meglwed doxlienz couh cauxbaenz diuz megdoengh megcingx conghroh, lwed megdoengh mbouj ginggvaq sailwed bwnsaeq couh cigciep lae haeuj megcingx, cungj baezsailwed neix mboujdanh mbouj ndaej gag ndei, dauqfanj yied maj yied hung. Aenvih megdoengh atlig sang, dawz bouhfaenh megcingx hix yied at yied hung, baezsailwed couh yied daeuj yied hung. Cungj baezsailwed neix baez at couh mboep, baez daiz fwngz sikhaek bongz hwnjdaeuj, miz mbangj lumh hwnjdaeuj lij roxnyinh miz duekdoengh dem. Cungj sailwed mbouj cingqciengz neix haemq yungyiemj, ywbingh gunnanz, soujsuz hix gig yungyiemj, luenh dangq guh itbuen baezsailwed bae guh soujsuz roxnaeuz yungh gij fuengfap coemhdawz hawj naengnoh naeuhnwd daeuj ywbingh neix ciengzseiz hix miz cungj yungyiemj ok lwed lairaeuh. Sojgangj baezsailwed ok lwed mbouj dingz cix aeumingh, cujyau dwg ceij cungj baezsailwed yiengh megdoengh megcingx miz conghroh neix. Gij baez sailwed bwnsaeq bingzciengz deng bungqdek roxnaeuz naeuh le ok lwed hix caeuq naengnoh cingqciengz dengsieng ityiengh, itbuen nyibhab duk ndei couh dingz lwed.

## Baezsailinzbah —— Baezraemx

Baezsailinzbah caeuq baezsailwed ityiengh, hix dwg yiengh sailohmuengx bienqyiengh doengzloih caeuq cab miz doucang bienqyiengh (aenfoeg iq). Gij caeuq baezsailwed mbouj doxdoengz de dwg, doenghgij sailoh neix mbouj caeuq sailwed doxdoeng, mbouj haeuj lwed, dan caeuq sailinzbah doxdoeng, cangrim raemxlinzbah itbuen mbouj gya'gvangq hix mbouj sukiq. Baezsailinzbah mbouj ndaej gag ndei, aenvih mbouj miz lwed gietndaek, mbouj ndaej gag saek sailoh, ywbingh cij ndaej gvejcawz roxnaeuz dajcim nduknaeuh daeuj yw. Baezsailinzbaih caeuq baezsailwed ityiengh hung iq mbouj doxdaengj, mboujlwnh gizlawz cungj ndaej okyienh, ndaej gughanh yienh'ok yiengh aengiuz, hix ndaej gyuemluemz biujyienh diuz gen ga ndeu foeg hung cix mbouj miz gyaiqsienq. Giz lai fat haenx lai dwg giz linzbah doxcomz lumj mbiengj hoz、lajeiq、luengqdungx、veiyinh daengj, hingzsik hix faen miz foeg lumj aendaeh caeuq foegfouz. Gwnz hoz baez sailinzbah dingzlai dwg yiengh aengiuz hungloet lumj aen daeh, gig unq、mbang youh ronghcingx, hix heuh baezraemx foeg roxnaeuz heuhguh baezraemx, itbuen ndaej miz buenq aen gyaeuj hung, hoeng cix mbouj yingjyangj lwgnyez diemheiq、gwn cij caeuq ninz, bungq deng caenxat hix mbouj miz saekdi haemzhoj, yienznaeuz gig mbang hoeng mbouj deng bungq dek, hoeng saekseiz fatyienz cix aiq yingjyangj diemheiq. Baez sailinzbah bietdingh aeu cingj canghyw bae yw, itbuen aeu soujsuz caeuq dajcim gyoebhab bae yw.

# Cieng Daih 4
# Cihsiz Baujgen

## Vihmaz Dizcang Cijmeh Guengciengx? Cijmeh Mbouj Gaeuq Baenzlawz Guh

Cijmeh dwg gij doxgaiq yingzyangj dienyienz ceiq ndei lwgnding. Seizneix, rog guek caeuq ndaw guek cungj dizcang cijmeh guengciengx, aenvih gij ndeicawq cijmeh guengciengx gig lai. Ginggvaq gohyoz yenzgiu biujmingz: ①Gij cingzfaenh cijmeh ceiq hab gij aeuyungh lwgnding; ②Cijmeh haemq yungzheih deng lwgnding siuvaq supsou; ③Ndaw cijmeh dangzcij haemq sang, caemhcaiq hamz miz danbwzciz ndei、cihfangzsonh noix mbouj ndaej, ikleih aen'uk lwgnding riengjvaiq fatmaj; ④Ndaw cijmeh hamz miz daihliengh doxgaiq menjyiz, lwgnding demgiengz gij naengzlig dingj lahdawz mizleih; ⑤Ndaw cijmeh gai linz beijlaeh (2∶1) habngamj, yungzheih supsou; ⑥Ndaw cijmeh hamz miz veizswnghsu $A$、veizswnghsu $D$、veizswnghsu $C$ caemhcaiq beij cijvaiz lai; ⑦Dohraeuj cijmeh habngamj, caemhcaiq ca mbouj geijlai mbouj miz sigin, ndaej cigsoh guengciengx cix mbouj yungh siudoeg; ⑧Lwgnding cup cijmeh gig fuengbienh, caemhcaiq ndaej demgya gij gamjcingz mehlwg.

Hoeng aenvih gak cungj yienzaen, cijmeh iemqok mbouj gaeuq; roxnaeuz daxmeh aenvih gunghcoz gvanhaeh mbouj ndaej ciuqseiz gueng cij seiz, couhdwg gvihaeuj cijmeh mbouj gaeuq, aeu gya cijvaiz、cijyiengz roxnaeuz mbacij. Seizneix, itbuen hawj lwgnding bouj mbacij lwgnding. Gya yungh gij doxgaiq lawh cij daeuj dingjlawh cijmeh liengh mbouj gaeuq daeuj guengciengx, heuhguh doxgyaux guengciengx. Fanzdwg cijmeh mbouj gaeuq cungj aeu doxgyaux guengciengx, daxmeh coz yaek cam baenzlawz doxgyaux guengciengx? Daxmeh moix ngoenz ciuqyiengh lij aeu ciuq seizgan guengcij hawj lwgnding ndoet cij, yienzhaeuh cung mbacij boujcung gij liengh mbouj gaeuq. Cijmiz baenzneix, cij ndaej baujcwng aen cij daxmeh ciuqseiz deng gikcoi cix baujciz iemqok cijmeh. Ciengeiz gaej aenvih cijmeh iemqok mbouj gaeuq cix cienzbouh gaij aeu gij cijboiqfueng daeuj guengciengx, gij doxgaiq menjyiz ndaw mbacij daihdaih beij mbouj ndaej cijmeh. Lij miz cungj cingzgvang ndeu, raemxcij daxmeh cukgaeuq, aenvih gak cungj yienzaen mbouj ndaej ciuqseiz gueng, cix yungh doxgyaux guengciengx, ndaej youq song baez gueng cijmeh ndawde gya gueng baez cijboiqfueng ndeu. Daxmeh ciuqyiengh lij caenxok raemxcij roxnaeuz aeu aenndoetcij bae ndoet hoengq, yawhbienh baujciz iemqok raemxcij. Gij cijmeh ndoet ok haenx cijaeu ndaej baujciz yorom seuqcingh, cawj goenj lij ndaej gueng lwgnding. Youq mwh doxgyaux guengciengx, wnggai haeujsim bak gyaeujcij gau gaej hung lai, hung lai lwgnding aenvih ndoet raemxcij ndaw bingz haemq yungzheih caeuq mbaet rengz, gvaqlaeng de couh mbouj nyienh caiq ndoet gwn cijmeh dem lo.

Gyonj daeuj gangj, cijmeh dwg gijgwn dienyienz ceiq ndei lwgnding, cienzbouh aeu cijmeh guengciengx ceiqnoix aeu genhciz gueng daengz lwgnding bi ndeu engqdaengz song bi gvaqlaeng. Couhcinj cijmeh mbouj gaeuq, hix mbouj ndaej cienzbouh vut cijmeh guengciengx.

## Seiz Lwgnding Vihmaz Aeu Habseiz Demgya Gijgwn Bangbouj？Baenzlawz Demgya Gijgwn Bangbouj

Youq seiz lwgnding hungmaj riengjvaiq, aeuyungh yingzyangjsu lai, ndigah, hableix guengciengx dwg aen vuzciz giekdaej youqgaenj bae baujcwng lwgnding hungmaj. Gaenriengz nyiedlingz mboujduenh demmaj, gij yingzyangjsu lwgnding aeuyungh ndoetgwn haenx hix mbouj doxdoengz. Doiq lwgnding iq ngamq seng daengz 6 ndwen yungh cijmeh guengciengx dwg ceiq ndei, cijmeh doiq lwgnding iq beij gijgwn yiengh wnq cungj ndei. Danghnaeuz mbouj ndaej aeu cijmeh guengciengx, hix cijndei yungh gizyawz cijboiqfueng roxnaeuz gijgwn lawhcij daeuj dingjlawh. Hoeng doiq boux lwgnding haemq hung, mboujlwnh dwg cijmeh caeuq gizyawz gijgwn lawhcij cungj gaenq mbouj ndaej muenxcuk hungmaj aeuyungh, bietdingh aeu daj raemxcij gvaqdoh daengz doxgyaux guengciengx.

Demgya gijgwn bangbouj aeu gaengawq lwgnding aeuyungh caeuq saisiuvaq cingzsug cingzdoh, ciuq itdingh gonqlaeng bae guh. Lwgnding 1～

3 ndwen ndaej aeu byaekhau、lauxbaeg daengj ronq soiq cawj raemx，hix ndaej aeu lwgmak singjsien caq raemx hawj lwgnding ndoet，aeu gya gij yw youzdaepbya habliengh，hawj lwgnding iq daezhawj veizswnghsu $A$、veizswnghsu $C$、veizswnghsu $D$ caeuq gvangvuzciz. Lwgnding daengz 4~5 ndwen seiz wnggai demgya hakgyaeq，aenvih hakgyaeq hamz dezciz haemq lai，yungzheih siuvaq supsou. Gij guhfap hakgyaeq dwg dawz daengx aen gyaeqgaeq cawj cug，cawzbae gyaeqhau，hainduj dawz ok hakgyaeq 1/4，yungh raemxgoenj roxnaeuz raemxreiz diuz baenz giengh，yungh sieg iq gueng lwgnding. Gvaq 3~4 ngoenz lwgnding mbouj miz gij fanjwngq siuvaq mbouj ndei daengj，ndaej demgya daengz 1/2 aen，baezlaeng caiq cugciemh demlai daengz aen hakgyaeq ndeu. Aen seizgeiz neix lij aeu demgya byaek yungz、mak yungz、bya yungz，sonlienh gij naengzlig nyaij doxgaiq lwgnding，coicaenh dungxsaej siuvaq supsou. Cijmiz gibseiz hawj lwgnding boujcung yezlieng、danbwzciz doenghduz、gak cungj veizswnghsu、senhveizsu caeuq gvangvuzciz（diet、gai、linz）daengj soj aeuyungh haenx，cij ndaej coicaenh lwgnding hungmaj. Lwgnding youq 6 ndwen hainduj hwnj heuj，seizneix aeu demgya haeuxcuk、mienhdiuz cawj yungz，codaeuz moix ngoenz ndaej gueng 1~2 baez，moix baez gueng 1~2 geng，danghnaeuz mbouj miz fanjwngq siuvaq mbouj ndei，gvaqlaeng cugciemh gya daengz moix baez gueng 4~5 geng. Lwgnding daengz 7~8 ndwen seiz，ndaej gueng gep manzdouz benq、gep mienhbau benq roxnaeuz bingjganh daengj，lienh gij naengzlig nyaij doxgaiq，bangcoh hwnj heuj. Lwgnding daengz 8~9 ndwen seiz，cugciemh gya daep yungz、noh soiq、bya、gyaeq，bouj gij danbwzciz doenghduz，demgya yeznwngz，haidaeuz ndaej noix gueng di，baezlaeng gaengawq naengzlig siuvaq lwgnding，cugciemh demgya. Lwgnding daengz 10~12 ndwen seiz ndaej gwn haeuxcuk gwd、haeuxunq、mienhdiuz、manzdouz、mienhbau、byaeksoiq、noh soiq、gijgwn aeu lwgduh guhbaenz daengj，daeuj baujcwng lwgnding majhung aeuyungh vuzciz caeuq yingzyangj.

Lwgnding gwn cungj gijgwn moq ndeu ciengzseiz mbouj sibgvenq，aenvih gij goengnaengz siuvaq caeuq supsou lwgnding lij mbouj cingzsug，yungzheih okyienh siuvaq mbouj ndei，ndigah demgya gijgwn bangbouj itdingh aeu louzsim geij diemj lajneix：

(1) Daj siujliengh hainduj, cugciemh demgya soqliengh. Haidaeuz gueng siujliengh, aen singhgiz ndeu le caiq cugciemh gya liengh; danghnaeuz lwgnding mbouj nyienh gwn, gaej hengzmanz gueng, ndaej gvaq geij ngoenz le caiq sawqsawq.

(2) Cugciemh demgya binjcungj. Moix baez cij gya cungj ndeu, lwgnding doiq cungj gijgwn neix sibgvenq le, caiq demgya cungj gijgwn daihngeih.

(3) Wnggai daj saw daengz gwd, aeu cugciemh demgya dohna.

(4) Wnggai daj saeq daengz co, lumjbaenz daj mbaw byaekheu daengz byaek yungz daengz byaek soiq.

(5) Ceiq ndei youq gwn cij gaxgonq gueng, aenvih lwgnding youq mwh dungxiek yungzheih ciepsouh gijgwn moq.

(6) Itdingh aeu youq mwh lwgnding ndangcangq mbouj miz bingh、 goengnaengz siuvaq cingqciengz demgya. Lwgnding baenz gijmaz bingh cungj aeu camhdingz demgya gijgwn bangbouj.

(7) Youq seizhah hwngq, gaej demgya gijgwn bangbouj moq, mienxndaej yinxhwnj lwgnding oksiq、 rueg daengj gij fanjwngq siuvaq mbouj ndei haenx.

## Seizlawz Gek Cij Ceiq Habngamj

Hopbi ndeu baedauq dwg gij seizgan gek cij ceiq habngamj, danghnaeuz gijgwn bangbouj gya ndaej swnhleih, gek cij dan dwg aen gocwngz cugciemh gvaqdoh ndeu. Daj 6～7 ndwen couh ndaej gwn gijgwn bangbouj cugciemh dingjlawh cij, yienghneix sawj gijgwn cugciemh bienqbaenz gijgwn cujyau, moix ngoenz cij gueng haethaemh 2 baez cij.

Gek cij gonqlaeng mboengq seizgan neix guengciengx gig youqgaenj. Aenvih mwhneix hungmaj beij gizyawz seizgan vaiq (bi ndeu ndangnaek dwg doekseng seiz ndangnaek 3 boix), youh dwg daj gij duenhmbaek gwn cij gvaqdoh daengz gwn haeux. Aen duenhmbaek neix cawqleix ndaej habdangq couh ndaej vih baezlaeng ndangcangq dwkroengz giekdaej maenhsaed, mboujnex couh yaek cauxbaenz siuvaq mbouj ndei、 yingzyangj mbouj ndei, ndangdaej lwgnyez sainyieg, yungzheih baenz bingh.

Gek cij ceiq ndei genj youq aen geiqciet seizcou liengzyauj. Aenvih youq mwh seizhah hwngqfwg, raemxsiuvaq iemqok noix, goengnaengz dungxsaej nyieg, yungzheih yinxhwnj goengnaengz siuvaq luenhlab, danghnaeuz cawqleix mbouj habdangq, yaek yinxhwnj gij hougoj siuvaq mbouj ndei.

## Baenzlawz Gamcaek Lwg'iq Majhung Fatmaj

Daj gij gakdoh gohyoz daeuj gangj, boux vunz ndeu majhung dwg souh haujlai yinhsu gaemhanh, gij yinhsu yizconz、gij yinhsu vanzging、gij yinhsu yingzyangj、gij yinhsu simleix cungj yingjyangj lwgnyez hungmaj. Hoeng hix mbouj dwg mbouj miz gvilwd ndaej ciuq hengz, doengh gij deihfueng、cungjcuz、minzcuz vunzlai doxdoengz haenx, gij daihlaeng de hungmaj dwg miz itdingh gvilwd caeuq gvaengxlaengx. Gij gvilwd lwg'iq sengmaj dwg nienzgeij yied iq, ndangnaek、ndangraez、gvaengzgyaeuj maj ndaej yied vaiq; lwgnding 0∼3 ndwen, ndangnaek moix ndwen maj 800 gwz; lwgnding 4∼6 ndwen, ndangnaek moix ndwen maj 600 gwz; 7∼9 ndwen ndawde, ndangnaek moix ndwen maj 400 gwz; 10∼12 ndwen, moix ndwen maj 300 gwz baedauq. Gyonj daeuj gangj, doekseng le bi daih'it ndangnaek bingzyaenz demmaj 6 ciengwz, bi daihngeih couh dan demmaj 2.5 ciengwz. Ndang raez caemh dwg yienghneix, doekseng 6 ndwen le bingzyaenz demmaj 15 lizmij; 7∼12 ndwen bingzyaenz demmaj 10 lizmij; bi daihngeih dan bingzyaenz demmaj 13 ∼ 14 lizmij. Liujgaij le gij gvilwd gwnzneix gangj haenx, couh ndaej doiq lwgnyez guh gohyoz gamcaek, it fuengmienh ndaej siucawz doengh gij youheiq mbouj bizyau haenx; lingh fuengmienh youq mwh fatyienh lwgnyez swhgeij hungmaj vaiq gvaqbouh roxnaeuz menh gvaqbouh, gibseiz bae yawjbingh.

## Vihmaz Aeu Ciengzseiz Rau Gvaengzgyaeuj Lwgnding

Aen seizgeiz uk hungmaj ceiq vaiq dwg youq doekseng gvaqlaeng bi daih'it, daegbied dwg doekseng gvaqlaeng 6 ndwen fatmaj suzdu ceiq vaiq. Aenvih gij vahgangj hungmaj lwgnding iq mbouj cingzsug, ndigah doiq gij ciliz hungmaj lwgnding iq guh bingzguj couh gig hojnanz, aeu gyoebhab gij cingzgvang gvaengzgyaeuj hungmaj、hengzveiz hungmaj caeuq sinzgingh fanjse bae faensik duenhdingh.

Gij gvaengzgyaeuj lwgnding ngamq seng bingzyaenz dwg 34 lizmij, youq codaeuz buenq bi ndawde daihgaiq demmaj 8 lizmij, aen buenq bi daihngeih daihgaiq demmaj 3 lizmij, couhdwg bi ndeu seiz aen gvaengzgyaeuj cingqciengz de daihgaiq dwg 45～46 lizmij. Bi daihngeih daengx bi dan demlai 2 lizmij, baezlaeng suzdu cugciemh gemj menh. Gvaengzgyaeuj demmaj daiq vaiq roxnaeuz daiq menh, cungj yaek yingjyangj ukgyaeuj lwgnding hungmaj. Gvaengzgyaeuj demmaj daiq vaiq gij yienzaen ciengz raen de miz binghndokunq haenqnaek、uk cwk raemx; gvaengzgyaeuj demmaj daiq menh gij yienzaen ciengzseiz raen de dwg gyaeuj iq bienqyiengh. Dangyienz, miz mbangj lwgnding ukgyaeuj fatmaj gazngaih, gvaengzgyaeuj fatmaj hix aiq dwg cingqciengz. Liujgaij le gij gvilwd gvaengzgyaeuj fatmaj caeuq aen fanveiz cingqciengz de, ndaej bangcoh gyahcangj gwzgvanh bae cazyawj aen'uk fatmaj lwgnyez, yawhbienh caeuxdi fatyienh gij mbouj cingqciengz de, caeuxdi bae yawjbingh.

## Baenzlawz Cazyawj Diuzheuj Fatmaj Lwgnding

Genjcaz diuzheuj ndaej ganciep liujgaij gij daihgaiq cingzgvang goetndok fatmaj. Hoeng aeu rox, heuj fatmaj dwg daj seiz ndawdungx hainduj, lwgnding doekseng seiz, sojmiz heujcij cungj gaenq youq ndaw nohheuj bouhfaenh bienqbaenz gai, hoeng baenz fouq heuj hix gaenq maj hwnjdaeuj, hoeng caengz bienqbaenz gai. Yaek miz gij heuj genqmaenh, couh aeu louzsim gij yingzyangj seiz ndawdungx caeuq gij yingzyangj nem baujgen seiz lwgnding.

Boux lwgnding gij heujlingz maj ndaej ndei haenx ok heuj gibseiz, heuj fatmaj ndei; fatmaj mbouj ndei cix biujyienh baenz ok heuj seizgan nguh, heuj mbouj ndei, yungzheih baenz heujnengz. Itbuen daeuj gangj, doekseng le 5～6 ndwen seiz did ok diuz heujcij daih'it, hoeng hix miz boux caeux youq doekseng 4 ndwen, nguh daengz 10 ndwen cij did ok diuz heujcij daih'it, neix cungj gvihaeuj aen gvaengxlaengx cingqciengz. Bi ndeu daengz bi buenq seiz sojmiz heujcij cungjsoq dwg 8～12 diuz; 2 bi seiz dwg 12～16 diuz; 3～4 bi seiz cienzbouh heujcij did okdaeuj, gungh 20 diuz. Caeuq ndang sang、ndang naek fatmaj ityiengh, diuzheuj fatmaj hix gak miz cengca, mbouj ndaej giengzgouz doxdoengz, cijaeu lwgnyez diuzheuj fatmaj cingzgvang caeuq gwnzneix gangj haenx daihdaej doxdoengz, couh mbouj yungh gaenjcieng gvaqbouh.

## Mwngz Liujgaij Gij Ciliz Lwgnyez Lwi

Aenvih mbangj boux gyahcangj giepnoix gij cihsiz cingqdeng bae duenqdingh gij ciliz hingzveiz fatmaj lwgnding, sawj mbangj di bingh ndaej geizcaeux niujcingq haenx saetbae aen seizgei ndei ywbingh, cauhbaenz lwgnyez、gyadingz、ndawbiengz ciengxlwenx hojsik.

Gij hingzveiz fatmaj lwgnding gawq miz duenhmbaek bienqvaq, youh dwg aen gocwngz lienzdaemh ndeu, yindung、gangjvah daengj fatmaj caeuq cinwngz hozdung coglaeng miz lienzhaeh. Gizneix dan doiq gij hingzveiz、gangjvah fatmaj boux lwgnding 2 bi dauqndaw guh genjdanh gangjmingz.

Boux lwgnding ngamq doekseng haenx, angjfwngz bungz daengz doxgaiq, yaek aenvih fanjse couh gaem ndaet doxgaiq.

2 ndwen seiz, daengjsoh seiz ndaej ngiengxgyaeuj, rox riunyumj, fatok sing hoz mbouj miz muzdiz, lwgda ndaej gyaep doengh gij doxgaiq senjdoengh haenx.

4 ndwen seiz, rex caekhaex ndaej naengh, daengjsoh seiz ndaej ngiengxgyaeuj, rox nyaenj gij doxgaiq ndaw fwngz, ndaej daihsing riu, yiya gangjvah.

6 ndwen seiz rox fan ndang, rox gag naengh, rex song diuz gen duenhnaj ndaej ndwn hwnjdaeuj, rox yiya fat ok gij yaemciet dandiuh haenx.

8 ndwen seiz, ndaej ruenz, ndaej rex doxgaiq ndwn dwk, ndaej fatok fukyaem "daxmeh" "daxboh" daengj.

Mwh bi ndeu, ndaej gag ndwn hwnjdaeuj, rex faj fwngz ndeu ndaej byaijdoengh, ndaej yungh gij vah genjdanh bae gangj ok gij eiqsei bonjfaenh, doiq vunz ndaej faenbied biujsiq gij cingzgamj gyaezhaemz.

Bi buenq seiz, ndaej bin hwnj lae iq roxnaeuz mbaeklae iq, rag dwk civanzgi byaij, hagsib gag gwn haeux, hagsib yungh seiq haj cih saw gangjvah.

2 bi seiz, ndaej buet, swhgeij gaemhanh dungcoz, banngoenz ndaej hanhhaed haexnyouh, rox yungh cih "gou".

## Heujnengz Caen Dwg Ndaw Heuj Miz Nengz Lwi

Gij "heujnengz" roxnaeuz "heujndungj" gyoengqvunz ciengzseiz gangj haenx, yihyoz fuengmienh heuhguh heujnengz. Youq laj cingzgvang cingqciengz, ndaw bak cungj miz sigin geiqseng, danghnaeuz luengq nohheuj louz miz gijgwn canzlw, daegbied dwg dangz, gig yungzheih deng sigin oemqfat cix mizok soemj. Doengh gij soemj neix menhmenh myaexnduk gij youciz biujmienh heuj, cugciemh buqvaih cix ndonj haeuj ndaw ngviz heuj bae, cauxbaenz heuj baenz congh. Binghndokunq caeuq yingzyangj mbouj ndei seiz heuj maj mbouj ndei, hix dwg aen yienzaen yinxhwnj heujnengz.

Mwh heujnengz ndaej yinxhwnj heuj in、yazcouhyenz、ngvizheuj fatyienz, caemhcaiq baenz foegnong dem. Gij banhfap ceiq ndei yawhfuengz heujnengz dwg baujciz conghbak seuqcingh, guhbaenz veiswngh sibgvenq ndei, yaek ninz seiz gaej gwn doxgaiq, daegbied gaej gamz gijgwn ninz, aenvih doengh gij sibgvenq rwix neix cungj dwg gij yinhsu yungzheih baenz heujnengz. Lwgnyez 3 bi gaxgonq wnggai hainduj riengx bak, gvaq 3 bi le ndaej lienh cat heuj. Danghnaeuz fatyienh heujnengz, wnggai gibseiz bouj conghheuj, gemjnoix gij diuzgen hawj sigin sengmaj, laengzlanz heuj vaih laebdaeb fazcanj.

## Lwg'iq Dwg Mbouj Dwg Yied Biz Yied Ndangcangq

Gij yawjfap conzdungj nyinhnaeuz lwgnyez biz couh ndangcangq, gizsaed neix cix mbouj cienzbouh cingqdeng. Bingzgyaq boux lwgnyez ndeu hungmaj dwg mbouj dwg cingqciengz, yaekaeu doenggvaq saekdi cijbyauh gohyoz, lumjbaenz ndang sang、ndang naek daengj; gij dohna lauz laj naeng hix dwg aen cijbyauh bingzgyaq fatmaj ndeu. Gij ndang sang、ndang naek boux lwgnyez ndeu hab gij fanveiz cingqciengz byauhcunj saedsaeh nienzgeij de dwg cingqciengz, sang gvaqbouh、daemq gvaqbouh、naek gvaqbouh roxnaeuz ndangnaek mbaeu gvaqbouh cungj mbouj cingqciengz.

Yiengh cingzgvang lawz cij dangq baenz binghbiz? Ndangnaek lwgnyez mauhgvaq gij bingzyaenz ndangnaek lwgnyez ndangcangq doengz singqbied、doengz nienzgeij haenx 20%, heuhguh binghbiz.

Mbangj di bingh ndaej yinxhwnj biz, loih ndeu dwg aenvih sinsangsen bizciz demswng roxnaeuz baenz baezfoeg yinxhwnj gij bingh bizcizcunz demlai haenx, youh heuhguh bingh gyoebhab Gohhinghsi, doengh gij vunzbingh neix aeu ndangdaej biz guhcawj, hoeng genga mbouj biz, heuhguh bizcohsim. Gij lauz laj naeng baihlaeng aen hoz gig na, heuhguh "baihlaeng duzvaiz". Naj gig biz, youh heuhguh "naj ronghndwen luenz", bwn lai, bouxbingh yiennaeuz biz raixcaix, hoeng ndang gig daemq, hezyaz ciengzseiz swng sang. Doengh cungj vunzbingh neix bietdingh aeu bae yihyen guh caenh'itbouh genjcaz. Lingh loih vunzbingh biujyienh baenz biz, ciliz daemq, swnghcizgi gig iq, ciengzseiz dwg mbouj fatmaj, cungj vunzbingh neix heuhguh bouxbiz swnghciz mbouj miz naenglig. Cungj bingh neix ndaej dwg yienzfat, hix ndaej aenvih uk fatyienz roxnaeuz uk sonjsieng le cauhbaenz aen'uk biz.

Gij yienzaen yinxhwnj lwgnyez bizbwd cawz bae gij yinhsu baenzbingh caixvaih, miz geij fuengmienh lajneix: ①Gwn gijgwn youznywnx、huqdiemz、yinjliu, saejdaeuz caeuq gijgwn yezlieng sang haenx, mbouj gwn roxnaeuz noix gwn byaekheu. ②Mbouj gyaez hozdung, naengzliengh siuhauq noix. ③Gij yinhsu yizconz. Bohmeh dwg bouxbiz, lwgnyez yungzheih fatbiz. Aenvih gij yinhsu gwnzneix gangj haenx yinxhwnj biz, raeuz heuhguh danhcunzsing biz. Seizneix gij beijlwd cungj binghbiz neix yied daeuj yied sang.

Lwgnyez baenz binghbiz le, yaek yingjyangj daengx ndang gak aen hidungj, yinxhwnj baenzroix bingh, lumjbaenz biz gvaqbouh ndaej yinxhwnj bingh hezyaz sang、binghnyouhdangz caeuq binghdaeplauz. Aenvih hezcij haemq sang ndaej yinxhwnj megdoengh bienq ndongj cix yinxhwnj binghsimdaeuz gvanhcang megdoengh bienq ndongj, neix heuhguh "bingh nyezrauh vunzhung". Biz haenq lij ndaej yingjyangj gij goengnaengz diemheiq, danghnaeuz miz gij yienzaen yinxyaeuh lahdawz ciengzseiz aenvih bwt doengheiq mbouj ndei, cauhbaenz diemheiq doekbaih cix dai bae. Biz gvaqbouh lij yaek demgya gij soqliengh lwed sinzvanz, sawj simdaeuz rapdawz demgya cix yingjyangj gij goengnaengz simdaeuz.

Baenzlawz fuengzre binghbiz ne? Sien aeu guengciengx hableix, daegbied dwg seiz lwgnding guengciengx. Seiz lwgnding biz cujyau dwg gij sibauh lauz lai, haenqnaek seiz gij sibauh lauz bienq hung, ndigah, gij lwgnding ndaw bi ndeu gaej hawj gijgwn lai gvaq liengh aeuyungh. Fatyienh naek gvaqbouh wngdang sikhaek gemjnoix gwnndoet, hawj ndangnaek vaiq di gyangq daengz cingqciengz. Seiz lwgnyez wngdang gaemhanh soqliengh gwnndoet, youq gwnz giekdaej baujcwng majhung, hableix diuzboiq gwnndoet. Wnggai lai camgya dijyuz hozdung.

Baenzlawz yw binghbiz? Cujyau dwg gaemhanh yezlieng, hawj lwgnyez gwn gijgwn youzlauz daemq、dansuij vahozvuz daemq caeuq gijgwn danbwz sang, gemjnoix gij liengh gijgwn cujyau (mbamienh, haeux) daengj, ndaej gemjnoix 1/3 ~ 1/2. Dang lwgnyez hanhhaeh gijgwn cujyau le, yaek roxnyinh dungx iek, mwhneix wnggai genj gwn gijgwn dijciz haemq hung hoeng gung yezlieng haemq noix haenx (lumjbaenz byaekheu、gve mak daengj), daeuj muenxcuk gij siengjgwn lwgnyez. Gemjnoix yezlieng aeu ndaejdaengz gyahcangj daemxcengj, dingjnanz mbouj bienq, cijndaej sou daengz gij yaugoj gemjbiz habhoz, doengzseiz lij aeu gujli lwgnyez lai camgya dijyuz hozdung, demgya siuhauq yezlieng, moix ngoenz ceiqnoix guh yindung 3 diemj cung miz itdingh yindunglieng, lumjbaenz buet、youzraemx、ninzdaengjhai hwnjroengz、bin laelaeuz daengj. Yindung doengzyiengh aeu genhciz, mboujnex saeklaeuq dingz roengzdaeuj couh engq biz.

## Lwgnding Henj Byom Wnggai Baenzlawz Guh

Canghyw wzgoh ciengzseiz bungz daengz cungj cingzgvang neix, daxmeh naeuz lwgnyez swhgeij mbouj haengj gwn haeux, yied daeuj yied byom, canghyw hawj lwgnyez guh le genjcaz ciengzsaeq, ciuq daeuqyawj, genjcaz le goengnaengz aendaep daengj hoeng cungj cingqciengz. Neix dauqdaej dwg vih gijmaz saeh?

Laxlawz, doengh boux daxmeh neix yousim lwgnyez bonjfaenh mbouj gwn haeux, ndangdaej yied daeuj yied nyieg, it fuengmienh yungh gij banhfap giengzceiq hawj lwgnyez gueng haeux; lingh it fuengmienh doiq gij huqdiemz lwgnyez maij gwn lumjbaenz yinjliu、dangz、binghgizlinz caeuq gyaujgwzliz daengj mbouj miz hanhhaed, caenhliengh muenxcuk. Gij gwnndoet lwgnyez gawq mbouj dinghseiz youh mbouj dingh liengh, sawj saisiuvaq mbouj ndaej yietnaiq, gij goengnaeng siuvaq hix couh gemjnyieg lo. Linghvaih, doengh gij saejdaeuz neix yingzyangj mbouj gaeuq, hoeng yezliengh gig sang, aenvih ndaw ndang mbouj giepnoix yezlieng, lwgnyez hix couh mbouj roxnyinh dungxiek, neix hix dwg gij yienzaen cauxbaenz lwgnyez mbouj haengj gwn haeux. Aenvih gwn ndaej noix, gij goengnaengz siuvaq gemjnyieg, supsou mbouj ndei, lwgnyez hix couh youh henj youh byom lo.

Bungz daengz cungj cingzgvang neix, gij banhfap ceiq ndei de dwg gungganq gij sibgvenq gwnndoet ndei, guh daengz gwn haeux dinghseiz, caenhliengh mbouj gwn roxnaeuz noix gwn saejdaeuz daegbied dwg dangz, danghnaeuz lwgnyez mbouj haengj gwn doxgaiq roxnaeuz genjgwn yiemzcungh seiz, ndaej habdangq hawj di yw bangcoh siuvaq lumjbaenz yw hab baenz veidanbwzmeiz roxnaeuz ywdoj, baenzneix daeuj demcaenh siengjgwn.

## Lwg'iq Vihmaz Mbwqgwn Caeuq Genjgwn

Dauqdaej miz gij yienzaen lawz cauxbaenz lwg'iq mbwqgwn?

(1) Sien wnggai naemj daengz lwgnyez dwg mbouj dwg miz di bingh yinxhwnj mbwqgwn, lumjbaenz lwedhaw noix diet, binghndokunq daengj. Doenghgij bingh neix bonjndang couh ndaej yinxhwnj gij goengnaengz siuvaq hidungj lwgnyez doekdaemq. Lwgnding miz gij bingh gwnzneix gangj, gij rengzdingjbingh aenndang doekdaemq, yungzheih baenz saidiemheiq deng lahdawz caeuq siuvaq mbouj ndei cigdaengz oksiq, baenzneix yingjyangj gij goengnaengz siuvaq cix hawj siengjgwn doekdaemq.

(2) Lwgnyez simcingz gaenjcieng roxnaeuz cingsaenz mbouj gyonjcomz. Mbangj boux gyahcangj lau lwgnyez gwn noix lo, maengh mbouj hwnjdaeuj, couh yungh gij banhfap giengzceih minghlingh, giengzbik lwgnyez gwn haeux, engqlij aenvih lwgnyez mbouj haengj gwn haeux cix moeb lwgnyez, cauhbaenz lwgnyez simcingz gaenjcieng, siengjgwn vihneix doekdaemq. Miz mbangj lwgnyez itmienh gwn haeux itmienh guhcaemz, aenvih mwh gwn haeux cingsaenz mbouj caebcomz, hix ndaej yingjyangj siengjgwn, cauxbaenz mbwqgwn.

Gwn saejdaeuz lai. Miz mbangj gyahcangj mbouj rox lwgnyez dauqdaej gwn geijlai habngamj, cungj lau lwgnyez gwn mbouj imq, yienghneix youq gwn ngaiz gvaqlaeng ciengzseiz hawj lwgnyez gwn saejdaeuz; roxnaeuz dang lwgnyez daejnauh seiz yungh dangz、saejdaeuz lox lwgnyez; roxnaeuz hawj lwgnyez gwn haujlai yinjliu. Yienghneix ndaw dungx lwgnyez mbouj miz seiz hoengq, daengz mwh gwn haeux swhyienz couh gwn mbouj roengz le, seizgan nanz le couh cauhbaenz mbwqgwn.

Yinxhwnj lwgnyez genjgwn cujyau miz gij yienzaen song fuengmienh lajneix.

（1）Doiq lwgnyez unjcungh gvaqbouh, gij doxgaiq lwgnyez maij gwn haenx couh hawj lwgnyez lai gwn, gij doxgaiq lwgnyez mbouj maij gwn haenx couh mbouj hawj lwgnyez gwn, nanz le couh cauxbaenz lwgnyez biengwn.

（2）Mwh hainduj hawj lwgnyez demgya gijgwn bangbouj, mbouj daegdaengq hawj lwgnyez guh, cix dwg gaenriengz gyahcangj gwn, gyahcangj gwn gijmaz, lwgnyez couh gwn gijmaz. Gijgwn gyahcangj mbouj nyienh gwn haenx, hix couh mbouj hawj lwgnyez gwn, lienh baenz cungj sibgvenq lwgnyez genjgwn roxnaeuz biengwn.

Gij lwgnyez genjgwn haenx aenvih giepnoix gak cungj doxgaiq yingzyangj noix mbouj ndaej haenx, daegbied dwg veizswnghsu caeuq veizlieng yenzsu, yienghneix couh cauhbaenz lwgnyez yingzyangj mbouj ndei、lwedhaw caeuq byom cigdaengz rengzdingjbingh doekdaemq, yungzheih baenzbingh.

Baexmienx mbwqgwn caeuq genjgwn couh wnggai gungganq gij sibgvenq gwnndoet ndei, gwn haeux aeu miz gvilwd, gaej gwn saejdaeuz, noix gwn huqdiemz, gwnndoet seiz aeu louzsim gwnndoet doxdaengh, couhdwg aeu noh byaek、sauj saw、co saeq dapboiq, aeu lai gwn byaekheu、lwgmak, aeu baujcwng gak cungj yingzyangj yenzsu lwgnyez hungmaj aeuyungh haenx, lumjbaenz danbwzciz、dangzloih、youzlauz、veizswnghsu、gyuvuzgih caeuq raemx daengj. Gwn haeux seiz aeu dawz gij rengzhaeujsim lwgnyez gaepyinx haeuj gwn bae, gaej dubndaq lwgnyez. Lwgnyez daengz 3 bi baedauq seiz, ceiqndei ndaej haeuj youwzyenz gvaq gij swnghhoz vunzlai, caeuq gyoengq siujbaengzyoux caez gwn haeux, ndaej daezsang siengjgwn.

# Geizcaux Lwg'iq Vihmaz Baenz Lwedhaw Yingzyangjsing Noix Diet

Seiz lwgnding ciengzseiz yaek baenz lwedhaw yingzyangjsing noix diet, neix dwg cungj bingh seiz lwgnyez ciengz raen ndeu, gij yienzaen cauxbaenz lwgnding lwedhaw yingzyangjsing noix diet de cujyau miz 4 cungj yienzaen lajneix.

(1) Ndaw ndang cwk diet mbouj gaeuq. Lwgnyez rim ndwen doekseng le daj gwnz ndang daxmeh daiq gij diet haenx cij ndaej veizciz 4 ndwen aeuyungh, lwgcaeuxseng、 lwg doekseng ndangnaek mbaeu caeuq lwgsongseng cwk diet beij lwgnyez rim ndwen doxdoiq mbouj cuk. Ndigah lwgnding daengz 4~6 ndwen gvaqlaeng, moix ngoenz wngdang bouj hakgyaeq、 daep yungz、 byaek yungz caeuq mak yungz hamz diet fuengfouq haenx.

(2) Gij diet ndaw gijgwn sup haeuj mbouj gaeuq. Gij hamz diet ndaw gijgwn vunzhung itbuen gaeuq yungh, ndigah gig noix baenz lwedhaw noix diet. Lwgnding cix mbouj doengz, lwgnding aeu cij guh gijgwn cujyau, gij soqliengh hamz diet ndaw cijmeh caeuq cijvaiz cungj daemq gvaq 2 hauzgwz/ swng, gij diet ndaw cijmeh supsou beijlwd sang, dwg 50%, cijvaiz dwg 10%, ndigah aeu cijmeh guengciengx lwgnding haemq noix baenz gij bingh lwedhaw noix diet, aeu cijvaiz guengciengx yungzheih yinxhwnj cungj lwedhaw neix. Hoeng mwh demgya gijgwn, lumj hawj lwgnyez gaucij、 byaek yungz、 mak yungz le, gij diet ndaw cijmeh supsou beijlwd doekdaemq yienhda, ndigah lwgnding youq 4~5 ndwen le itdingh aeu gibseiz demgya gijgwn bangbouj hamz diet fungfouq haenx, mboujnex 6 ndwen le yungzheih baenz lwedhaw noix diet. Neix dwg gij yienzaen fatseng lwedhaw yingzyangjsing noix diet ceiq cujyau.

(3) Gij yinhsu sengmaj fatmaj. Lwgnding maj ndaej riengjvaiq, lumjbaenz lwgnding daj doekseng daengz bi ndeu seiz ndangnaek demgya 2 boix, lwed yungzliengh doxdoiq hix demgya 2 boix, aeuyungh diet hix couh doxdoiq beij vunzhung lai. Lwgcaeuxseng caeuq lwg doekseng ndangnaek daemq haenx majhung engq vaiq, beij lwg rim ndwen engq yungzheih baenz lwedhaw noix diet.

（4）Baenzbingh yinxhwnj diet siuhauq soqliengh gvaqbouh roxnaeuz saetbae soqliengh daiq lai. Lwgnding fanfoek oksiq roxnaeuz baenz gij bingh lahdawz yiemzcungh, cungj yaek yingjyangj supsou diet, demgya diet siuhauq soqliengh, yinxhwnj lwedhaw. Linghvaih, baenz dungxsaej nohmaj、veizcangz gizgyae bienqyiengh fungsaek caeuq hwngzgwz bongz daengj bingh cungj ndaej sawj lwgnding baenz lwedhaw noix diet. Lij miz siujsoq lwgnding doiq cijvaiz gominj, gwn gij cijvaiz singjsien caengz cawj goenj, ndaej yinxhwnj siujliengh ciengzgeiz dungxsaej ok lwed, cauhbaenz lwedhaw.

## Geiz Lwgnding Vihmaz Aeu Guh Yawhfuengz Ciepndaem

Lwgnding doekseng le, daj ndaw ndang daxmeh daiq daeuj gij sibauh、bujdij、menjyiz giuzdanbwz daengj miz gij goengnaengz menjyiz, ndigah youq doekseng le buenq bi ndawde itbuen gij sigin caeuq binghdoeg binghlah mbouj yungzheih sawj lwgnding fat bingh, hoeng, buenq bi gvaqlaeng gij menjyizliz daj ndaw ndang daxmeh daiq daeuj haenx cugciemh gemjnoix, mwhneix ndangdaej lwgnding hungmaj mbouj caezcienz, goengnaengz fuengzhen yaez, doiq gak cungj binghlah cungj yungzheih lahdawz, neix couh aeu guh yawhfuengz ciepndaem lo. Yawhfuengz ciepndaem dwg gij fuengfap sawj vunz mizok menjyiz daegbied, lwgnding wnggai ciuqgeiz yawhfuengz ciepndaem gak cungj yw menjyiz, neix dwg gij cosih mizyauq bae baujhoh doengh boux lwgnding yungzheih baenzbingh haenx ndaej cangqheiq hungmaj、mbouj baenz moux di binghlah aeumingh roxnaeuz cauxbaenz canzcaed haenx.

## Geiz Lwgnding Yawhfuengz Ciepndaem Miz Geijlai Cungj

Danhfanz boux lwgnding ndangcangq haenx cungj wngdang guh yawhfuengz ciepndaem, gaengawq Veiswngh Gengangh Veijyenzvei guek raeuz mizgven gvidingh, lwgnding wngdang ciuq gij cwngzsi menjyiz guh gij yawhfuengz lajneix.

Gij lwgnding ngamq doekseng de aeu ciepndaem gajgaimyauz. Lwgnding 2 ndwen codaeuz gwn yienzdangz lwg'iq mazmwnh. Lwgnding 3 ndwen baez daihngeih gwn yienzdangz lwg'iq mazmwnh, daj cim daih'it bwzbwzbo yizmyauz （couhdwg bwzyizgwz、 bwzhouz、 bosanghfungh samlienz yizmyauz）. Lwgnding 4 ndwen baez daihsam fukgwn yienzdangz lwg'iq mazmwnh, daj cim daihngeih bwzbwzbo yizmyauz. Lwgnding 5 ndwen daj cim daihsam bwzbwzbo yizmyauz. Lwgnding daengz 8 ndwen ciepndaem mazcimj gemjdoeg hozyizmyauz caeuq yizhingz naujyenz yizmyauz. Lwgnding 6 ndwen baeznduj ciepndaem A ginz liuznauj yizmyauz, gek 3 ndwen ciepndaem baez daihngeih.

Gyonj daeuj gangj, boux lwgnding youq bi ndeu dauqndaw danghnaeuz ndaej ciuqseiz ciepndaem gajgaimyauz、 cizsuizveihcizyenz yizmyauz （couhdwg yienzdangz lwg'iq mazmwnh）、 bwzbwzbo samlienz yizmyauz、 mazcimj yizmyauz、 yizhingz naujyenz yizmyauz, couh ndaej mizyauq bae yawhfuengz baenz binghgezhwz、 cizsuizveihcizyenz （lwg'iq mazmwnh）、 bwzyizgwz、 bwzhouz、 bosanghfungh、 mazcimj caeuq yizhingz naujyenz daengj 7 cungj binghlah.

Guek raeuz boux baenz binghyizganh haemq lai, doiq gij lwgnding ngamq seng mehdaiqndang yizganh biujmienh gangyenz yangzsing haenx, yungh gij yizmyauz yauqgyaq sang de, daj 3 cim; doiq gij lwgnding ngamq seng mehdaiqndang yizganh biujmienh gangyenz yaemsingq haenx, yungh gij yizmyauz yauqgyaq itbuen de, daj 3 cim. Gij seizgan dajcim dwg: Cim daih'it youq lwgnding doekseng gvaqlaeng 48 diemj cung dauqndaw youq ndangnoh sam gak gwnz gen dajcim, cim daihngeih youq doekseng ndwen ndeu, cim daihsam youq doekseng gvaqlaeng 6 ndwen, cungj dajcim haeuj ndaw noh bae. Lwgnding ciepndaem yizganh yizmyauz le, ndaej daengz gij naengzlig fuengz yizhingz ganhyenz, itbuen ndaej baujciz 3 bi.

Gidij gak cungj seizgan yawhfuengz ciepndaem, cingj gaengawq gij iugouz mbawcingq yawhfuengz ciepndaem seizgan de bae ciepndaem.

## Mwngz Rox Gij Fanjwngq Caeuq Fuengfap Cawqleix Yawhfuengz Ciepndaem Lwi

Lwgnding doiq gak cungj binghlah cungj yungzheih deng lahdawz, ciuqgeiz vih gyoengqde guh gak cungj yw menjyiz guh yawhfuengz ciepndaem, dwg gij cosih mizyauq bae baujhoh gij lwgnyez yungzheih deng lahdawz haenx mbouj deng binghlah ciemqhaih.

Seizneix, gyoengq lwgnyez hawsingz lajmbanj guek raeuz ciuq gij doigvangq menjyiz giva guekgya bae guh yawhfuengz ciepndaem, neix doiq lwgnyez cangqheiq hungmaj mboujdanh mizleih, caiqlix dwg noix mbouj ndaej dem.

Hoeng, miz mbangj lwgnyez youq ciepndaem yizmyauz sat le caiq okyienh gij fanjwngq fatndat, dajcim mbangj giz hoengzfoeg, hawj mbangj gyahcangj roxnyinh hoj lijgaij. Neix dwg vih gijmaz saeh ne?

Gij yw yawhfuengz ciepndaem doiq ndang vunz daeuj gangj dwg cungj doxgaiq daj baihrog daeuj gikcoi ndeu, ciepndaem hozginmyauz, hozyizmyauz saedsaeh dwg mbat dog denglah haemq mbaeu, gij ginmyauzdai、 gij yizmyauzdai doiq ndang vunz hix dwg cungj doxgaiq gikcoi ndeu. Vihneix, miz mbangj yizmyauz youq ciepndaem gvaqlaeng itbuen cungj yinxhwnj mbangj giz roxnaeuz daengx ndang fanjwngq mbouj doengz cingzdoh, neix couhdwg gij fanjwngq yawhfuengz ciepndaem, miz mbangj giz fanjwngq、 daengx ndang fanjwngq、 gij fanjwngq mbouj cingqciengz 3 cungj. ①Mbangj giz fanjwngq. Youq ciepndaem yizmyauz gvaqlaeng 24 diemj cung baedauq mbangj giz fatseng gij yienhsiengq hoengzfoeg、 fatndat、 indot daengj. Gij cizging hoengzfoeg youq 2.5 lizmij doxroengz dwg gij fanjwngq nyieg, cizging 2.6~5.0 lizmij haenx dwg gij fanjwngq cungdaengj, cizging 5 lizmij doxhwnj haenx dwg gij fanjwngq haenq. Gij fanjwngq nyieg caeuq fanjwngq cungdaengj mbouj yungh bae cawqleix, fanjwngq haenq mizseiz ndaej yinxhwnj mbangj giz linzbahgez foeg in, wnggai oep ndat. ②Daengx ndang fanjwngq. Ndangraeuj youq 37.5℃ baedauq dwg fanjwngq nyieg, ndangraeuj youq 37.5~38.5℃ dwg fanjwngq cungdaengj, ndangraeuj youq 38.5℃ doxhwnj dwg fanjwngq haenq. Saek boux miz gij binghyiengh gyaeuj in、 rueg、 dungx in、 oksiq daengj. Itbuen mbouj guh saek yiengh cawqleix, boux fatndat haenq gyaeuj in ndaej gwn yw gej ndat yw dingz in, lumj ahswhbizlinz. ③Gij fanjwngq mbouj cingqciengz. Gig noix raen, cujyau dwg ngunhmaez. Saeklaeuq fatseng ngunhmaez wngdang hawj lwgnyez ninzdaengjhai, baujciz caemdingh, ndaej hawj gwn raemxndat roxnaeuz raemxdangz ndat, seizgan dinj ndawde couh ndaej hoizfuk; boux youq geij faen cung gvaqlaeng mbouj hoizfuk haenx, cim camx haeuj giz rizndaeng bae, roxnaeuz dajcim sinsangsensu 1：1000; danghnaeuz lij mbouj raen yaugoj caenhliengh vaiqdi cienjhaeuj yihyen bae ciengjgouq.